Maud Ankaoua

Das Geheimnis des Augenblicks

MAUD
ANKAOUA

DAS GEHEIMNIS DES AUGENBLICKS

Eine Erzählung über das
Glück und den Ort, an dem
nichts unmöglich ist

Aus dem Französischen
von Brigitte Große

dtv

MIX
Papier | Fördert gute Waldnutzung
FSC® C083411
www.fsc.org

dtv Verlagsgesellschaft mbH & Co. KG, München

Titel der französischen Originalausgabe:
Kilomètre zéro. Le chemin du bonheur
Deutschsprachige Ausgabe:

Umschlaggestaltung: FAVORITBUERO, München
Umschlagmotiv: shutterstock.com/Olga_TG; Irawan98
Gesetzt aus der Aldus Nova Pro
Satz: Fotosatz Amann, Memmingen
Druck und Bindung: CPI books GmbH, Leck
Printed in Germany · ISBN 978-3-423-26234-7

Euch, die ihr mich jeden Tag Neues lehrt,
euch, die ihr dieses Buch in Händen haltet,
schenke ich das bisschen,
das ich nach fünfundvierzig Jahren verstanden habe,
in der Hoffnung, dass ein Wort, ein Satz daraus
aus eurem Leben ein besseres Jetzt machen möge.
Gute Reise

REUE ODER GEWISSENSBISSE?

Den Gegner zu verstehen
erfordert mehr Charakterstärke,
als ihn abzulehnen.
Sébastien Provost

Ich rief mir ein Taxi und fuhr quer durch Paris zum Panthéon. Seit meiner letzten Präsentation an der Hochschule École normale supérieure (ENS) vor fünf Jahren war ich nicht mehr in diesem Viertel gewesen. Aus finanziellen Gründen hatten wir nämlich unser Direktmarketing seither auf die Top-Ingenieursschulen beschränkt, um Überflieger für unser Technologie-Start-up zu gewinnen. Seit acht Jahren verbrachte ich jede wache Minute in dieser Firma und hoffte auf ein Wunder. Neben meiner Rolle als Finanzchefin war ich im Lauf der Zeit auch noch Personalchefin, Verantwortliche für die Rechtsabteilung und Filialleiterin geworden, ständig lernte ich etwas Neues und ackerte wie verrückt.

Mir blieb kaum Zeit, all meine Aufgaben zu erfüllen, geschweige denn, mir einmal ein paar Tage freizunehmen. Wie jeden Mittwoch war ich gestern etwas früher gegangen, weil ich ins Fitnessstudio wollte. Neunzig Minuten Laufband standen auf dem Programm … Dabei träumte ich die halbe Zeit vor mich hin oder sah anderen gleichgültig bei ihrem Geräteparcours zu. Und dann, fiel mir ein, musste ich noch meine letzten Einkäufe im Internet bestätigen.

Was war denn so wichtig, dass Romane mich unbedingt sprechen wollte, nachdem wir uns seit einem Jahr nicht mehr gesehen hatten?

»Ich muss mit dir reden, Maëlle, morgen um zehn in der Rue d'Ulm 26!«

»Was gibt's? Kann das nicht bis zum Wochenende warten?«

»Nein, es ist wirklich dringend. Komm bitte!«, wiederholte sie, mit einer Stimme, die keinen Widerspruch duldete. Zum Schluss verabschiedete sie sich leise, wie es ihre Art war, und legte auf.

Eine Weile lang war ich wie vor den Kopf geschlagen. Dann versuchte ich sie zurückzurufen, erreichte aber nur ihren Anrufbeantworter. Schließlich schickte ich ihr eine SMS: *Morgen ist schwierig. Sonntag Brunch bei Angélina?* In diesem legendären Teesalon unter den Arkaden der Tuilerien erzählten wir uns bei einem späten Frühstück immer gern die neuesten Ereignisse in unserem Leben: Notfälle, Enttäuschungen, Liebeskummer, ja, vor allem Liebeskummer! Die Antwort kam prompt: *Ich muss unbedingt mir dir reden, ich brauche dich!*

Romane war Libanesin, 34 Jahre alt und von beeindruckender Größe und Statur. Es war untypisch für sie, um Hilfe zu bitten. Ihr war nie etwas geschenkt worden, und jedes Problem hatte sie stärker gemacht, so wie sich ein Knochen an der Bruchstelle verdickt.

Kennengelernt hatten wir uns an der Uni, wo wir beide Politikwissenschaft studierten. Irgendwann beschloss sie, Ärztin zu werden. Sie wusste alles von mir und hatte mir viel über sich erzählt. Wir waren unzertrennlich. Zwischen uns gab es kein Tabu – außer ihrer Kindheit in Beirut, von der sie nur ein einziges Mal sprach, als wir wieder einmal nachts um die Häuser zogen. Dabei hörte ich von Dingen, die mir wie aus einem früheren Jahrhundert erschienen: Krieg, Bomben, Terror ... Danach kam sie nie wieder auf ihre Vergangenheit zurück. Mich faszinierte ihre Ausstrahlung von Kraft und Mut. Sie hatte jung geheiratet, wohl aus Respekt vor der Tradition. Dann bekam sie kurz hintereinander drei Kinder und stürzte sich in die Arbeit, als wollte sie die verlorene Zeit nachholen, die sie den Ansprüchen ihrer Kultur geopfert hatte. Und das in einem atemberaubenden Tempo! Nach fünf Jahren hatte sie eine verantwortungsvolle Position in einem weltbekannten Pharmaunternehmen. Ich sah sie nur noch selten und erfuhr das Wichtigste über sie aus der Zeitung. In den letzten Monaten hatte sie immer wieder vorgeschlagen, mittags gemeinsam essen zu gehen, und ich hatte jedes Mal abgelehnt, da ich ziemlich viel um die Ohren hatte. Inzwischen waren mir aber die Argumente ausgegangen, also schrieb ich zurück: *Ok, Romane, bis morgen*!

Es war nicht allzu viel Verkehr, nach kaum zwanzig Minuten fuhr das Taxi am Konservatorium für Kunst und Gewerbe vorbei und setzte mich eine Viertelstunde zu früh an der Ecke Rue Claude Bernard / Rue d'Ulm ab. Die Zeit nutzte ich für einen schnellen Kaffee. Hinter mir lag eine unruhige Nacht, in der ich wenig geschlafen und viel herumgerätselt hatte über das bevorstehende Treffen.

Außer mir war in der Brasserie nur noch ein weiterer Gast. Er lehnte mit einem Glas Weißwein in der Hand am Tresen und schwadronierte über die Unfähigkeit unseres Präsidenten, eine Lösung für die Krise zu finden. Der große, dürre Kellner, ein junger Mann in klassischer Dienstkleidung, lauschte mit bestürzendem Interesse. Der Kaffeeduft aus der Maschine und die Küchendünste, durchsetzt mit dem Chlorgeruch des frisch gewischten Fußbodens, konkurrierten mit dem Tagesgericht – an der Schiefertafel stand für Donnerstag Frikassee. Der Kellner brachte mir unverzüglich meinen Kaffee, legte den Kassenbon auf den Tisch und kehrte zu dem Gast an der Bar zurück.

Ich versank wieder in Grübeleien. Romane hatte so seltsam geklungen. Und dass sie ein Vormittagstreffen unter der Woche vorschlug, war sehr ungewöhnlich. Was hatte sie mir so Wichtiges zu sagen? Und warum unbedingt heute?

Um 9.55 Uhr verließ ich die Brasserie, überquerte die Straße und stapfte durch das herbstliche Laub. Die Platanenblätter forderten mich zum Walzer auf: Im Dreivierteltakt ließen sie sich von meinem rechten Fuß aufscheuchen, vom linken herumwirbeln und dann vom Wind forttragen, um gleich darauf wieder bei mir einzutrudeln. Trotz blauem Himmel ließ die morgendliche Kühle keinen Zweifel an der Jahreszeit zu.

Ich ging die Rue d'Ulm entlang bis zur École normale supérieure und blieb vor dem Eingang stehen. Als wir noch Studentinnen waren, hatte ich uns dank einer Eroberung eine Zutrittsberechtigung besorgt, die uns beiden ein Jahr lang die Nutzung aller Archive und unveröffentlichten Manuskripte erlaubte und daneben allerlei interessante Begegnungen bereithielt. Trotzdem erstaunlich, dass Romane mich ausgerechnet hier treffen wollte, wo wir danach nie mehr gemeinsam waren.

Vor dem schmiedeeisernen Gitter kamen zahllose Erinnerungen hoch. Plötzlich fiel mein Blick auf die Hausnummer: 45. Hatte Romane nicht 26 gesagt? Ich wartete noch fünf Minuten, und da ich sie nirgends sah, ging ich ein Stück weiter. Romane kam nie zu spät und konnte das auch bei anderen nicht ausstehen. Als ich sie in der Ferne winken sah, beschleunigte ich meinen Schritt. Aber was hatte sie denn an? Mit dem schimmernden schwarzen Parka, engen Jeans und hohen Sneakers war sie eher für eine Wanderung durch den Wald gerüstet. So einen sportlichen Look hatte ich noch nie an ihr gesehen. Die graue, halb über die Augen gezogene Wollmütze machte meine Verwunderung komplett. Ich fiel ihr um den Hals, sie drückte mich fest, wie jedes Mal. »Na gut, also, was soll die Geheimniskrämerei? Was gibt's denn so Wichtiges zu erzählen? Ich bin da, habe heute aber wenig Zeit, du weißt ja, wie das ist … die Arbeit ruft!«

Romane hörte mir zu, ohne mich zu unterbrechen. Ihr fein geschnittenes Gesicht mit der glatten olivfarbenen Haut und die sanften Augen mit dem entschlossenen Blick berührten mich mehr als sonst. Trotz der Kraft, die sie ausstrahlte, wirkte sie an diesem Morgen zerbrechlich. Außerdem hatte sie ihre Augenbrauen durch einen Strich ersetzt. Das fand ich schade, sagte es ihr aber lieber nicht. Statt einer Antwort hob sie den Kopf Richtung Hausnummer. Ich folgte ihrem Blick. Über dem Eingang war zwischen der 26 und dem erhabenen dreieckigen Logo des »Institut Curie« ein großes graues Schild angebracht, auf dem in weißen Lettern das Wort »Krankenhaus« stand. Ich hatte dieses riesige Gebäude, das ein Drittel der Straße einnahm, nie zuvor wahrgenommen.

»Was machen wir … hier …?« Wie ein Stromschlag durchzuckte mich die Erkenntnis, das Blut gefror mir in den Adern, ich war sprachlos und starr. Um mich zu beruhigen, versuchte ich, durch die groben Maschen der Mütze ihre wunderbaren schwarzen Locken zu erspähen, aber da war nichts. Ich schlug die Hände vor den Mund, um mein Erschrecken zu verbergen. Tränen rannen mir über die Wangen, und die Worte blieben mir im Hals stecken. Ich konnte meinen Blick nicht von ihrem Gesicht lösen. »Immer noch so schnell von Begriff!«, murmelte sie und nahm mich in die Arme.

Das Institut Curie kämpfte seit Jahrzehnten gegen Krebs, da war es nicht schwer, die Verbindung herzustellen. Um nicht von meinen Gefühlen überwältigt zu werden, schöpfte ich Kraft aus meinem tiefsten Inneren. Meine Beine gaben nach, aber ich riss mich zusammen. »Scheiße, Romane … du doch nicht!« Resigniert sah sie mich an. »Doch, Maëlle, ich genauso wie alle anderen.«

Dann fuhr sie mit fester Stimme fort:

»Aber ich habe dich nicht herbestellt, um mein Schicksal zu beklagen. Ich weiß, dass du es eilig hast, und ich muss gleich zur

Chemo. Wenn du mich begleitest, erkläre ich dir, worum es geht.«

»Zur Chemo?«

»Ja, aber keine Angst, das ist nicht ansteckend! Los, komm, sonst verspäte ich mich noch!«

Niedergeschlagen folgte ich ihr. Ohne anzuhalten, ging sie am Empfangstresen vorbei. Der Krankenhausgeruch setzte mir zu. Diese Mischung aus Leid und Desinfektionsmitteln ließ mich meinen Ausflug ins Café bedauern. Ich wusste nicht mehr, wer von uns die Kranke war, in diesem Moment jedenfalls ich!

Nach einem endlosen dunklen Flur erreichten wir eine Art Schleuse, eine etwa zwanzig Meter lange Verbindung zwischen zwei Gebäuden. Romane machte kurz halt. Obwohl der Gang mit Plexiglas verkleidet war und das Tageslicht hereinließ, kam er mir vor wie ein Korridor des Todes. Meine ohnehin schwachen Beine begannen zu zittern, mein Herz klopfte immer stärker, und mein Magen fühlte sich an wie ein Stein. Wir trafen eine erste Kranke mit kahlem Schädel, ohne Wimpern und Augenbrauen. Dann eine zweite, schwer atmend, den Tropf in der Hand. Romane erwiderte ihr schwaches Lächeln. Ich dagegen wagte kaum, den Kopf zu heben, und versuchte ein kieksendes »Bonjour«, das mir im Hals stecken blieb.

Am Ende des Korridors kehrten zwei Reihen von je vier freien Sitzen einander den Rücken zu. Ich ließ mich auf den erstbesten fallen, um mich wieder zu fangen, während meine Freundin sich bei einer Sekretärin namens Carole anmeldete. »Guten Tag, ich drucke Ihnen gleich die Aufkleber aus«, sagte Carole freundlich. Wie offen und voller Vertrauen Romane war! Sie wirkte vollkommen furchtlos und sprach mit der Mitarbeiterin wie mit einer Verkäuferin, die ihr gerade den Weg zur Umkleidekabine gezeigt hatte. »Alles Gute, Madame.«

Romane verabschiedete sich und wandte sich mir zu: »Kommst du? Es geht noch ein bisschen weiter.« Sie eilte zum

Flur gegenüber. Wie sollte ich nur aufstehen? Wie die Kraft finden, mich diesem Leid auszusetzen? Auf so etwas war ich nicht vorbereitet, meine Muskeln versagten mir den Dienst. Wie gelähmt, fast ohnmächtig saß ich in der Plastikschale. Romane drehte sich nach mir um und machte erschrocken kehrt.

»Geht's dir nicht gut? Du bist ja ganz blass! Willst du ein Glas Wasser?«

»Nein … äh … ja … das ist ein bisschen viel, ich habe mir das nicht so vorgestellt …«

Ich konnte nicht mehr klar denken. Und jetzt verschlimmerten auch noch Kopfschmerzen meinen kläglichen Zustand. »Wenn du lieber draußen warten willst, können wir uns auch nachher treffen. Oder hast du dann keine Zeit mehr?« Ohne eine Antwort abzuwarten, sprang sie auf. »Ich hol dir ein Glas Wasser, bin gleich wieder da!«

Carole kam hinter ihrem Tresen hervor und setzte sich zu mir.

»Keine Sorge, das ist beim ersten Mal immer so, später gewöhnt man sich dran.«

»Woran?«

»An die Gerüche, den körperlichen Zustand der Patienten … und dass man ihnen das Leiden nicht abnehmen kann. Von Äußerlichkeiten abgesehen, bleibt nur eine Wahrheit: der Kampf gegen die Krankheit. Sie helfen Ihrer Freundin am meisten, indem Sie an sie glauben und ihr die Kraft geben, die sie braucht.«

»Das würde ich gern, bin mir aber nicht sicher, ob meine Energie ausreicht.«

»Bestimmt, sonst hätte sie sich nicht für Sie entschieden. Seit sechs Monaten kommt sie jede Woche mit demselben unerschütterlichen Kampfgeist und einem Lächeln auf den Lippen hierher. Aus Erfahrung kann ich Ihnen sagen, dass solche wie sie es am besten überstehen. Wir heilen mehr als achtzig Prozent der Brustkrebsfälle. Und Ihre Freundin ist auf dem besten Weg dahin.«

»Das glaube ich gern, aber …«

»Ihre Freundin ist krank, nicht Sie! Es ist das erste Mal, dass sie in Begleitung kommt, also müssen Sie auf der Höhe sein und ihr ein positives Bild spiegeln.«

Sie tätschelte mein Bein. »Los, reißen Sie sich zusammen, sie wird gleich wiederkommen, seien Sie stark, sie braucht Sie!« Damit kehrte Carole in ihr Büro zurück. Ihre Worte hatten mich zur Vernunft gebracht. Ich richtete mich in meinem Sitz auf. Romane musste sich auf mich verlassen können, schließlich war sie die Kranke. Nur, warum wollte sie mich heute dabeihaben, wo sie doch sonst immer allein hier war?

Mit einem Glas Wasser in der Hand kam sie zurück.

»Ich hätte dich warnen sollen.«

»Nein, nein, mir war nur ein bisschen zu warm. Du weißt doch, Krankenhäuser sind nichts für mich!«

Ich stürzte das Glas hinunter und stand auf. Romane ging es offenbar nicht gut. Schweiß rann ihr übers Gesicht. Sie zog den Mantel aus und legte ihn sich über den Arm.

»Was ist mit dir? Du bist ja ganz verschwitzt!«

»Ich ersticke gerade! Weiß aber nicht, ob du mich so sehen willst, wie ich bin.«

»Soll das ein Scherz sein? Ich sehe dich genau so, wie du bist: eine Kämpferin auf dem Weg zum Sieg. Nimm deine Mütze ab und dann los. Zu zweit sind wir noch stärker.«

Ich wappnete mich innerlich vor dem Anblick ihres kahlen Schädels. Sie entfernte die Mütze und senkte die Augen, um meinen Blick nicht ertragen zu müssen. Ich berührte ihr Kinn und hob ihr Gesicht an. »Was für ein Glück, dass du so einen wohlgeformten Hinterkopf hast. Du siehst aus wie Natalie Portman in ›V wie Vendetta‹. Genauso sinnlich, genauso strahlend, genauso sexy!« Dann legte ich ihr den Arm um die Schultern und flüsterte ihr ins Ohr: »Von so einem blöden Krebs lassen wir uns doch nicht das Leben vermiesen!« Carole zwinkerte mir diskret zu, und ich zwinkerte zurück. »Komm, Romane, auf in den Kampf. Und dann erklärst du mir alles!« Lächelnd nahm Romane mich am Arm. Nachdem sie einer Krankenschwester Bescheid gesagt hatte, setzte sie sich neben mich, um zu warten.

»Erzähl … Wann hast du es bemerkt? Und wie lange geht das schon?« Romane schilderte ausführlich den Verlauf, vom ersten Verdacht über die Untersuchungen, die Angst vor den Ergebnissen, dann das Urteil, den Kampf, den Schmerz, die Folgen, die Furcht … Ich hörte ihr zu und versuchte mir vorzustellen, was sie durchgemacht hatte. Dann kam eine junge Frau im weißen Kittel, Pascale, und verkündete, dass es nun losgehe mit der Chemo.

»Heute in Begleitung?«

»Ja, wir wollten endlich mal wieder zusammen ausgehen …«, sagte Romane und zwinkerte ihr zu.

Wir betraten einen großen Saal, in dem Stellwände kleine separate Räume abtrennten. In einem davon nahmen wir unsere Plätze ein: Romane legte sich hin und entblößte Schultern und Brustansatz, um den Port freizulegen, Pascale bereitete die Infusion vor, und ich saß in meinem Sessel, kurz davor, ohnmächtig zu werden …

»Letzte Woche hatten Sie Taxol, heute gibt es nur Avastin, das wird nicht so schlimm.« Mit einer großen Nadel in der Hand kam Pascale auf meine Freundin zu.

»Bereit?«

»Ja«, sagte Romane, biss die Zähne zusammen und holte tief Luft.

Ich tat es ihr nach, pumpte meine Lunge voll, bis sie fast platzte. Pascale stach die Nadel beherzt in den Port, hängte den Infusionsbeutel an den Tropf, stellte den Tropfenzähler ein und verband ihn mit dem Monitor. »Jetzt geht's los, Mädels, ihr könnt eine halbe Stunde lang quatschen! Wenn ihr mich braucht, sagt Bescheid!«

Romane schien keine Schmerzen zu haben. Mit der elektrischen Fernbedienung richtete sie das Oberteil der Liege auf und lächelte mitfühlend.

»Ich weiß, was du auf dich nimmst. Was ich dir zumute, ist schwer auszuhalten, aber ich möchte dich um einen großen Gefallen bitten.«

»Ja, natürlich, alles, was du willst!«

Ich zog meinen Sessel zur Liege hin und setzte mich ganz vorn auf die Kante, um meiner Freundin näher zu sein. Sie senkte den Kopf. »Wen sollte ich sonst danach fragen?« Ich hing an ihren Lippen, um nur ja nichts von dem zu verpassen, was sie mir sagen wollte.

»Erinnerst du dich an unser Treffen letztes Jahr? Danach bin ich mit einer Forschungsgruppe nach Kathmandu aufgebrochen. Ich sollte zwei Monate dort bleiben, aber nach drei Wochen meldete sich mein Gynäkologe. Ich hatte vor meiner Abreise ein paar Untersuchungen machen lassen, und die Ergebnisse ließen keinen Zweifel zu.«

»Krebs?«

»Ja. In meiner Verzweiflung habe ich mich an einen amerikanischen Professor gewandt, Jason, der seit fünf Jahren in Kathmandu lebt. Er berichtete von einer traditionellen nepalesischen Methode, bei der es um Bewusstmachung geht und darum, die eigene innere Haltung zu verändern, um gesund zu werden.«

Ich runzelte die Stirn, aber Romane fuhr fort: »Dieser Ansatz wird in mehreren Büchern erwähnt, aber nirgends genauer beschrieben. Die Spuren sind dürftig, wie Jason zugeben musste, aber er ist davon überzeugt, dass diese Methode die Welt verändern kann. Deshalb ist er übrigens selbst nach Nepal gekommen.« Romane holte tief Luft und zog ihre Bluse hoch. »Beim Abendessen hat er mir die paar verwirrenden Beweise vorgelegt, die er bis dahin zusammengetragen hatte. Offenbar haben sich Menschen in sehr weit auseinanderliegenden Ländern und zu ganz unterschiedlichen Zeiten immer wieder mit dieser Frage beschäftigt.«

Voller Skepsis rutschte ich in meinem Sessel zurück und schlug die Beine übereinander.

»Und in all den Jahren hat keiner etwas Konkretes gefunden?«

»Nein, ein paar Wissenschaftler waren schon nahe dran, aber niemand hat die Schriften entdeckt. Die wahrscheinlichste Hypothese ist, dass die Regierung sie wegen der Konflikte mit China irgendwo versteckt hat.«

Ich hörte zu, ohne zu begreifen, worauf sie hinauswollte und was sie von mir erwartete.

»Ich habe in unserer Botschaft und in ein paar Ministerien in Kathmandu nachgefragt, aber niemand will davon gehört haben. Manche wurden allerdings nervös, sobald ich das Thema ansprach. Und dann hat mein Arzt mich nach Frankreich zurückbeordert, um mit der Behandlung zu beginnen.«

»Du hast getan, was du konntest!«

»Warte, das ist noch nicht alles! Am Tag vor meiner Abreise hat ein Mann im Hotel einen Brief für mich hinterlegt und ist danach verschwunden.«

»Allmählich klingt es ein bisschen nach Schnitzeljagd …«

»Es ist mir ernst, Maëlle!«

»Sorry, ich hör dir ja zu. Aber du musst schon zugeben …«

Ihr Blick wurde hart, und ich verkniff mir von da an jede spöttische Bemerkung. Romane nahm einen Umschlag aus ihrer Tasche, zog ein zerknittertes Blatt heraus und reichte es mir. Darauf stand in perfektem Englisch: *Vergessen Sie Ihre Nachforschungen, sie werden Ihnen nichts als Ärger einbringen.*

Die Sache lag ihr anscheinend sehr am Herzen, aber ich fragte mich, ob die starken Medikamente, die sie bekam, sich nicht auf ihren Geisteszustand ausgewirkt hatten. Offenbar konnte sie Gedanken lesen.

»Ich weiß, das klingt total verrückt. Ich hatte auch ein paar Wochen lang meine Zweifel.«

»Das kann ich, ehrlich gesagt, verstehen.«

»Ich bin mit Jason in Verbindung geblieben, und er hat weitergemacht, obwohl er immer wieder gewarnt wurde. Aber jeder dieser anonymen Briefe hat doch im Grunde genommen bestätigt, dass an der Geschichte was dran ist. Und die Ereignisse gaben ihm recht. Vorgestern hat er mich angerufen, um mir zu sagen, dass er eine Kopie des Manuskripts in Händen hält, die er mir zukommen lassen will. Wie wir schon vermuteten, hat er herausgefunden, dass die Regierung die Schriften versteckt hält. Da stand finanziell einfach zu viel auf dem Spiel. Womöglich würden weniger Medikamente verkauft, wenn diese traditionellen Techniken der Vorsorge und Heilung bekannt geworden wären. Und das hätte das profitable Gleichgewicht in diesem Sektor empfindlich gestört.«

»Warte mal! Bevor sich das auf die Konjunktur auswirkt, würden ja noch ein paar Jahre vergehen. Vor Kurzem habe ich gelesen, dass der globale Pharmamarkt über 850 Milliarden Dollar Umsatz macht, viermal mehr als noch vor zwanzig Jahren. Und er wächst weiter, wie du wahrscheinlich besser weißt als ich …«

»Ja, aber stell dir mal vor, es gibt einen Ansatz, der dieser Tendenz entgegenwirkt! Davon wäre die gesamte Weltwirtschaft betroffen.«

»Komm schon, Romane, mach mal langsam. Mentale Techniken, Visualisierung und Schulung des eigenen Bewusstseins sind ja keine neuen Ideen, darüber wurden schon zahlreiche Bücher geschrieben. Glaubst du wirklich, dass ein einziges Manuskript alles verändern könnte?«

»Ja, wenn es zu einer globalen Einsicht führt, natürlich! Es fehlt eben nur die richtige Methode.«

»Gut, nehmen wir mal an, es wäre so«, seufzte ich. »Und was erwartest du von mir?«

»Dass du mir dieses Werk bringst, Maëlle. Es ist vielleicht meine Rettung, verstehst du?«

»Du kannst doch nicht solche Märchen glauben, Romane! Vertrau auf die Medizin und kämpfe! Heutzutage ist Brustkrebs in den meisten Fällen heilbar, und du bist auf dem besten Weg dazu. Außerdem bin ich jetzt da. Und wir beide schaffen das doch mit links!«

»Ich möchte alle Chancen haben, die es gibt. Wenn es mir nicht so wichtig wäre, hätte ich dich gar nicht gefragt.«

»Ich weiß. Aber meinst du nicht, du hast dir da eine unsinnige Geschichte aufschwatzen lassen, weil es dir guttut, daran zu glauben? Das kann ich verstehen. Aber sei realistisch! Du musst jetzt all deine Kräfte auf das Wesentliche konzentrieren, das heißt Chemo und schlafen und die Ärzte ihre Arbeit machen lassen.«

»Du fährst doch für mich dorthin?«, bettelte sie nun in kindlichem Ton.

»Natürlich nicht!«

»Wann habe ich dich das letzte Mal um einen Gefallen gebeten?«

Ihr Tonfall war schärfer geworden. Und sie hatte ja recht, ich konnte mich nicht erinnern, dass sie mich jemals um etwas gebeten hätte. Ich senkte den Blick, sie antwortete an meiner Stelle. So kannte ich sie, eine Löwin, die ihre Beute in die Enge trieb und sie mit einem gezielten Schlag erledigte.

»Noch nie, Maëlle, in den sechzehn Jahren unserer Freundschaft habe ich dich noch nie um das Geringste gebeten.«

»Stimmt, du hast recht. Aber um mitzumachen, müsste ich auch an diese Geschichte glauben, und ich habe keine Lust, dich anzulügen, das verstehst du doch, Romane, oder?«

Sie wandte den Blick ab. Ich nahm ihre Hand.

»Ich überlege es mir, und wir sprechen nach meinem Urlaub darüber.«

»Wenn du nicht bald losfährst, ist es zu spät. Es geht um Leben und Tod.«

»Ich kann das nicht!«

»Das Leben ist kein Wunschkonzert.«

»Hör auf, Romane, ich erkenne dich nicht wieder, du machst mir Angst. Du kennst den Kerl doch kaum.«

»Die Entscheidung liegt bei dir!«

In dem Moment begann der Tropfenzähler zu piepsen. Und Pascale war im Handumdrehen da. Sie stoppte den Alarm, notierte die Informationen auf dem Monitor und befreite Romane vom Tropf. »Tut mir leid, meine Damen, Sie müssen Ihren Platz jetzt anderen überlassen.« Zu Romane: »Wir sehen uns nächste Woche.« Zu mir: »Auf bald?« Bis zum Ausgang fiel zwischen uns kein Wort.

Romane bestand darauf, mich mitzunehmen. Auch in ihrem Wagen schwiegen wir lange. »Ich würde lieber selbst hinfliegen«, sagte sie schließlich, »aber das lässt meine Behandlung nicht zu.« Sie verstummte eine Weile, anscheinend wartete sie auf meine Antwort. Da ich nichts sagte, fuhr sie fort: »Ich versuche mich darauf einzustellen, dass die Methode bei mir nicht funktionieren könnte, aber wenigstens will ich alles versucht haben.« Sie hielt an, um mich abzusetzen, und gab mir einen Umschlag, den sie aus ihrer Tasche gezogen hatte.

»Öffne ihn, wenn du dich entschieden hast. Aber bitte nicht vorher, das musst du mir versprechen.«

»Für heute hab ich genug von Rätseln, glaub ich! Sag mir einfach, was drin ist.«

»Versprich es!«

»Na gut, einverstanden.«

Ich umarmte Romane, die mich lange drückte und mir ein leises Danke ins Ohr hauchte. »Ich hab dich lieb!« Dieser Gefühlsausbruch meiner sonst so beherrschten Freundin verblüffte mich dermaßen, dass ich nicht wusste, wie ich darauf antworten sollte. Dann ging ich Richtung Louvre, den Brief in der Hand, und winkte ihr mit der anderen. Eine Zeit lang spürte ich ihren Blick in meinem Rücken.

Das alles hatte mich ziemlich mitgenommen. Es war kurz nach Mittag, aber ich hatte keinen Hunger. Also folgte ich einem Sonnenstrahl bis zum Alten Louvre, ging durch die Einkaufspassage an der umgekehrten Pyramide vorbei und anschließend durch den Triumphbogen bis zum Großen Brunnen im Jardin des Tuileries. Wahrscheinlich war ich an diesem Tag die Einzige, die diesen wunderbaren Ort nicht genießen konnte. Ein niedriger Stuhl, der zur Sonne hin gedreht war, lud zum Verweilen ein. Ich kämpfte nicht dagegen an, sondern fiel erschöpft auf die Sitzfläche, schloss die Augen und überließ mein Gesicht den Sonnenstrahlen, die immer noch ein wenig wärmten. Der Wind hatte nachgelassen und streichelte sanft meine Wangen. Ich nickte kurz ein, bis mich das Lachen von vier jungen Touristen aus meiner Benommenheit riss. Ich richtete mich auf und suchte nach dem Handy, das ich stummgeschaltet in meiner Manteltasche fand. Fünfunddreißig Anrufe, achtundvierzig E-Mails, zwölf SMS und drei Termineinladungen waren in der Zwischenzeit eingegangen. Ich sprang auf und verließ den Park in Richtung Büro. Die Blätter der hundertjährigen Bäume forderten mich wieder zum Walzer auf, aber mir war nicht mehr nach Tanzen. Gereizt verjagte ich sie mit einem Fußtritt. Während ich die Rue Royale entlangging, hörte ich meine Nachrichten ab.

Als die Aufzugtür sich öffnete, stürzte die Empfangsdame auf mich zu.

»Der Präsident sucht Sie, Maëlle, und ich habe mehrfach versucht, Sie zu erreichen!«

»Hab ich gesehen. Sagen Sie ihm, dass ich jetzt da bin.«

Im ersten Open Space kam mir der kaufmännische Leiter entgegen. »Wie geht's? Gibt's ein Problem? Pierre sucht dich.«

Seit acht Jahren war ich nie länger als zwei Stunden außer

Haus gewesen, ohne mich abzumelden. Und ich hatte mir angewöhnt, jede Nachricht binnen einer Viertelstunde zu beantworten, das Mobiltelefon war quasi an meiner Hand festgewachsen.

Nachdem mich noch drei weitere besorgte Mitarbeiter aufgehalten hatten, stieß ich endlich die Tür zu meinem Büro auf und schaltete meinen Computer ein, dessen leuchtender Bildschirm meine Kopfschmerzen noch verstärkte. Keine zwei Minuten danach stürmte Pierre herein. »Bist du von allen guten Geistern verlassen, Maëlle? Wir sollten heute Vormittag die Präsentation für die Investoren vorbereiten! Darf ich dich daran erinnern, dass am Montag das Meeting ist?«

Ich hatte mir gerade mal einen halben Tag freigenommen, und schon hing der Haussegen schief? War das sein Ernst? Ausgerechnet Pierre, mit dem ich während der letzten hundert Monate Tag für Tag an einer Strategie für unsere Firma getüftelt hatte, eine Tätigkeit, die mein ganzes Leben in Anspruch nahm, fragte mich, was ich machte? Er konnte natürlich nicht wissen, dass die letzten Stunden all meine Prioritäten über den Haufen geworfen hatten. Ich sah das Gewusel dieses Ameisenhaufens, in dem ich eine wichtige Rolle spielte, aber es fühlte sich anders an als vorher. Romane beherrschte meine Gedanken in einem Maße, dass ich kaum mehr wusste, welche von uns beiden eigentlich krank war.

Ich brach weinend zusammen. Verunsichert wechselte Pierre den Ton. »Ist ja gut, Maëlle, steigere dich da nicht so rein, du kennst mich doch, ich gehe schnell in die Luft, das solltest du inzwischen gewohnt sein.« Es gelang mir nicht, meine Tränen zu stoppen. Der Dreiundvierzigjährige wirkte peinlich berührt.

»Was ist denn?«

»Ich bin müde und muss nach Hause. Mach dir keine Sorgen, morgen bin ich wieder da, und alles wird fristgerecht fertig.«

»Um das Meeting mach ich mir keine Sorgen, sondern um dich. Was hat dich heute so umgehauen?«

»Ein Tsunami, aber darüber kann ich jetzt nicht reden.«

»Du weißt, dass ich für dich da bin. Ruf mich an, wann immer du willst, und nimm dir die Zeit, die du brauchst. Ich schaff das schon mit den Investoren.«

Ich beruhigte mich wieder und bedankte mich, packte meine Sachen und machte mich auf den Heimweg.

Der Himmel hatte sich drohend verdunkelt und kündigte ein Gewitter an, das nicht lange auf sich warten ließ. Ich stürzte ins Haus, rannte die Treppe in den ersten Stock hinauf und warf mich aufs Sofa.

Wie war das möglich? Diese zwei Stunden hatten meinen Alltag völlig durcheinandergebracht. Romanes Worte hallten in meinem Kopf wider. Was hatte sie gemeint, als sie sagte, es gehe um Leben und Tod? Tatsächlich hatte sie mich in all den Jahren nie um etwas gebeten. Und war in guten wie in schlechten Zeiten verlässlich für mich da gewesen. Trotzdem konnte ich doch nicht alles stehen und liegen lassen, um nach Nepal zu reisen. Lag das Land überhaupt im Himalaja? Außerdem konnte ich mir eine Abwesenheit von der Arbeit im Moment gar nicht leisten. Nur wie sollte ich meiner besten Freundin diesen Herzenswunsch abschlagen? Allerdings konnte ich dieser irrwitzigen Geschichte so gar nichts abgewinnen. Aber an Romanes Stelle hätte ich mich natürlich genauso an jeden Strohhalm geklammert.

In den nächsten drei Stunden überschlugen sich Fragen, auf die ich keine Antworten hatte, in meinem Kopf. Im Grunde meines Herzens wusste ich: Wenn meiner Freundin etwas zustoßen sollte, würde ich es mein Leben lang bereuen, diese Chance nicht ergriffen zu haben. Dem stellte ich die dringenden Angelegenheiten der nächsten Tage gegenüber. Aber wie Pierre sagte, ein paar Tage käme er schon ohne mich zurecht, und ich könnte ja auch meinen Urlaub canceln. Und sonst? Gab es nichts.

Einerseits war ich davon überzeugt, dass Romane die Zauberkraft dieser Methode überschätzte, andererseits konnte ich mir nicht vorstellen, ihr diese Bitte abzuschlagen. Eine Stunde lang grübelte ich, dann fiel meine Entscheidung: Ich konnte mich nicht drücken.

Mein Magen knurrte – ein Zeichen der Erleichterung! Ich toastete zwei Scheiben Brot, bestrich sie mit Tarama und beträufelte sie mit ein wenig Zitronensaft, dann schenkte ich mir ein Glas Weißwein ein und trank es in einem Zug aus. Mit dem nächsten Glas legte ich mich aufs Bett und ließ mir meinen kleinen Imbiss schmecken. Der Alkohol löste meine Gedanken auf und machte meinen Körper leicht. Plötzlich sprang ich auf: Mir war der Brief eingefallen, den Romane mir zum Abschied gegeben hatte. Ich hatte ihn eingesteckt und vergessen. Sie hatte mir das Versprechen abgenommen, ihn erst zu öffnen, wenn ich mich entschieden hatte. Hatte ich das? Und war das nicht ein wenig übereilt?

Sollte ich nicht doch lieber noch eine Nacht darüber schlafen? Ich legte das Kuvert vor mich auf die Küchentheke, setzte mich auf den Barhocker und dachte nach. Nachdem ich zum x-ten Mal dieselben Fragen durchgekaut hatte, fasste ich meinen endgültigen Entschluss: Ich musste einmal hin- und zurückfliegen, wenn ich nicht bis in alle Ewigkeit Gewissensbisse haben wollte. Jetzt riss ich den Umschlag auf, der ein auf meinen Namen ausgestelltes Flugticket nach Kathmandu und ein Schreiben von Romane enthielt.

Liebe Maëlle,

ich wusste, dass du mich nicht im Stich lässt. Ich hätte mir nie erlaubt, dich um diesen Gefallen zu bitten, wenn es nicht lebenswichtig wäre. Wie du aus dem Flugticket ersehen kannst, musst du morgen fliegen, wenn du eine Chance haben willst, Jason zu treffen.

Morgen? Die spinnt doch!

Ich griff zum Telefon. »Romane, ruf mich bitte zurück, wenn du diese Nachricht hörst! Ich bin bereit, aber nicht morgen!« Abflug um 15.40 Uhr vom Flughafen Roissy-Charles-de-Gaulle. Ausgeschlossen!

Jason erwartet dich in Kathmandu, kann aber nicht lange bleiben. Er will dir persönlich eine Kopie des Werks übergeben. Ich habe dir ein Zimmer bei meiner Freundin Maya reserviert, der das Hotel »Mandala« in Bodnath, nahe dem Flughafen, gehört. Du musst nur den Namen des Hotels nennen, jeder Taxifahrer kennt es.

Nutze das Wochenende, um durch die alte Stadt zu flanieren. Maya wird es ein Vergnügen sein, dir ein paar Tipps zu geben.

Wie nach jeder Chemositzung melde ich mich ab, bevor die Nebenwirkungen eintreten, und fahre ins Grüne. Ich bin also erst wieder zu erreichen, wenn du angekommen bist, und rufe dich dann an. Deine Entscheidung macht mich glücklich. Ich bin stolz, eine Freundin wie dich zu haben.

Ich hab dich lieb.

Romane

P.S. Pass auf dich auf und … nimm warme Sachen mit, abends wird es (sehr) kalt 😉

In ein paar Stunden ging der Flieger, nach einer Zwischenlandung in Doha würde ich übermorgen um elf in Kathmandu landen. Panisch versuchte ich Romane zu erreichen, aber ihr Anrufbeantworter übernahm schon beim ersten Klingeln. Wie betäubt las ich den Brief ein zweites Mal. Was für ein Albtraum! Schon bereute ich meinen Entschluss. Was hatte ich mir da nur eingebrockt!

Von den Ereignissen des Tages überwältigt, kam ich lange nicht zur Ruhe. Um vier Uhr morgens störten Romanes Worte meinen Schlaf: »Ich möchte dich um einen großen Gefallen bitten!« »In den sechzehn Jahren unserer Freundschaft habe ich dich noch nie um das Geringste gebeten.« »Ich möchte alle Chancen haben, die es gibt.« »Ich hab dich lieb!« Auch was Carole gesagt hatte, fiel mir wieder ein: »Sie hat sich für Sie entschieden.« »Seien Sie stark, sie braucht Sie!«

Da ich ohnehin nicht mehr schlafen konnte, stand ich auf. Ich musste allmählich anfangen zu packen. Es waren nur noch ein paar Stunden bis zum Abflug.

Aus dem Taxi, das mich zum Flughafen brachte, schickte ich Pierre eine SMS, in der ich ihm meine baldige Rückkehr versprach.

*

Als das Flugzeug die dichte Wolkendecke durchstieß, blieben der Nieselregen und meine Verwirrung in Paris zurück.

MIT KINDERAUGEN

Unser Leben kann das Paradies oder
die Hölle sein – alles hängt
von unserer Wahrnehmung ab.
Pema Chödrön

»Visum?«, fragte ein gedrungener, untersetzter Zöllner in einer viel zu großen Militäruniform. Was er in seinem ungefähren Englisch zu mir sagte, war nicht leicht zu entschlüsseln, aber ich verstand, dass er mich ohne Visum nicht ins Land lassen würde. Und natürlich hatte ich keins. Da half alles Fragen nicht, was ich denn machen solle, er gab mir meine Papiere zurück und winkte den nächsten Reisenden heran. Glücklicherweise gab es in der Reihe eine Französin, die mir weiterhalf: »Wenn Sie vor Ihrer Abreise kein Visum beantragt haben, gehen Sie da rechts ins Büro. Dort bekommen Sie eins für fünfzig Dollar.«

Meine Begeisterung verflog, als ich die lange Schlange sah, die hinter dem Schalter noch weiterging. Es dauerte fast zwei Stunden, bis ich den Flughafen verlassen konnte.

Als ich hinaustrat und nach einem Taxi suchte, wurde ich von jungen Tibetern eingekreist, die sich anboten, mein Gepäck zu tragen, das ich aber nicht losließ. Eine Gruppe Kinder, die mir alle möglichen Sachen andrehen wollten, wies ich mit einer schlichten Handbewegung zurück. Das reichte, um sie zu verscheuchen. Umso besser! Länder, in denen man zehn Minuten verhandeln muss, damit man vorbeigelassen wird, konnte ich noch nie leiden.

Rechts standen rund zwanzig gleiche weiße Autos in Dreierreihen, gleich daneben offenbar die Fahrer. Ich wandte mich auf Englisch an den Erstbesten, der einen Kollegen heranwinkte. Der schnappte sich meinen Koffer und legte ihn auf den Dachgepäckträger, ohne ihn irgendwie zu befestigen. Vor lauter Verblüffung protestierte ich nicht einmal, ich war zu müde für Diskussionen.

Dann hielt er mir die hintere Tür auf, deren Quietschen das kanonische Alter des Fahrzeugs verriet. Ich ließ mich auf die Rückbank fallen. Eine fadenscheinige Wolldecke in Rot und Gelb schützte den Kunstlederbezug. Der Fahrer ging um das Auto herum, setzte sich auf der rechten Seite ans Steuer, drehte sich lächelnd zu mir um und radebrechte auf Englisch:

»Hallo, Madam, wohin Sie wollen?«

»Nach Bodnath, bitte!«

»Stupa?«

»Nein, Hotel Mandala.«

»Kenne nicht, aber ist bestimmt bei Stupa, da sind viele. Wollen wir, Madam?«

Verblüfft sah ich ihn an. Damit hatte ich nicht gerechnet. Romane hatte doch behauptet, jeder kenne das Hotel … Das Taxi raste los wie der Blitz, umkurvte Autos, Räder, Lastwagen und zog eine Staubwolke hinter sich her, die uns für den Rest der Fahrt begleitete. Was für ein Pech, dass ich beim einzigen Taxifahrer gelandet war, der mein Hotel nicht kannte! Von seinen Fahrkünsten wurde mir schlecht, ich lächelte, aber mir wurde immer flauer im Magen. Um mich abzulenken, richtete ich meine Aufmerksamkeit auf die Straße und entdeckte die unwahrscheinlichsten Szenen: Rechts hatte ein Motorradfahrer eine Doppelbettmatratze irgendwie auf seinem Rücken festgezurrt; links fuhr eine ganze Familie auf einem Mofa, der Kleinste saß auf dem Lenker, ein zweites Kind zwischen ihm und dem Fahrer, ein drittes dahinter, die Arme um die Taille des Vaters geschlungen, um nicht bei der geringsten Beschleunigung vom Sitz zu fallen. Fußgänger riskierten mit jedem Schritt ihr Leben, was sie aber nicht sonderlich zu beunruhigen schien. Eine Kuh rupfte ein paar Grashalme aus, die aus der Fahrbahn wuchsen, und reihte sich dann in den Verkehr ein. Ein alter Mann beschimpfte einen unachtsamen jungen Fahrradfahrer, der ihn beiseitegestoßen hatte, und schwang wütend seinen Stock hinter ihm.

Einige Stunden und wenige Worte hatten genügt, um meine aseptische Welt auf eine gigantische Müllhalde zu kippen, ein staubiges Schlachtfeld. Aber was sollte ich da? Unsere wilde Fahrt war nach zehn Minuten abrupt zu Ende, und wir standen vor dem berühmten buddhistischen Heiligtum.

»Sie gehen durch Tor und sehen rechts Hotel.«

»Sind Sie sicher?«

»Oh ja! Glaube schon!«

Er klopfte auf den Taxameter, der unterwegs aufgehört hatte zu zählen, und verlangte schließlich 300 Rupien, etwa 2,50 Euro, die ich ohne Diskussion bezahlte. Dann nahm ich meinen Koffer vom Dach, der wie durch ein Wunder noch da war. Der Fahrer winkte und raste wieder los. Mit dem Koffer im Schlepptau bahnte ich mir einen Weg durch das Gedrängel. Eine riesige Menschenmenge ging im Uhrzeigersinn um das imposante Bauwerk herum, manche murmelten Mantras, drehten Gebetsmühlen oder bimmelten mit Glöckchen. Verstört schaute ich eine Weile zu, dann marschierte ich beherzt gegen den Strom, den Koffer immer hinter mir. Aus winzigen Souvenirläden, die alles rund um den Stupa verkauften, waberten Düfte von Räucherstäbchen. Zahllose Händler saßen am Rand des Platzes. Unter den Augen des Buddhas warteten sie auf Mönche, die nach neuen Gebetsketten suchten, oder Touristen, die sich für diese einzigartige Stätte interessierten. Irgendwann entdeckte ich schließlich ein Hinweisschild auf mein Hotel, dem ich durch eine Sackgasse bis zu einem Tor folgte. Dahinter öffnete sich ein üppiger Garten. Augenblicklich verstummte der Lärm. Ein Dutzend runder Eisentische verteilte sich auf dem sonnenbeschienenen Rasen.

»Namasté!«, begrüßte mich eine junge Frau mit gefalteten Händen und geneigter Stirn. »Bonjour!«, fuhr sie in Schulfranzösisch mit starkem Akzent fort. »Hatten Sie eine gute Reise?«

In der schlichten Eingangshalle umrahmten zwei abgewetzte Lederfauteuils ein ebensolches dreisitziges Sofa, die Bar diente als Empfangstresen, rechts daneben häuften sich diverse Gepäckstücke. »Maëlle Garnier, eine Freundin hat ein Zimmer auf meinen Namen reserviert«, sagte ich schnell, um jeder Art von Gespräch vorzubeugen. Ich wollte einfach nur duschen und mich ausruhen.

Die Empfangsdame durchsuchte das Gästeregister und fuhr auf Englisch fort: »Ja, im ersten Stock, es ist fertig, Madam. Der Koch kommt in einer Stunde. Wenn Sie ein Mittagessen wünschen, kann ich es Ihnen im Garten servieren.«

Ich nickte zustimmend.

»Warmes Wasser gibt es ab 17 Uhr.«

»Wie, ab 17 Uhr?«

»Ja, wir heizen das Wasser mit Sonnenenergie. Und wir sind gut ausgestattet, daher können wir die Speicher früher freigeben als alle anderen.«

Früher als alle anderen? Ob es dort je warmes Wasser gab?

»Unsere Gäste sind begeistert, wir haben letztes Jahr viel Geld in dieses moderne System investiert.«

»Sehr gut, vielen Dank«, seufzte ich müde.

Dann nahm ich ihr den Schlüssel, den sie mir hinhielt, aus der Hand.

»Und noch etwas: Wir haben pro Tag mehrere Stromausfälle.«

Na, das klang ja super!

»Aber keine Sorge, sie sind im Voraus geplant.«

Ach so, na dann!

»Heute Abend wird der Strom zwischen 19 und 22 Uhr abgestellt. Kerzen finden Sie auf dem Nachttisch.«

Fassungslos sah ich sie an. Ich wusste zwar nicht, in welcher Welt ich da gelandet war, aber eins war sicher: Ich würde hier nicht lange bleiben.

Grollend ging ich zur Treppe, ohne Hilfe beim Koffertragen zu erwarten.

»Noch eine letzte Information, Madam!« Was wollte sie denn jetzt schon wieder? Das war ja wie in meinen schlimmsten Albträumen! Ich drehte mich zu ihr um. »Ich habe Post für Sie!« Mit schnellem Schritt kam sie hinter dem Schalter hervor und reichte mir einen Brief. Was für eine aufmerksame Geste, liebe Romane!

Mühsam schleppte ich mein Gepäck über die grauweiß gefliesten Stufen in den ersten Stock. Durch einen zum Garten hin offenen Gang gelangte ich zu meinem Zimmer. Ein Vorhängeschloss hielt zwei notdürftig befestigte Ringe zusammen. Um diese Tür zu öffnen, hätte ich keinen Schlüssel gebraucht, ein leichter Fußtritt hätte gereicht.

Das Zimmer hatte etwa zehn Quadratmeter. Ein großes Bett nahm den meisten Raum ein; daneben ein Nachttisch aus lackiertem Holz, darauf drei Kerzen in einer Schale; an der Wand ein Sessel aus Weidengeflecht; eine dreibeinige Garderobe, schief wie der Turm von Pisa; ganz hinten befand sich ein Badezimmer, das anscheinend seit seinem Einbau noch nie renoviert worden war. Ich wagte mich bis zu der Nische vor: eine begehbare Dusche, deren Armaturen nur mit Eisendraht an der Wand hielten; ein emailliertes Waschbecken, auf dem ein gerettetes Seifenstückchen döste, und eine Kloschüssel, aus deren Kalkschichten jeder Archäologiepraktikant das Jahr der Hoteleröffnung hätte bestimmen können. Als ich das Wasser aufdrehte, begannen die Rohre zu beben, bevor sie hustend eine gelbliche Flüssigkeit ins Waschbecken spuckten. Es dauerte ein paar Sekunden, bevor der Hahn einen regelmäßigen Strahl von sich gab. Ich hob den Kopf und sah mein enttäuschtes Gesicht im Spiegel, was das ganze Elend noch verstärkte. Schönen Dank auch, Romane! Für diese Unterkunft hast du dich nicht gerade verausgabt, dabei war ich Besseres von dir gewohnt.

Erschöpft legte ich mich aufs Bett, riss den Umschlag auf und las den auf Englisch verfassten Brief.

Liebe Maëlle,

ich kann Ihnen das Handbuch nicht ins Hotel bringen, weil ich heute wegen eines medizinischen Notfalls in einem Kloster, das einige Tagesmärsche entfernt liegt, in den Himalaja aufbrechen muss.

Ich nehme es mit. Shanti, ein nepalesischer Guide, wird Sie zu mir führen. Er ist ein Freund, ich habe ihn darum gebeten, die Tour für Sie zu organisieren und für Ihre Sicherheit zu sorgen. Am Tag Ihrer Ankunft wird er zu Ihnen ins Hotel kommen, um die Details zu klären.

Tut mir leid wegen der Umstände, aber ich bin sicher, dass Sie das verstehen.

Mit freundlichen Grüßen

Jason

Das war doch ein Scherz, oder? Hätte er das Buch nicht dem Guide übergeben können? Der Kerl machte sich über mich lustig! Mein Zorn wuchs, ich sprang auf und versuchte Romane zu erreichen. Wieder einmal sprang nur der Anrufbeantworter an. Zu allem Überfluss warnte mich mein Mobiltelefon, dass mich der Akku bald im Stich lassen würde. Ich suchte nach einer Steckdose und wurde hinter dem Sessel fündig. Sie funktionierte sogar! Ich brauchte eine gute Viertelstunde, um mich zu beruhigen. Dann überwältigte mich die Müdigkeit, und ich schlief in der Hoffnung ein, nach dem Aufwachen klarere Gedanken fassen zu können.

Mehr als zwei Stunden dauerte es, bevor ich mir wieder meiner Lage bewusst wurde. Eins nach dem anderen: Erst einmal wollte ich duschen und mich stärken. Unter dem heißen Wasserstrahl kam meine Energie zurück. Ich zog frische Sachen an und ging hinunter. Die junge Frau war verschwunden, an ihrer Stelle stand eine hochgewachsene, elegante Dame von etwa sechzig Jahren mit prächtigem langem Haar am Empfang.

»Sie sind Maëlle, nicht wahr?«, sprach sie mich in fließendem Englisch an. »Ich bin Maya, die Besitzerin des Hotels. Ihre Freundin Romane hat mir viel von Ihnen erzählt. Ich freue mich, Ihre Bekanntschaft zu machen!«

Ich wusste nicht, was ich sagen sollte. Ihre Liebenswürdigkeit nahm meinem Zorn den Wind aus den Segeln.

»Ganz meinerseits.«

»Sie haben bestimmt Hunger! Mein Koch Karras hat für heute Abend *khashi ko masu* zubereitet, ein traditionelles nepalesisches Lammcurry. Das ist wirklich köstlich.«

Freudig sagte ich zu. »Wollen Sie im Garten die Sonne genießen?« Was für eine schöne Idee! Maya begleitete mich in ihr grünes Wohnzimmer. Die Ruhe hier, nur wenige Meter von dem Gewusel draußen entfernt, war fast surreal.

»Shanti hat angerufen, als Sie geschlafen haben. Er wird in zwei Stunden hier sein.« Maya schien ihn also zu kennen. Mein Erstaunen war an meiner speziellen Augenbrauenkonfiguration zu erkennen.

»Shanti ist ein langjähriger Freund von mir, der mich auch schon auf humanitären Missionen in den Himalaja begleitet hat. Sein Name bedeutet auf Nepalesisch Frieden. Er stammt aus Pangboche, einem kleinen Sherpa-Dorf am Mount Everest.«

»Also kennt er die Berge?«

»Wie seine eigene Westentasche, Sie werden sehen. Es gibt keinen besseren Guide, er bringt Sie dorthin, wo Sie hinmüssen, darauf können Sie sich verlassen.«

»Wissen Sie denn, wo ich hinmuss?«

»Nein! Das können nur Sie wissen!«, gab sie amüsiert zurück.

»Ich soll einen gewissen Jason treffen, habe aber keine Ahnung, wo.«

»Ja, das hat mir Romane schon erklärt, er soll Ihnen ein Handbuch für sie übergeben.«

»Ach, Sie wissen Bescheid? Und was halten Sie davon?«

Sie überlegte eine Weile.

»Man sollte alles versuchen, um eine geliebte Person zu retten. Und zwar wirklich alles.«

»Deshalb bin ich ja hier. Mich interessiert, was Sie über Jason denken. Kennen Sie ihn?«

»Ich habe ihn einmal getroffen. Er steckt fast seine ganze Kraft und Zeit in die Krebsforschung, und den Rest widmet er den Tibetern. Sie leben in Nepal im Exil, wo sie geduldet sind, aber nicht sehr angesehen. Sein Verein hilft diesen Menschen medizinisch und bei der Integration in die Gesellschaft.«

»Und Sie glauben, so ein Handbuch könnte Wahrheiten enthalten, die wir nicht längst kennen?«

»Das weiß ich nicht, aber oft führt der eingeschlagene Weg anderswohin, als wir es uns vorgestellt haben.«

Verblüfft schaute ich sie an. »Ich habe keine Antwort auf Ihre Frage«, fuhr sie fort, »aber wenn Sie aufmerksam auf das achten, was geschieht, werden Sie Antworten auf Fragen finden, die Sie sich noch gar nicht gestellt haben!« Ich verstand kein Wort von dem, was sie sagte, war aber viel zu müde vom Jetlag, um etwas darauf zu erwidern. Eine junge Frau stellte mir einen Teller hin. Maya stand auf. »Lassen Sie es sich schmecken. Wenn Sie wollen, können wir vor Ihrem Treffen mit Shanti noch eine kleine Runde durch Bodnath machen.« Daraufhin entfernte sie sich mit der Anmut und Leichtigkeit eines Schmetterlings.

Der Duft des Currys, eine wahre Symphonie exotischer Gerüche, stieg mir in die Nase. Mein Teller sah aus wie ein Kaleidoskop aus Gelb, Braun und Gold. Schon der erste Bissen mit seinen unendlichen Geschmacksnuancen entführte mich in das orientalische Zauberreich der Gewürze. Und der Duft trug mich über die Grenze nach Indien – an den Ort meiner letzten Reise mit Thomas! Fast fünf Jahre war das her … Ein Bollywood des Glücks, das drei Monate später zum Horrorfilm mutiert war. Wir wollten gerade zusammenziehen, als Thomas per SMS mit mir Schluss machte, dieser Lappen! Nach drei Jahren Leidenschaft ließ er mich wegen irgendeines dummen Huhns sitzen. Warum stieg diese schmerzliche Erinnerung jetzt in mir auf? Ich war doch längst mit anderem beschäftigt. Bei genauerer Betrachtung stellte sich allerdings die Frage: Womit eigentlich?

Ich schaute auf mein Handy, das vergebens nach einem Netz suchte. So abgeschnitten von der Welt fühlte ich mich besonders allein. Ein Spatz hatte sich auf meinen Tisch gesetzt. Etwas scheu beobachtete er mich aus den Augenwinkeln, während er ein paar Fladenbrotkrumen vom Tisch pickte. Diese paar Gramm Federn und Flügel vor dem blühenden Garten und die Harmonie der Düfte linderten meine Einsamkeit. Als ich den letzten Bissen geschluckt hatte, kam Maya wieder. Ihre Heiterkeit ließ meine Ängste verfliegen.

»Sieht so aus, als hätte es Ihnen geschmeckt. Oder Sie hatten einen Riesenhunger«, stellte sie lachend fest.

»Es war köstlich.«

»Wollen Sie einen Rundgang durch Bodnath machen?«

»Gern, das ist bestimmt interessant.«

Bis zum Gartentor ging Maya mir auf dem schmalen Schieferplattenweg voran. Eine riesige Menschenmenge bevölkerte den Platz und umkreiste mit beschwingtem Schritt den Stupa. Bodnath, erklärte Maya, sei ein bedeutender buddhistischer Wallfahrtsort. Seit der Flucht des 14. Dalai Lama im Jahr 1959 hatten sich mehrere Tausend Tibeter in diesem Vorort niedergelassen, der an der ehemaligen Handelsroute von Kathmandu durchs Kathmandutal nach Tibet lag. Mit der Zeit waren rund fünfzig Gönpas entstanden, buddhistische Klöster, die von der religiösen Bedeutung des Ortes zeugten. Der imposante Stupa in der Mitte, dessen Errichtung im 5. Jahrhundert eng verknüpft war mit der Gründung der tibetischen Hauptstadt Lhasa, sei mit seinen fast vierzig Metern Höhe und vierzig Metern Durchmesser eines von Nepals größten und wichtigsten Heiligtümern. Ich war schwer beeindruckt.

Wie eine leidenschaftliche Fremdenführerin versuchte Maya alle Einzelheiten des Tempels genauestens zu benennen und zu erklären. Die Basis bilden drei als Mandala angeordnete zwanzigeckige Terrassen, über die man zur Kuppel schreitet. Ein Mandala ist eine geometrische Form, die das Werden und Vergehen des Universums symbolisiert. Die ganze Architektur des Bauwerks ist eine Allegorie. Gemäß der buddhistischen Lehre verkörpert die Basis die Erde, die Kuppel das Wasser, der Turm das Feuer, die Krone die Luft und die Spitze den Äther. Maya ermunterte mich, dem Rhythmus der Gläubigen zu folgen. Manchmal blieb sie vor der einen oder anderen der hundertacht Nischen stehen, die allesamt eine Buddha-Figur enthielten, und erzählte mir deren Geschichte. Sie war hinreißend in ihrer Begeisterung. Ihr Charisma überwältigte mich.

»Ganz oben siehst du auf allen vier Seiten ausdrucksvolle gemalte Augenpaare. Der Blick sucht nach den vier Kardinaltugenden und erinnert die Buddhisten an die Gegenwart Buddhas und seine Bedeutung für ihr Leben. Der oberste Teil hat die Form einer langen, schlanken Pyramide, die aus dreizehn Stufen besteht, da, siehst du? Sie trennen die Halbkugel vom Pinakel und symbolisieren die dreizehn Stufen zur Erleuchtung, dreizehn Stadien auf dem Weg zur vollkommenen Erkenntnis: ›Bodhi‹ oder ›Buddha‹, daher der Name Bodnath.«

Maya nahm mich am Arm und führte mich durch eine schmale Tür. »Komm mit, ich lade dich auf einen Ingwertee ein.« Schnellen Schritts stiegen wir über hohe weiß gekachelte Stufen fünf Etagen empor. Von dort ging es auf eine von Thujen umsäumte Terrasse mit ein paar verstreuten Tischen, die von den unterschiedlichsten Gästen besetzt waren. Der Geruch frischer Farbe verriet, dass hier vor Kurzem renoviert worden war. An der linken Wand hing zwischen zwei großen Bambuspflanzen eine Karte des ganzen Kathmandutals. Maya zeigte mir darauf unseren Standort an der östlichen Stadtgrenze.

»Noch eine letzte Anstrengung!«, sagte sie und deutete auf eine Leiter rechts hinten. »Da hinauf will ich dich noch mitnehmen.« Gewandt stieg sie voran, ich folgte ihr. Oben angelangt, wurde ich sofort von den Augen des Buddhas gefangen genommen. Sein weißes, in den letzten Sonnenstrahlen orange schimmerndes Gewand faszinierte mich, und sein triumphierender Blick in dreißig Meter Höhe durchdrang mich mit seiner Weisheit. Ich wagte mich bis an den Rand der Terrasse und beobachtete die winzigen Gebetsszenen unten.

Maya steuerte einen Tisch direkt unter den gütigen Augen des Kolosses an. Eine Kellnerin eilte herbei und verneigte sich respektvoll. Maya bestellte Tee. Eine Weile stand die Zeit an diesem magischen Ort still.

»Lebst du schon lange hier?«, fragte ich.

»Seit zwanzig Jahren. Geboren bin ich in Dharamsala in Indien. Dort habe ich meine Kindheit verbracht und geheiratet. Dann hat mein Mann Salaj dieses Haus auf dem Immobilienmarkt von Kathmandu günstig erworben, und wir sind hierhergezogen. Das ermöglichte mir, diesen Verein zu gründen, um Tibetern bei der Integration zu helfen.«

Sie unterbrach sich und beobachtete den Stupa. Ich suchte wieder einmal nach einem Netz und fand keines. Ich schaltete mein Handy aus und ein, um eine Verbindung herzustellen, aber daraus wurde nichts.

»Und wie geht es dir, Maëlle?«

»Wie es mir geht? … Gut …«

»Das war keine Höflichkeitsfrage, ich will es wirklich wissen.«

Ihre Hartnäckigkeit erstaunte mich. Es war wahrscheinlich das erste Mal, dass jemand auf diese Frage eine ehrliche Antwort von mir erwartete. Aber ich fand es bezaubernd, wie sie sich für mein Wohlergehen interessierte.

»Es geht mir gut, Maya. Ich bin nur ein bisschen müde von der Reise.«

»Anscheinend bereitet dir dein Telefon Kopfzerbrechen.«

»Seit ich hier bin, habe ich keinen Empfang.«

»Aber brauchst du den denn, achttausend Kilometer von deinem üblichen Leben entfernt?«

»Ja, unbedingt! Ich muss mich weiter um die Vorgänge kümmern, die bei meiner Abreise unerledigt geblieben sind.«

»Bist du so unersetzlich? Glaubst du, dass es für deine Mitarbeiter ein Problem darstellt, wenn du ein paar Tage weg bist? Habt ihr eine organisatorische Schwachstelle, sodass alles auf deinen Schultern ruht?«

Ich wusste nicht genau, ob Naivität oder Ironie hinter ihren Worten stand. Aber ihr Blick und ihr Ton deuteten auf Letzteres hin, und das missfiel mir.

»Ich leite eine Firma mit dreihundert Angestellten, wir befinden uns gerade in einer kritischen Phase, weil in ein paar Tagen der Verkauf an einen großen Konzern ansteht. Da geht es um Millionen, und meine Abwesenheit ist in der Tat ein Problem.«

»Aber warum bist du dann hier?«

»Wegen Romane, ich soll doch dieses Buch für sie holen, und ich glaube, das weißt du auch.«

Ihre Fragen ärgerten mich. Woher nahm diese Frau eigentlich das Recht, über mich zu urteilen?

»Wenn dein Kopf und dein Herz woanders sind, wie willst du diese Reise dann ernsthaft erleben? Welches Glück kannst du darin finden?«

»Ach, Maya, komm runter! Ich bin nicht zum Vergnügen hier, das ist für mich kein Urlaub! Meine Freundin hat mich um einen Gefallen gebeten, den tue ich ihr, dann kehre ich in mein normales Leben zurück. Das war keine Wahl, sondern eine Verpflichtung, verstehst du?«

»Willst du damit sagen, dass du dazu gezwungen wurdest?«

Ich seufzte laut.

»Maya, du bist eine kluge Frau, also tu nicht so, als ob du mich nicht verstehst! Romane ist schwer krank, und wenn diese Schriften ihr irgendwie helfen können, muss ich das doch tun, oder nicht?«

»Ja, klar, aber wo du jetzt schon mal hier bist, könntest du diese Reise doch genießen, statt sie als Zwang zu erleben.«

»Ehrlich, Maya, was soll ich hier denn genießen? Ich will dich nicht verletzen, aber du musst zugeben, dass hier das Elend regiert, außerdem ist es kalt und staubig, für die Kommunikation fehlt das Netz, der Strom fällt ständig aus, das Hotelzimmer ist alt und muffig und Komfort quasi nicht vorhanden. Ich fühle mich um Jahrhunderte zurückversetzt.«

»Du hast recht, das Leben hier ist anders als im Westen, aber ich glaube, dein Unbehagen kommt nicht daher.«

»Ach ja, das glaubst du also! Und da du offenbar allwissend bist, kannst du mir bestimmt auch sagen, woher dann?«

»Von deinen Vorurteilen gegen diesen Ort.«

Jedenfalls machten sie das triste Bild, das Maya offenbar ganz anders wahrnahm, nicht besser. Die Kellnerin stellte zwei dampfende Gläser vor uns hin, verneigte sich und verschwand.

»Heute ist Samstag, und deine Kollegen sind jetzt bestimmt auch schon im Wochenende. Vergiss dein Handy, du wirst es heute Abend nicht mehr brauchen! Halte dein Gesicht in die letzten Sonnenstrahlen und genieße den Augenblick!« Ich trank einen Schluck von dem heißen Tee. Maya hatte recht, aus Paris war jetzt ohnehin nichts mehr zu erwarten. Also tat ich, wie geheißen, und überließ mich der Wärme des zur Neige gehenden Tags, getragen von den Mantras des organisierten Gewimmels in der Tiefe. Ganz in der Nähe zwitscherten ein paar Vögel wie zur Begleitung der Gebete.

Ich atmete tief aus und ein, und meine Gedanken verflogen mit meinen Ängsten. Es ging mir gut. Als ich ein paar Minuten später die Augen öffnete, bot sich mir ein umwerfender Anblick: Die Feuerkugel tauchte mit ihren letzten Strahlenbündeln ganz Bodnath in ein kräftiges Orange, als wollte sie meine Aufmerksamkeit noch einmal auf sich ziehen, bevor sie in die Dunkelheit hinabstieg, um schlafen zu gehen. Während ich den süßen Tee austrank, lieferte die Sonne ihr schönstes Schauspiel. Und beides zusammen zeichnete mir das Lächeln ins Gesicht, das Maya mir schon die ganze Zeit zu entlocken versuchte. Eine ungewohnte Ruhe erfüllte mich. Von unserem Logenplatz aus verfolgten wir schweigend das Werk der Sonne, die aus der Stadt ein Märchenschloss machte.

»Eine letzte Sache möchte ich dir noch sagen, bevor du Shanti triffst. Jeder Moment, den du damit vergeudest, unglücklich zu sein, ist für immer verloren. Du weißt, wo dein Leben beginnt, aber du weißt nicht, wann es endet. Jede gelebte Sekunde ist ein Geschenk, das wir annehmen sollten. Glück wird im Jetzt gelebt. Wenn du dein Hiersein als bloße Pflicht ansiehst, wirst du eine schwierige Zeit durchleben, denn das Gebirge ist das Spiegelbild deiner Seele … es wirft dir deine Art des Seins zurück. Du kannst die Gelegenheit, die sich dir bietet, nutzen, du kannst dich entscheiden, diese Reise anders zu erfahren, aber dazu musst du aufhören, ständig Vergleiche zu ziehen zu dem, was du bist und was du weißt, zu deiner Kultur und deinem Lebensstandard. Wenn du bereit bist, alles mit einem neuen Blick wahrzunehmen, ohne zu urteilen, und alles zu vergessen, was du je gesehen hast, dann wirst du eine ungeahnte Welt entdecken, die dir trotz aller Unterschiede Freuden beschert, die denen, die du kennst, überlegen sind. Du sollst ja nicht gleich hierherziehen, sondern dich nur einmal auf etwas anderes einlassen. Bist du bereit, diese Herausforderung anzunehmen?«

Mayas Vorschlag stimmte mich nachdenklich. So ein visuelles und sinnliches Erlebnis wie gerade eben hatte ich lange nicht gehabt. Und wenn ich nun schon einmal hier war, konnte ich die Gelegenheit auch nutzen. Den Versuch war es wert.

»Ich liebe die Herausforderung!«, erwiderte ich schließlich.

»Dann wirst du viel Spaß haben.«

»Was soll ich tun?«

»Deine Gewissheiten hinter dir lassen und die Dinge zum ersten Mal entdecken wie ein neugeborenes Kind, das noch über alles staunt.«

»Ich glaube, das kann ich schaffen.«

Maya lächelte und sah auf die Uhr. Es war Zeit, ins Hotel zurückzukehren, Shanti wartete bestimmt schon.

Während wir die angefangene Runde um den Stupa vollendeten, schlug Maya vor, gleich mit der ersten Übung zu beginnen: »Versuche, mit allen Sinnen das Rauschen des Lebens wahrzunehmen.« Dann verstummte sie und beobachtete mich. Ich sog mit meinem Blick die Farben auf, ließ die unterschiedlichen Gerüche der Räucherstäbchen in meine Nase dringen und spitzte aufmerksam die Ohren, bis ich meinte, jeden einzelnen Pilger sein Gebet murmeln zu hören. Gleich fühlte ich mich anders und musste darüber lächeln. Alles kam mir vor wie neu. Die Umgebung und die Sitten hier hatten nichts mit meinem Pariser Alltag gemein. Das half mir dabei, alles wie zum ersten Mal wahrzunehmen. Weil es wirklich das erste Mal war!

Gerührt sah Maya mich an. Das war mir peinlich, also stellte ich ihr schnell noch ein paar Fragen:

»Beten die da die ganze Nacht im Dunkeln, ohne Licht?«

»Vergleiche nicht ständig, vergiss die Glühbirnen, stell dir einen Vogel vor, der diesen Ort entdeckt. Glaubst du, er würde sich so etwas fragen? Nein, er lebt den Moment. Betrachte die Dinge, als wäre dein Gehirn völlig unberührt. Schau einfach, ohne darüber nachzudenken.«

Ich begann zu begreifen, dass das Spiel nicht ganz so einfach war. Jeder Gedanke war durchtränkt von meinem Wissen, meiner Kultur, meinen Glaubenssätzen. Ein paar Fragen, die mir auf der Zunge lagen, schluckte ich runter, weil sie mich vom Augenblick entfernt hätten, aber es gelang mir nicht, die Gegenwart von jeder Erinnerung zu lösen.

In der schmalen Gasse vor dem Portal zum Garten des Hotels drehte Maya sich zu mir um und riss mich aus meinen Gedanken.

»Denk nicht so viel drüber nach! Wenn du es willst, wirst du zur Herrin über deine Gedanken. Es braucht nur eine Sekunde, um aufzuwachen, sofern man bereit dazu ist, aber jahrelange Gewohnheiten abzulegen, dauert natürlich seine Zeit.«

»Ich bin mir nicht sicher, ob mich das beruhigt.«

»Wenn du Muskeln aufbauen willst, siehst du den Erfolg doch auch nicht nach ein paar Minuten Anstrengung! Jedes Training trägt zum Gelingen des Projektes bei. Der Wunsch allein genügt nicht, aber er bringt alles hervor.«

Mein Fitnessstudio war allerdings ziemlich weit weg!

KOPF ODER ZAHL

Du kannst die Wellen nicht aufhalten,
aber du kannst lernen, sie zu reiten.
Joseph Goldstein

Auf den Tischen im Garten flackerten Kerzen. Die Luft war kühler geworden, aber die lauschige Atmosphäre lud dazu ein, in diesem Hafen des Friedens zu verweilen. Ein kleiner Mann mit sonnengegerbter Haut und lachenden, von kleinen Fältchen umkränzten Augen, der nahe am Eingang saß, stand auf, als er uns kommen sah. Es war Shanti. Er begrüßte Maya mit einer herzlichen Umarmung. Anschließend gab er mir die Hand und legte seine andere freundschaftlich darüber. »Es ist mir eine Ehre, dich aus diesem edlen Grund in den Himalaja zu führen, und ich werde alles in meiner Macht Stehende tun, damit diese Reise für dich so angenehm wie möglich wird.« Dann lud er mich an seinen Tisch ein. Durch seinen nepalesischen Akzent war sein Englisch etwas schwer zu verstehen.

»Wir sollten uns über den Weg verständigen, den wir gehen wollen, und ich werde dich über die Gefahren aufklären, die uns erwarten. Du weißt Bescheid über die klimatischen Verhältnisse?«

»Wovon redest du, Shanti? Das hört sich ja an, als wollten wir zum Mittelpunkt der Erde reisen!«, sagte ich lachend.

Verblüfft drehte er sich zu Maya um. Die zuckte schweigend mit den Schultern.

»Wo wollen wir denn hin? Ich dachte, ich hole hier ein Buch ab und fliege gleich wieder zurück.«

»Wenn du das Buch mitnehmen willst, wird das ein bisschen länger dauern.«

Shanti nahm eine Karte aus seiner Umhängetasche und breitete sie auf dem Tisch aus. Ich erkannte die gewaltige Bergkette des Himalaja. Er zeigte mir unseren Standort und dann den von Jason mitten im Annapurna-Massiv.

»Wie du siehst, ist das nicht gleich nebenan. Es gibt mehrere Möglichkeiten, dorthin zu gelangen. Ich schlage vor, in Kande aufzubrechen, dann im Australian Camp zu übernachten und über Landruk, Jhinu Danda, Bamboo und Deurali zum Annapurna Sanctuary zu gehen. Das dauert einen Tag länger, ist aber leichter als von Osten her. Wenn alles gut geht, brauchen wir fünf, sechs Tage für den Aufstieg, für den Abstieg zwei Tage weniger. Was meinst du?«

»Das ist bestimmt ein Irrtum«, rief ich aufgebracht. »Ich bin für so was nicht ausgerüstet und kann es mir überhaupt nicht leisten, zehn Tage wegzubleiben.«

Verwundert faltete Shanti die Karte wieder zusammen.

»Dann wirst du auf das, was du hier finden wolltest, verzichten müssen«, sagte er seufzend.

»Ausgeschlossen! Das ist doch Quatsch! Bestimmt kann man auch mit einem Helikopter zu diesem Kloster fliegen. Die Kosten dafür übernehme ich selbstverständlich.«

»Ja, sicher, das geht, aber wir würden damit zu viel Aufmerksamkeit erregen, was wir uns zurzeit nicht leisten können.«

»Warum? Was verschweigt ihr mir?«

Angst durchflutete mich. Shanti drehte sich fragend zu Maya um, die nickte zustimmend, dass er mich einweihen durfte.

»Das Kloster gewährt Tibetern Zuflucht, die von der nepalesischen Polizei gesucht werden. Es besteht nämlich eine Übereinkunft zwischen China und Nepal, dass Personen, die in China als Unruhestifter oder Gefährder gelten, von Nepal ausgeliefert werden. Deshalb müssen wir sehr vorsichtig sein. Als in der Gegend eine Grippeepidemie ausbrach, ist Jason gleich dorthin aufgebrochen. Und weil er nicht wusste, ob du kommst, hat er das Buch lieber behalten. Als deine Freundin gestern deinen Besuch ankündigte, hatte Jason Kathmandu schon verlassen.«

»Gibt es denn gar keine Möglichkeit, schneller hinzukommen?«

»Ich fürchte, nein.«

Ich suchte fieberhaft nach einer Lösung, aber es gab keine. Die Situation war so ausweglos wie eine Tragödie von Corneille. Shanti und Maya ließen mir Zeit, die Neuigkeit zu verdauen. Sie sagten kein Wort, bis ich mich entschieden hatte.

»Nein, nein, nein! Ich muss zurück nach Paris, ich kann nicht so lange bleiben. Meine Mitarbeiter brauchen mich, das müsst ihr doch verstehen! Außerdem habe ich hier nirgendwo Empfang!«

»Die richtige Entscheidung erfolgt immer aus guten Gründen. Und die kennt nur dein Herz.«

»Ich verstehe nicht, was du mir sagen willst.«

»Lass mich raten. Du warst bestimmt eine brillante Studentin und hast an der Uni gelernt, deinen Kopf richtig zu benutzen. Das ist in vielen Fällen hilfreich. Aber wie steht's mit deinem Herzen? Wer hat dich gelehrt, ihm zuzuhören? Um eine Entscheidung zu treffen, die du später nicht bereust, brauchst du keine Wahrscheinlichkeitsrechnung, solltest aber verstehen, was dieses innere Pochen dir sagen will. Nur dein Herz kann dich durch dein Leben leiten, auf einem Weg, der dir entspricht und zu deiner Verwirklichung führt.«

Ich traute mich nicht, ihn zu unterbrechen, obwohl er sich für mich anhörte wie ein Guru, der geradewegs aus einer Sekte kam, aber sein Ernst berührte mich. Und meine Neugier war geweckt.

»Kopf und Herz sind für mein Überleben gleichermaßen unverzichtbar«, erwiderte ich. »Ich glaube nicht, dass ich mit einem von beiden allein vernünftige Entscheidungen treffen könnte. Jede Wahl meines Lebens folgt einer ausgiebigen Abwägung verschiedener Alternativen. Ich bin über das Alter hinaus, wo man sich Hals über Kopf in irgendein Abenteuer stürzt.«

»Ich habe nicht der Unvernunft das Wort geredet. Aber man muss das Geheul der Panik besänftigen, um den Gesang der Wünsche zu hören. Bist du deinem Herzen gefolgt oder hast du dich von deinen Ängsten gängeln lassen?«

»Äh … weiß ich nicht. Solche Fragen habe ich mir nie gestellt.«

»Das ist das Problem. Warum bist du hier?«

»Na, das weißt du doch, wegen dieser Heilmethode.«

»Und jetzt, wo du hier bist, willst du darauf verzichten?«

»Ich wollte nur schnell einmal hin und zurück. Meine Arbeit erlaubt mir nicht, zehn Tage wegzubleiben, das wäre unverantwortlich in der stressigen Phase, in der wir uns befinden.«

Nervös zeigte ich auf den Bildschirm meines Handys.

»Und außerdem habe ich immer noch keinen Empfang, wie du siehst.«

»Ja, das sehe ich, aber glaubst du wirklich, dass deine Firma in den zehn Tagen zusammenbricht?«

»Ja … nein, natürlich nicht … Aber ein verlorener Tag ist schwer wieder aufzuholen.«

»Richtig. Und warum willst du wirklich zurück?«

Ich überlegte kurz. Was mir dazu einfiel, war mir etwas unangenehm, aber ich sagte es trotzdem:

»Ich glaube, ich schaffe so eine Bergwanderung körperlich nicht. Und dann auch noch mit Menschen, die ich nicht kenne, zu einem riskanten Ziel …«

»Jetzt verstehe ich dein Zögern besser: Du hast Angst, nicht anzukommen, Fremden ausgeliefert zu sein, enttäuscht zu werden, das Werk nicht mitzubringen. Dein Gehirn entmutigt dich und findet allerlei Vorwände, um dich zur Rückkehr zu drängen:

Das ist nicht dein Niveau, du bist eine Intellektuelle, keine Sportlerin, diese Leute sind wahrscheinlich unehrlich, und das Buch gibt es vielleicht gar nicht … Und da diese Zweifel nicht ganz ausreichen, um dich zu überzeugen, fährt die unverschämte Stimme noch weitere Waffen auf, zum Beispiel Schuldgefühle: Du kannst doch deine Angestellten nicht im Stich lassen! Willst du wirklich für derlei Zerstreuungen Zeit vergeuden? Und so weiter.«

Ich musste lächeln, weil er ziemlich genau den Ton meiner inneren Stimme getroffen hatte.

»Kannst du mir jetzt, nachdem du deine Ängste erkannt hast, sagen, was du ohne sie tätest? Wie würdest du entscheiden, wenn der Aufstieg einfach und leicht zu schaffen wäre, wenn deine Begleiter dir freundlich gesinnt und die Wahrscheinlichkeit, das Buch zu finden, sehr hoch wären?«

»Dann würde ich natürlich mitkommen. Schließlich bedeutet mir Romane sehr viel, und wenn es eine Chance auf Heilung gibt, will ich sie ihr verschaffen. Außerdem sind zehn Tage meines Lebens nichts gegen das Leben meiner besten Freundin.«

Die Worte sprudelten aus meinem tiefsten Inneren hervor. Shanti nickte ein paarmal. Seine Augen hielten meinen Blick fest.

»Nur dein Herz kann so eine Entscheidung treffen. Erst als du von deinen Ängsten absehen konntest, hast du seine ruhige Stimme gehört. Warum nicht die Chance ergreifen und über deine Befürchtungen hinauswachsen? Womöglich bereust du deine Entscheidung schon morgen, wenn du wieder am Schreibtisch sitzt. Ich kenne die Berge, es gibt dort schwierige Situationen, und die klimatischen Bedingungen können zu dieser Jahreszeit ziemlich hart sein, aber ich zweifle nicht im Mindesten an deiner Fähigkeit, ans Ziel zu gelangen. Wenn du es willst, bringe ich dich nach oben, ohne dich kann ich nichts tun.«

»Wer wird noch dabei sein?«

»Lauter Leute, die ich sehr gut kenne: Nishal, der erste Träger, macht das seit dreißig Jahren, er ist ein Freund aus Kindertagen. Thim, der zweite, ist sein Neffe, um den er sich von klein auf gekümmert hat, nachdem sein Vater ihn verstoßen hatte, weil er nicht der Klügste ist. Es stimmt schon, Thim ist ein bisschen langsam, aber sein Herz ist dafür umso größer. Du wirst sehen, es ist ein Vergnügen, mit ihm unterwegs zu sein, und er nimmt seine Sache ernst. Goumar, unser Koch, ist ein lustiger Mensch und immer gut gelaunt, er wird uns auf der Trekkingtour verwöhnen. Mit ihm und Nishal bin ich jahrelang durch den Himalaja gezogen. Du wirst sie bestimmt alle mögen! Bleibt nur die Frage: Warum solltest du mir vertrauen? Weil Jason, der ein Freund deiner Freundin ist, mich als Führer für dich ausgesucht hat. Reicht das?«

Ich lächelte.

»Du bist ein geschickter Verhandler, Shanti.«

»Ich will dir nichts verkaufen, Maëlle, aber ich nehme das mal als Kompliment. Also, auf wen willst du hören? Auf deinen Kopf und deine Ängste oder auf dein Herz und deine Liebe zu deiner Freundin?«

Mein Kopf ruhte in meinen Händen, die Ellbogen hatte ich auf den Tisch gestützt. Eine gute Minute rangen beide Seiten miteinander, dann richtete ich mich auf, massierte mir kreisend die Schläfen, holte tief Luft, sah Shanti in die Augen und fragte: »Wann wollen wir los?«

GLÜCK ODER UNGLÜCK

Ich kenne nur eine Möglichkeit herauszufinden,
wie weit man gehen kann:
Man macht sich auf den Weg und geht.
Henri Bergson

Ich beendete mein Frühstück auf der Terrasse. Dann hielt ich mein Gesicht in die Sonne und lauschte den Gebeten und den Glockenschlägen nach jedem Mantra, die vom benachbarten Tempel herüberwehten. Ich fürchtete Shantis Eintreffen, unser Vorhaben machte mir Angst. In den Himalaja aufbrechen, wo ich es keinen Tag auf dem Land aushielt! Noch dazu mit mir unbekannten Menschen, denen ich aber vertrauen musste. War das wirklich vernünftig? Romane war immer noch unerreichbar. Wieso hatte ich diese irrwitzige Entscheidung getroffen? Je mehr ich darüber nachdachte, desto schneller klopfte mein Herz. Ich fühlte mich, als hätte ich einen Stein im Magen.

Shanti kam durch das Tor und winkte mir von Weitem, dann ging er durch den Garten und nahm immer zwei Stufen auf einmal zu mir herauf.

»Heute ist der große Tag. Bist du bereit?«

»Nein, ich bin mir nicht mehr sicher. Ich habe schlecht geschlafen und halte mich nicht für fit genug … «

»Mach dir keine Sorgen, am ersten Tag fahren wir ohnehin meistens mit dem Auto. Und dann passen wir uns deinem Rhythmus an, damit du dich langsam eingewöhnen kannst.«

Shanti sah die Panik in meinem Gesicht. »Du hast unser Gespräch wohl in Gedanken fortgeführt, und es hat dich die ganze

Nacht beschäftigt. Daher deine Angst heute Morgen. Das Schwierigste wird sein, deine Gedanken zu zähmen und sie daran zu erinnern, wer das Sagen hat!«, erklärte er heiter und zwinkerte mir zu. »Wir müssen los, die Strecke ist lang, und wir wollen vor Einbruch der Dunkelheit im Australian Camp sein.«

Bis zur Abfahrt ließ ich mich von seiner Begeisterung anstecken. Als ich Maya umarmte, drückte sie mich fest und flüsterte mir ins Ohr: »Nutze diese Reise. Denk an das, was ich dir gestern gesagt habe: Erlebe jeden Augenblick, als hättest du dein Gedächtnis verloren und würdest nichts anderes kennen als das, was du gerade entdeckst.«

Shanti stellte mir unseren Fahrer Karma vor und lud mein Gepäck in den Minibus. Ich setzte mich in die zweite Reihe, in die Mitte der freien Plätze. Wir durchquerten Kathmandu, ohne ein Wort zu wechseln, die morgendliche Geschäftigkeit der Stadt zog mich in ihren Bann. Lastwagen hielten auf der Straße, um ihre Waren zu entladen, die blockierten Autos hupten wie wild und gaben damit den Takt für dieses dissonante *Bhajan**. Zweiräder jeder Art schlängelten sich geschickt durch den stehenden Verkehr.

In Thamel hielten wir kurz an, um Bergbekleidung für mich zu kaufen – außerdem hatte ich ja nur Sachen für ein Wochenende dabei –, und nahmen dann den Prithvi Highway, die zweispurige asphaltierte Hauptstraße von Kathmandu nach Pokhara. Kein Bürgersteig, nur ein Streifen sandige Erde trennte uns von den Häusern, meist Wellblechhütten, in denen alle möglichen, auch verdorbene Waren feilgeboten wurden, es gab Metzger, Schneider und Dienstleistungen wie Fahrradreparatur.

Wir hätten zweihundert Kilometer vor uns, erklärte Shanti, also etwa fünf Stunden Fahrt. Ich hatte eine unruhige Nacht hinter mir und spürte noch immer den Jetlag. Vor Müdigkeit nickte

* hinduistischer Gesang

ich ein. Als ich aufwachte, sah ich die Mahabharat-Bergkette neben uns. Traditionelle Dörfchen und alte Tempel wechselten einander ab.

Ich war noch nicht ganz wach und fühlte mich wie gerädert. Herzhaft gähnend, rieb ich mir mit beiden Händen die Augen. Dann schaute ich auf die Uhr. Schon elf! Ich hatte zwei Stunden geschlafen! Shanti lächelte mich an. Die Hälfte der Strecke war geschafft, also noch zweieinhalb Stunden.

Wenig später stellte Karma vor einem kleinen Häuschen den Motor ab. Zwei Männer in Zivil kassierten die Maut. Da war keine Schranke, kein Hinweis, nur ein Warndreieck. Das musste man schon wissen!

Sonnenstrahlen fielen durchs Fenster und belebten meinen ohnehin schon aufgewärmten Körper. Ich sah die Landschaft vorüberziehen und erinnerte mich an Mayas Worte, die noch in meinem Kopf nachhallten: »Erlebe jeden Augenblick, als hättest du dein Gedächtnis verloren!« Das fiel mir nicht schwer, schließlich war hier alles vollkommen anders als das, was ich kannte. Lastwagen voller Menschen, zusammengebastelte Fahrräder und Kühe auf der Suche nach einem Grashalm bevölkerten die Straße und schenkten mir die unglaublichsten Bilder. Ich erzählte Shanti von meiner Erfahrung mit Mayas Empfehlung.

»In einem Land wie Nepal ist es für mich einfach, alles neu zu sehen, denn hier gibt es einfach nichts, was mir vertraut vorkommt! Schwieriger finde ich es, nicht zu werten. Ich vergleiche die Dinge mit dem mir Bekannten und merke, dass ich immer alles kommentiere.«

»Weil dein Denken beruhigt werden will. Wie du gestern gesehen hast, macht alles Neue dem Ego Angst, also kritisiert es ständig und bedient sich deiner geistigen Fähigkeiten, um dich durch Vergleiche in vertraute Gefilde zurückzuholen. Mayas Vorschlag ist eine sehr gute Übung. Wenn du alles vergisst, was du kennst, kannst du nichts mehr vergleichen und bleibst Beobachterin dessen, was du siehst. Und wenn nur noch das existiert, was ist, hast du keine Grundlage mehr für ein Urteil. Dann gibt es nichts Bekanntes oder Unbekanntes mehr, nur noch die Bilder vor deinen Augen.«

»Und wozu soll das gut sein?«

»Dass dich keine störenden Gedanken davon abhalten, den gegenwärtigen Augenblick wertzuschätzen. Dann hindert dich nichts mehr daran, zufrieden zu sein. Ist das nicht erstrebenswert?«

Ich nickte, konnte mir aber ein kurzes zynisches Lachen nicht verkneifen. Shanti fragte, ob ich denn immer zufrieden sei.

»Nein, natürlich nicht!«, rief ich aus.

»Warum?«

»Aus den verschiedensten Gründen, meist aus solchen, die ich nicht beeinflussen kann. Die Arbeit stresst mich, und es gibt ja auch ein paar Verpflichtungen im Leben …«

In diesem Moment wurden wir von einem anderen Auto geschnitten. Karma trat kräftig auf die Bremse, fast hätten wir es gerammt. Der Rowdy zeigte uns im Rückspiegel den Stinkefinger und raste genauso rücksichtslos weiter, im Slalom um die anderen Fahrzeuge herum. »Was für ein Vollidiot!«, schimpfte ich. »Wie soll man da ruhig bleiben! Und dann beleidigt er uns auch noch, das ist wirklich die Höhe!« Meine Begleiter verloren darüber kein Wort. Karma versuchte offenbar, sich von dem Schock zu erholen, indem er den Kopf von rechts nach links neigte.

»Wie überraschend sind doch die Zufälle des Lebens«, sagte Shanti nach einer Weile. »Wir haben gerade ein gutes Beispiel für das erlebt, was ich dir erklären wollte!«

»Ich sehe da keinen Zusammenhang«, knurrte ich, noch immer über den Raser empört.

»Vorhin hast du gesagt, dass du oft durch äußere Umstände daran gehindert wirst, zufrieden zu sein.«

»Ja, und das hier war das perfekte Beispiel! Mit seinem bescheuerten, unverantwortlichen Handeln hat mich der Typ aus meiner Ruhe gerissen, aber statt sich zu entschuldigen, beleidigt er uns noch ganz frech. Das ist eine typische Situation, die mich wütend macht. Und das aus gutem Grund.«

Mein sarkastischer Ton war Shanti nicht entgangen, aber er blieb gelassen.

»Ja, vielleicht. Oder auch nicht.«

»Was soll das heißen?«

»Vielleicht gibt es keinen guten Grund!«

»Warte, ich glaube, ich kann dir gerade nicht folgen. Du findest das Verhalten von diesem Kerl also okay und normal?«

»Nicht normal, aber vielleicht okay.«

»Ich glaub es nicht! Wie kann es denn okay sein, wenn dieser Irre das Leben anderer Leute in Gefahr bringt?«

»Vielleicht hat er einen triftigen Grund, so schnell und riskant zu fahren. Er könnte einen dringenden Anruf bekommen haben, dass seine Frau in den Wehen liegt oder sein Kind krank ist …«

»Klar, Shanti, wir können uns alles Mögliche ausdenken, aber ich glaube nicht, dass es so war. Hör auf, den Naiven zu spielen.«

»Warum denn? Warum dem anderen immer gleich aggressives Verhalten unterstellen? Sehen wir doch einmal die Fakten …«

»Die Fakten sind klar: Der Idiot fährt wie eine gesengte Sau und provoziert fast einen Unfall. Solche Leute bringen mich auf die Palme, Punkt, Ende!«

»Ein Mann überholt uns in schnellem Tempo. Wir sind davon überrascht und erschrocken. Das könnte alles sein, aber der Schreck löst in uns eine Kettenreaktion aus, weil wir ihn begründen müssen. Wir erwarten von dem Mann eine Entschuldigung, stattdessen beschuldigt er uns, ihm im Weg gewesen zu sein. Auf den Schreck folgt ein Gefühl der Wut, der Erniedrigung und

Ungerechtigkeit. Glaubst du, dass er uns etwas Böses antun wollte?«

Ich verzog den Mund und grub in meinem Gedächtnis.

»Warum müssen wir uns angegriffen fühlen?«, fuhr Shanti fort.

»Das hast du doch gerade erklärt: Sein Verhalten provoziert Reaktionen, und wir können nicht alles schlucken, ohne etwas zu sagen!«

»Wir haben die Wahl, unseren inneren Frieden von vorher wiederzufinden oder unseren Zorn beliebig lange aufrechtzuerhalten, aber der Sekundenbruchteil, in dem wir erschrocken sind, ist keine Rechtfertigung dafür, sich so lange schlecht zu fühlen.«

»Ich bin nicht sicher, ob ich dich richtig verstehe. Wütend zu sein ist in so einer Situation doch normal, oder nicht?«

»Wir allein sind dafür verantwortlich, wie wir uns fühlen, weil die Entscheidung darüber in jedem Moment unseres Lebens bei uns liegt.«

Shantis Gelassenheit machte mich wahnsinnig. Ich erstickte fast an der Hitze im Wagen und zog meinen Pulli aus.

»Was sollte ich also deiner Meinung nach tun?«

»Du könntest deine Haltung ändern und dich durch eine solche Situation nicht mehr so aus der Bahn werfen lassen. Nachdem es nicht zu einem Unfall gekommen ist, suchen wir einen Schuldigen für unsere Gefühle. Er ist schnell gefunden, nicht wahr? Aber kannst du dir nicht vorstellen, dass es noch einen anderen, nicht so offensichtlichen Grund für deine Wut gibt?«

»Nein! Es war dieser Typ!«

»Dabei gibt es nur eine einzige Verantwortliche, und das bist du!«

»Wie bitte? Ich? Dieser Kerl hat unser Leben in Gefahr gebracht, und ich soll daran schuld sein? Der war gut!«

»Nein, Maëlle, natürlich bist du nicht für sein Handeln verantwortlich, aber für deine Gefühle und deine Unzufriedenheit. Mir ging es genauso wie dir, ich bin auch erschrocken und hatte Angst vor einem Unfall. Dann habe ich aber versucht, meine Gedanken zu beobachten und mich nicht von negativen Gefühlen überwältigen zu lassen, die sich dann gegen mich wenden. So habe ich mein Gleichgewicht wiedergefunden. Wenn wir einsehen, dass das Glück in uns selbst entsteht und von nichts zu erschüttern ist, verhindern wir, dass äußere Umstände uns aus dem Lot bringen. Dann beobachten wir nur, ohne dem Ganzen störende Gedanken hinzuzufügen.«

Shantis Worte beschäftigten mich. Mir wurde klar, dass ich mich aus jeder unangenehmen Situation befreien konnte, wenn ich meine innere Haltung veränderte und die Verantwortung für das Wuchern meiner negativen Gefühle übernahm. Es fiel mir nicht leicht, von meinem hohen Ross herunterzukommen, aber ich sah ein, dass er recht hatte.

Bequem in meinen Sitz zurückgelehnt, ließ ich die Landschaft an mir vorüberziehen. Der Druck im Magen verschwand, die Spannungen im Körper lösten sich, und meine Stimme war nicht mehr so schrill. »Eins zu null für dich!«, sagte ich. »Ich muss gestehen, dass du mich beeindruckst!«

»Das war ja nicht schwer!«, sagte Shanti lachend.

»Dass du dich da mal nicht täuschst … Normalerweise gehen mir Moralpredigten zum einen Ohr rein und zum anderen wieder raus! Meine Mitarbeiter werfen mir öfter vor, dass ich ihnen nicht richtig zuhöre.«

Die schwächelnde Klimaanlage unseres Minibusses kam nicht gegen die Hitze an, und die Stoßdämpfer versagten auf dem holprigen Asphaltband, das anscheinend einfach so auf der nackten Erde verlegt worden war. Eine Stunde Fahrt noch bis zum Mittagessen und noch eine bis zum Start unseres Abenteuers. Wir wollten kurz aussteigen, um uns die Beine zu vertreten und etwas zu trinken. Als Karma bremste und den Wagen am Straßenrand zum Halten brachte, verdichtete sich die Staubwolke hinter uns und gab dann einen Schwarm fliegender Händler frei, die uns Waren aller Art verkaufen wollten. Shanti vertrieb sie mit einer Handbewegung und führte mich zu einem kleinen Obst- und Gemüsemarkt mit vielleicht einem Dutzend Ständen. Alle Bauern hatten ihre Ernte nach Farben sortiert. Der symbolische Regenbogen vor uns erinnerte mich an den Biomarkt in meinem Pariser Viertel: Äpfel, Orangen, Tomaten, Bananen, Zucchini. Nichts Exotisches. Jetzt, im Herbst, besonders viele Mandarinen. Shanti kaufte zwei Kilo, kostete ein paar Trockenfrüchte und wählte dann ein breites Sortiment, von dem er auch mir anbot. Karma saß etwas entfernt auf einem Steinmäuerchen und teilte sich mit einem anderen Mann eine gedrehte Zigarette.

Ich folgte Shanti zu einer behelfsmäßigen Unterkunft, die aus Brettern und Wellblech zusammengezimmert war. Auf der Schwelle tätschelte eine zerlumpte Frau ihm die Schulter und gab mir dann die Hand. Sie lud uns an den einzigen Tisch ein, der aus drei Baumstümpfen bestand, verschwand und kam mit zwei dampfenden Tassen wieder. Shanti wechselte ein paar Worte auf Tibetisch mit ihr. Ich hörte zu, ohne zu verstehen, und starrte voller Ekel auf die trübe, grünliche Brühe in der Tasse. Keinen Schluck würde ich davon trinken, das wäre bestimmt mein Tod. Mayas Worte kamen mir wieder in den Sinn, aber ich konnte nicht über meinen Schatten springen und wollte mir in diesem Imbiss keine Vergiftung holen.

Shanti leerte seine Tasse in einem Zug. »Trink ruhig, das kocht schon stundenlang«, ermunterte er mich, als ihm meine Zurückhaltung auffiel. »Der Tee hilft dir, die Hitze besser zu ertragen. Nur keine Angst!« Zweifelnd hob ich die Tasse an meine Lippen, roch daran und tauchte die Zungenspitze hinein. Testete den Geschmack vorsichtig im Mund, bereit, das Zeug sofort wieder auszuspucken. Zu meiner Überraschung schmeckte die Kräutermischung, aus der vor allem Salbei hervorstach, ganz ausgezeichnet. Etwas mutiger nahm ich nun einen ganzen Schluck, trank dann mit Genuss die ganze Tasse aus und bat am Ende um eine zweite. Die Frau, erklärte Shanti, kenne sich mit Gebirgspflanzen sehr gut aus und beherrsche die Kunst, Menschen mithilfe von Kräutern zu kurieren. Manche kämen von weit her, um von ihrem Wissen zu profitieren.

Ich schämte mich für meine Vorurteile. Dabei hatte ich mir vorgenommen, nicht ständig Vergleiche zu ziehen. So weit weg das alles von meinem sonstigen Leben war, machte es mir doch Spaß, dieses Land, seine Kultur und Mentalitäten zu entdecken. Seit einer Stunde hatte ich nicht mehr auf mein Handy geschaut.

Shanti mahnte zum Aufbruch. Karma sog an der Zigarette, die bis auf einen kleinen Stummel verglühte, und verabschiedete sich von seinem Bekannten. Als wir wieder losfuhren, gab mir Shanti eine Handvoll Erdnüsse, damit ich bis zum Mittagessen durchhielt.

*

Ich war eingeschlafen und wurde von Karmas lautem Schimpfen und Fluchen geweckt. Es gelang Shanti, ihn mit ein paar Worten zu besänftigen. Als unser Fahrer nur noch wütend schnaubte, fragte ich Shanti nach dem Grund seiner Erregung. Wir hatten die Ausfahrt verpasst und mussten einen Umweg fahren, der uns eine halbe Stunde kosten würde. Diese Neuigkeit musste auch ich erst einmal verdauen. Die Fahrt war ohnehin lang genug, und dass sie jetzt noch länger dauern sollte, war keine angenehme Vorstellung. Aber ich hielt mich zurück, da Karma sich offenbar selbst genug über seinen Fehler ärgerte. Shanti spürte meine Enttäuschung und erzählte mir in seiner bedächtigen Art eine Geschichte:

Es war einmal ein armer Mann, der in einem Dorf lebte und ein so prächtiges Pferd sein Eigen nannte, dass die Schlossherren es ihm abkaufen wollten, aber der Mann weigerte sich beharrlich. ›Das Pferd ist für mich kein Tier, sondern ein Freund. Und wie könnte ich einen Freund verkaufen?‹ Als er eines Morgens in den Stall kam, war sein Pferd verschwunden. Die Dörfler sagten zu ihm: ›Haben wir dich nicht gewarnt? Du hättest es lieber verkaufen sollen. Und jetzt wurde es gestohlen … Was für ein Unglück!‹ Der alte Mann erwiderte: ›Glück oder Unglück, wer kann das sagen?‹ Das ganze Dorf spottete über ihn. Zwei Wochen später kam das Pferd mit einer ganzen Herde wilder Pferde zurück. Es war nämlich gar nicht gestohlen worden, sondern weggelaufen und hatte eine Stute gefunden, die er mit den anderen Wildpferden heimbrachte. ›Was für ein Glück!‹, riefen die Dörfler. Der alte Mann und sein Sohn begannen die wilden Pferde zu zähmen. Eine Woche später brach sich der Sohn dabei ein Bein. ›Was für ein Unglück!‹, sagten die Dorfbewohner. ›Was willst du jetzt tun, da dein Sohn dir nicht mehr helfen kann und dir deine einzige Stütze fehlt?‹ Der alte Mann antwortete: ›Glück oder Unglück, wer kann das sagen?‹ Eine Weile später fiel das Heer des Landesherrn in das Dorf ein und nahm alle jungen Männer mit. Alle … bis auf den Sohn des alten Mannes, der mit seinem gebrochenen Bein nicht marschieren konnte. Die Dörfler beneideten den alten Mann. ›Unsere Söhne ziehen alle in den Krieg und überleben ihn vielleicht nicht. Was für ein Glück, dass du deinen Sohn behalten konntest.‹ ›Glück oder Unglück‹, erwiderte der alte Mann, ›wer kann das sagen?‹

»Und wer weiß«, ergänzte Shanti, »ob die verpasste Ausfahrt Glück oder Unglück bedeutet?«

»Stimmt«, gab ich lachend zurück, »wer kann das sagen?«

Womöglich wären wir jetzt alle tot, wenn Karma den richtigen Weg genommen hätte! Das war wie mit der Metro, die ich manchmal morgens verpasste, weil sich die Türen schlossen, kaum dass ich den Bahnsteig betrat. Das brachte mich jedes Mal zur Weißglut! Aber wer weiß, vielleicht war ich ja nur deswegen noch am Leben.

Karma bog auf eine wüste Lehmpiste ab. Die Räder des Minibusses drehten einmal komplett durch, bevor sie Halt fanden. Dann ging es in drei, vier engen Serpentinen den Hang hinauf. Glücklicherweise kam uns kein Fahrzeug entgegen. Auf dieser schmalen Straße war kein Platz für zwei.

Am Ende aber bot sich uns von der Terrasse eines Restaurants ein spektakulärer Blick über das Pokharatal bis zum Himalaja-Gebirge, das den ganzen Horizont einnahm. Angesichts dieser faszinierenden Landschaft blieb ich eine Weile wie festgewurzelt stehen, obwohl mein Magen knurrte – wahrscheinlich angeregt von den Düften, die vom Haus herüberwehten. Shanti schlug einen Tisch am Rand vor.

»Hier kriegst du das beste Dal Bhat, das ich kenne! Dal Bhat ist das typische Gericht meiner Heimat, das zweimal täglich auf den Tisch kommt. Es besteht immer aus Linsen, auf Nepalesisch *Dal*, und weißem Reis, *Bhat*. Wohlhabendere verfeinern es mit Curry und Achar, einer Art Gemüse-Pickles. Meistens ist es vegetarisch, denn Fleisch ist teuer, aber hier gibt es sogar geschmortes Yak dazu. Komm, das wird ein Festmahl!«

Mit diesen Worten zog Shanti mich Richtung Küche. Dort standen auf einer Art Tresen riesige Behälter mit den einzelnen Zutaten, die Shanti gerade aufgezählt hatte: weißer Reis, Linsen, Currysauce und das sämig eingekochte, silbrig schimmernde dunkle Yakfleisch auf Warmhalteplatten, daneben die stark nach Gewürzen duftenden Pickles. Ich sog die verschiedenen Gerüche, die aus den dampfenden Töpfen aufstiegen, genießerisch ein. Die zwei jungen Männer am Tresen hingen mir an den Lippen und erwarteten mein Urteil. »Für mich wird es ein Dal Bhat royal!«

Ihre besorgten Blicke wichen offener Freude. Einer reichte mir eifrig einen Blechteller mit vier leeren Schalen und zeigte auf die Töpfe. Shanti erklärte mir, dass der Reis in die Mitte komme und jede Schale für eine Zutat bestimmt sei. Der andere bediente mich nach allen Regeln der Kunst und fügte meinem beladenen Teller noch einen Salat aus Kohl, Möhren und Gurken hinzu. Zum Abschluss legte er ein dünnes, mit Kreuzkümmel gewürztes Fladenbrot darüber. Shanti nahm mir gegenüber am Tisch Platz, Karma aß in der Küche.

Ich kostete zunächst alles einzeln, um die unterschiedlichen Aromen zu schmecken, dann tat ich es meinem Guide nach, der die Zutaten für jeden Bissen dieser traditionellen Mahlzeit in der Mitte seines Tellers mischte. Die leicht gesüßten Gemüse-Pickles und der weiße Reis milderten das Kratzen des gemahlenen Piments in der Yak-Sauce. Die Linsen verbanden und hoben all diese Geschmäcker aufs Köstlichste. Während die Sonne mild unsere Rast beschien, gab ich mich dem Genuss hin und bestaunte die grandiose Landschaft.

PRIORITÄTEN

Denken wir darüber nach, was wirklich Wert hat,
was unserem Leben Sinn verleiht,
und richten wir unsere Prioritäten danach aus!
Tenzin Gyatso, der 14. Dalai Lama

Nach unserer kurzen Pause fuhren wir wieder los und kamen nachmittags in Kande bei Pokhara an.

Dort erwartete uns der Rest der Mannschaft. Shanti machte uns miteinander bekannt. Als Erster kam der Koch auf mich zu und drückte mir herzlich die Hand. Goumar war der Größte von den dreien. Er hatte lachende Augen voll ansteckender Fröhlichkeit, nackenlange schwarze Haare und wirkte mit seinem dünnen Schnurrbart und dem schütteren Ziegenbärtchen sehr chinesisch. Unter dem scharlachroten Anorak wölbte sich sein Bauch – der beste Beweis für seine Rolle im Team.

Die beiden anderen waren keine einssechzig groß. Nishal war am zurückhaltendsten, er näherte sich mir mit gesenktem Kopf, überraschte mich aber mit einem kraftvollen Händedruck. Obwohl er schwächlich wirkte, hatte er einen muskulösen Körper, der in khaki- und beigefarbenen Hosen aus Drillich steckte, darüber ein blauweißer Blouson. An den Füßen trug er Sandalen, auf dem Kopf eine braune Mütze, die er tief in die Stirn gezogen hatte, sodass sie seine unsteten Augen verdeckte. Mit seinem abgespannten, zerfurchten Gesicht sah er aus wie ein Fünfzigjähriger. Ich hörte ein schwaches »Namasté« durch seinen spärlichen Schnauzer und neigte den Kopf als Zeichen des Respekts. Sofort zog er sich wieder zurück.

Als Letzter ergriff Thim ungeduldig meine Hand. Er war nicht so schüchtern wie sein Onkel, sondern begrüßte mich mit überschwänglicher Begeisterung. Mit seinen grauen Jeans, einem hellbraunen Sweatshirt mit dem Wappen der New Yorker Polizei, einem bordeauxroten Schal und einer grünen Bommelmütze kombinierte er erstaunlich geschickt und durchaus traditionell lokale und internationale Mode.

Nishal teilte das Gepäck in zwei etwa gleich schwere Teile auf und verschnürte es. Sein Neffe machte jede seiner Bewegungen nach, um ihm zu helfen. Sein Geschick zeugte davon, dass dies nicht sein erstes Trekking war.

Wir tranken noch ein Sodawasser auf der Terrasse einer Holzhütte, deren vorstehendes Wellblechdach einen Tisch mit zwei Bänken schützte. Karma hupte zum Abschied und wünschte uns eine gute Reise.

Goumar, der etwas abseits eine Zigarette rauchte, sprang auf, als Shanti ihn rief. Auf 1770 Meter Höhe gab mein Guide nun das Zeichen für den Aufstieg. Die beiden Träger stellten das Gepäck auf einem Mäuerchen ab, bevor sie sich den Riemen um die Stirn legten und die Last auf ihren Rücken hoben. Shanti wies Nishal an voranzugehen, gefolgt von Thim und Goumar. Der steinige Weg erforderte besondere Aufmerksamkeit. Ein kleiner Weiler mit vier Häusern zog meinen Blick magisch an. Rechts sah ich eine Frau beim Wäschewaschen. Aus einem behelfsmäßigen Hahn tröpfelte nur wenig Wasser. Daneben ließ sich ihr Hund von den letzten Sonnenstrahlen den Pelz wärmen. Links von mir rieb eine Ziege ihren Kopf an der Bambussäule ihres Unterstands.

Gefesselt von solchen Szenen, bemerkte ich erst nach einer Weile, dass wir höher gekommen waren. Die Landschaft hatte sich verändert: Kilometerlange Terrassenkulturen durchzogen das Tal, deren Grüntöne von Stufe zu Stufe wechselten; Eichen-, Birken-, Ahorn- und Kiefernwälder ergänzten diese Farbpalette, und der azurblaue Himmel kontrastierte mit den orange leuchtenden Sonnenstrahlen, die allmählich ins Bernsteinfarbene wechselten.

Die Wetterverhältnisse waren ideal. In der angenehmen Temperatur dieses Nachmittags trieb uns eine leichte Brise schwungvoll bergan. Der Weg wurde bald zu einer steinernen Treppe, die Anlass zu Gedanken über das Leben der ersten Einwohner gab. Aber es gelang mir nicht, eine Frage dazu zu stellen, weil ich zu wenig Luft bekam.

Die Träger hatten inzwischen einen ziemlichen Vorsprung, ich sah sie gar nicht mehr. Goumar und Shanti flankierten mich wie zwei Bodyguards, nahmen aber Rücksicht auf mein Tempo. Manchmal machten sie unter dem Vorwand, etwas erklären zu wollen, kurze Pausen, um die Geschwindigkeit zu drosseln. Links und rechts des Weges sahen wir Menschen vor Häusern, die alle gleich gebaut waren: Der vordere Teil bestand aus steinernen Grundmauern und mehr oder weniger regelmäßigen Kiefernbrettern, darüber ein Blechdach, dessen Überstand von etwa einem Meter auf Trägern ruhte und die Terrasse schützte. Handgefertigte Zäune aus senkrechten und waagerechten Rundhölzern begrenzten die Grundstücke. Ich wandte den Kopf, weil ich ein Kind lachen hörte, das hinter einem Schaf herlief und die bunten Kleidungsstücke umkurvte, die zwischen zwei Pfeilern hingen.

Nach zwei Stunden Aufstieg machte Shanti wieder einmal Halt und deutete auf die ersten Gipfel des Himalaja. Das prachtvolle Panorama nahm mich völlig gefangen, sodass ich darüber die Mühen des Aufstiegs vergaß. Schon jetzt, am späten Nachmittag, wurden die Schatten länger.

Nach weiteren zweihundert Metern erreichten wir unser erstes Etappenziel: eine Ansiedlung von rund zwanzig zweistöckigen Häusern, die sich nur durch ihre Farbe unterschieden. Über den meisten Türen hing ein gemaltes Schild mit der Aufschrift

»Guest House Australian Camp«. Unser Quartier befand sich am Ende des Dorfes in einem Gebäude, das sich nicht nur durch seine Ocker- und Lehmfarben von den anderen abhob, sondern vor allem durch seine Lage. Es stand etwas abseits auf einem kleinen Hügel über dem Rest des Camps, dem es den Rücken kehrte, und bot den herrlichsten Blick auf die Himalaja-Kette. Auf der großen Rasenfläche des Gartens luden Plastiktische zur Betrachtung der Berge ein.

Nishal und Thim, die schon vor einer Weile angekommen waren, erwarteten uns bei einer Tasse Kaffee. Das Gepäck hatten sie an einer hölzernen Treppe abgestellt, die zu den Zimmern führte. Ich konnte meinen Blick nicht von den Bergen lösen, die minütlich die Farbe wechselten. Die Sonne würde sich bald verabschieden. Shanti empfahl ein paar Dehnübungen gegen den drohenden Muskelkater. Ich hätte mich viel lieber in den erstbesten Sessel fallen lassen, folgte aber seinem Rat, da ich Muskeln in meinem Körper entdeckt hatte, deren Vorhandensein mir bisher entgangen war.

Eine etwa dreißigjährige Frau kam aus dem Haus. Ihre straff nach hinten gekämmten schwarzen Haare und die braune Haut verrieten ihre indische Herkunft. Der Junge hinter ihr war vollkommen auf das Tablett konzentriert, das er vor sich hertrug. Umsichtig hatte er zwei Tassen Tee vorbereitet, um uns willkommen zu heißen. Shanti umarmte unsere Gastgeberin Amita herzlich und wechselte ein paar Worte auf Nepalesisch mit ihr, bevor er uns bekannt machte. Er drehte seinen Stuhl zur untergehenden Sonne und lud mich ein, mich neben ihn zu setzen. Ihre Strahlen streiften die Wolken mit orangefarbenem Licht und verliehen ihnen dadurch Tiefe.

Der Auf- und Untergang der Feuerkugel gehörte von da an zu den Höhepunkten des Tages. Shanti gestand mir, dass er sich seit Jahren bemühte, keinen davon zu versäumen. Ich dagegen hatte schon lange keinen mehr gesehen.

»Ist dieses Schauspiel nicht nach deinem Geschmack?«

»Doch, schon! Was gibt es Schöneres? Aber ich habe nicht die Zeit ... und von meinem Büro aus sehe ich außer anderen Gebäuden nicht viel.«

Es wurde still. Von dem Anblick gefesselt, schauten alle in dieselbe Richtung. Nur die Vögel waren befugt, mit ihrem Gesang die wechselnden Farben in himmlischer Anmut zu begleiten.

»Bist du verheiratet?«, fragte Shanti auf einmal. Ich legte den Kopf zur Seite und zog die Augenbrauen hoch. Ich hielt seinem Blick stand, der schwer auf mir ruhte.

»Verzeih mir, ich wollte dich nicht verletzen, du darfst nicht glauben ...« Er riss die Augen auf, unterbrach sich und setzte noch einmal an: »Ich versuche nur herauszufinden, wer du bist.« Sein Ungeschick brachte mich zum Lächeln.

»Dazu müsste ich erst den Richtigen finden, und nach allem, was ich durchgemacht habe, bleibe ich lieber allein. Männer sind alle gleich, ich will keine Zeit mehr mit ihnen verlieren.«

»Dann willst du auch keine Kinder?«

»Doch, natürlich hätte ich gern welche gehabt, aber das eine geht nun mal nicht ohne das andere. Außerdem sollte so ein Winzling nicht mit nur einem Elternteil aufwachsen.«

»Treibst du Sport?«

»Na ja, ich gehe ins Fitnessstudio, aber nicht allzu oft, das kollidiert mit meinen Arbeitszeiten. Und am Wochenende habe ich auch kaum Zeit.«

»Deine Arbeit steht also über allem. Sie muss ja unglaublich spannend sein, dass du darüber das Wesentliche vergisst!«

Mir gefiel sein Sarkasmus nicht. Woher der plötzliche Wandel? Und wieso nahm sich dieser Mann, der in einem so trostlosen Land lebte, ein Urteil über mich heraus, ohne etwas von mir zu wissen? Zur Beruhigung griff ich nach meinem Telefon und hatte wie durch ein Wunder sogar Empfang. In der linken oberen Ecke des Bildschirms erschienen die drei Buchstaben NTC für das nepalesische Telefonnetz Nepal Telecommunications Corporation. Endlich konnte ich meine Nachrichten abhören, darunter eine von Romane:

Liebe Maëlle, ich bin in den nächsten Tagen schwer zu erreichen, aber mach dir keine Sorgen, alles läuft gut. Ich hoffe, dass es bei dir genauso ist. Jedenfalls weiß ich, dass du von lauter wunderbaren Menschen umgeben bist. Nutze deine Reise in dieses unglaubliche Land! Und hoffen wir, dass du mir das Buch mitbringen kannst. Ich umarme dich, meine Liebe, und denke an dich.

Ich versuchte sie zu erreichen, bekam aber wieder nur ihren Anrufbeantworter zu hören.

Es wurde Nacht, aber Shanti ließ die in der Dunkelheit fast unsichtbar gewordenen Berge lange nicht aus den Augen. Irgendwann wandte er doch den Blick ab, stellte den Stuhl zurück an den Tisch, fixierte mich und nahm das Gespräch wieder auf.

»Ich wollte dir vorhin nicht zu nahe treten. Du solltest wissen, dass ich mir kein Urteil über dich erlaube, sondern nur versuche, deine Prioritäten zu verstehen.«

»Lass uns nicht mehr darüber reden«, erwiderte ich lustlos.

Er bestand nicht darauf und forderte Thim mit einem Wink auf, mein Gepäck in das linke Zimmer hinaufzutragen. Dann reichte er mir eine Speisekarte und empfahl eine warme Dusche vor dem Abendessen.

»Ich bin nicht hungrig, aber sehr müde und gehe lieber schlafen.«

»Wir haben morgen einen langen Tag vor uns. Du musst dich stärken, sonst hältst du nicht durch. Ich bestelle dir was.«

Seine Besserwisserei nervte, aber ich hatte keine Lust auf eine Auseinandersetzung.

Thim schulterte meine Tasche und führte mich in meine »Räumlichkeiten«. Ich stieg hinter ihm die Treppe hinauf. Oben angekommen, hopste er wie ein Kind vor der Tür herum, weil er es kaum erwarten konnte, mir mein Zimmer zu zeigen. »Es wird dir gefallen«, sprudelte es in gebrochenem Englisch, aber begeistert aus ihm heraus. »Die Besitzerin hat das schönste Zimmer für dich allein reserviert.« Und mit besonderer Betonung fügte er noch hinzu: »Mit elektrischem Licht!«

Er öffnete die Tür und drehte am Schalter: Eine schwankende Glühbirne versuchte sich an einer Art Beleuchtung, in der ich meine »Luxussuite« erkundete: fünf Quadratmeter, zwei Sperrholzplatten als Trennwand zum »möblierten Zimmer« nebenan, zwei Schaumstoffmatratzen ohne Überzug und ein dünner Stofffetzen vor dem Fenster. »Was soll das denn sein?«, presste ich zwischen den Zähnen hervor.

»Und, was sagst du? Da staunst du, was?«

»Jaaa, da staune ich wirklich! Und wo ist die Dusche? Unterm Bett?«

»Nein!«, rief er lachend. »Am Ende des Flurs. Komm, ich zeige dir, wie sie funktioniert!« Dann gab er mir den Schlüssel für das Vorhängeschloss an der Ali-Baba-Höhle hinter uns.

»Und die Toiletten sind wahrscheinlich auch am anderen Ende des Flurs.«

»Ja, da gibt's auch WCs!«

Gegen seinen Elan kam ich nicht an, also folgte ich ihm schweigend. Dabei dachte ich, in Kathmandu hätte ich das schlimmste Hotel erlebt, aber dieses Land hielt offenbar zahllose Überraschungen für mich bereit. Die Dusche stand dem Zimmer in nichts nach und beschränkte sich auf einen Gartenschlauch in einer unsauberen Kabine. Auf der Toilette tat man gut daran, die Luft anzuhalten. Geschockt von diesen unterirdischen Bedingungen, beobachtete ich Thim, der nichts bemerkte, sondern weiter schwärmte: »Nutz das warme Wasser, das gibt es hier nicht jeden Tag!«

Schließlich fragte er mich, ob ich noch etwas brauchte. Ich hätte am liebsten losgeschrien, dass es einfach an allem fehlte.

Aber da ich ihm die Freude nicht verderben wollte, zwang ich mich zu einem Lächeln und dankte ihm für seine Hilfe.

Als er weg war, nahm ich meinen Schlafsack und ein paar Sachen für die Nacht aus meinem Gepäck. Widerwillig ging ich duschen, Thims Warnung im Ohr, dass solcher Luxus nicht jeden Tag zur Verfügung stand. Trotz des bestürzenden Anblicks, den die Dusche bot, tat mir das heiße Wasser gut, weil es die Durchblutung anregte und die verkrampften Muskeln lockerte. Außerdem fand ich die Wärme tröstlich. Ich zog mich schnell an, um nicht auszukühlen, und ging wieder in den Garten hinunter.

Die nächtliche Kälte behauptete sich zunehmend gegen die Wärme der Sonne, die auf die andere Erdhälfte verschwunden war. Eingemummelt in meine dicke Daunenjacke, beobachtete ich von der Treppe aus die warmen Lichtkreise der kleinen Kerzen auf den Tischen. Shanti hatte sich nicht von der Stelle gerührt. Er süffelte ein Bier und betrachtete die Milchstraße.

Ohne den Blick vom Himmel zu lösen, riet er mir, etwas zu trinken, um mich aufzuwärmen. »Gut, Ingwertee«, sagte ich, und er eilte los, um mir einen zu holen. Als ich mich hinsetzte und nach oben schaute, zerschnitt gerade eine Sternschnuppe die Dunkelheit. Shanti kam zurück und balancierte das Tablett einhändig mit der Eleganz eines gelernten Kellners. Er hielt mir das dampfende Getränk hin, stellte zwei Tassen Kaffee und ein großes, leeres Glasgefäß auf den Tisch und verschwand noch einmal kurz in der Dunkelheit des Gartens. Wenig später kehrte er mit einem Säckchen zurück, das er an einem Stuhlbein abstellte, und legte drei große Steine in das Glas.

»Was sagst du, Maëlle, ist das Glas voll?« Ich verstand nicht, was er meinte, und schaute ihn fragend an. Wortlos nahm er eine große Handvoll Kies aus dem Säckchen und ließ sie in das Glas rieseln. Er schüttelte es, und die Steinchen verteilten sich in den Lücken. Dann fragte er mich wieder, ob das Glas voll sei. Ich richtete mich in meinem Stuhl auf. Schon etwas interessierter, zögerte ich noch zuzustimmen. Schließlich hob er das Säckchen auf und schüttete den Rest ins Glas. Sand füllte die letzten Löcher aus. Nun wiederholte er seine Frage. Lächelnd erwiderte ich: »Ich glaube schon.« Mit dem Handrücken fegte er die Reste vom Tisch.

»Jetzt stell dir vor, das Glas ist dein Leben. Und die drei Steine symbolisieren, was dir am wichtigsten ist, worauf du für dein Glück nicht verzichten kannst. Die Kiesel sind die zweitwichtigsten Dinge, die gleich nach den unentbehrlichen kommen.« Ich starrte ihn an, ohne zu verstehen, worauf er hinauswollte.

»Der Sand wiederum ist alles andere: flüchtige Vergnügungen, Dinge, die dir guttun, die aber nur eine Ergänzung sind zu den ›wesentlichen‹ und ›wichtigen‹.«

»Ja, gut, aber was willst du mir eigentlich sagen?«

»Hätte ich das Gefäß mit Sand gefüllt, wäre für die Kiesel und die Steine kein Platz mehr gewesen. Genauso ist es mit deinem Leben: Wenn du alle Zeit und Energie in Unnötiges steckst, hast du für das Wesentliche keinen Platz mehr und kommst vom Weg ab. Du konzentrierst dich auf unbedeutende Dinge und fragst dich, warum du nicht glücklich bist.«

Lächelnd klatschte ich Beifall. Was für eine tolle Präsentation!

»Es liegt an dir, deine Prioritäten zu bestimmen. Was in deinem Leben entspricht den Steinen, was ist für dich das Wesentliche? Was du niemals opfern würdest. Oder dir am sehnlichsten wünschst.«

»Ich weiß nicht … so auf die Schnelle … ich bin müde.«

»Denk nach«, befahl er streng.

Den Kopf in die Hände gestützt, den Blick gesenkt, dachte ich nach. Ich kannte meinen größten Herzenswunsch, hatte aber zu sehr gelitten, um ihn zu meiner obersten Priorität zu machen. Der Schmerz, der sich in meine Erinnerungen mischte, trübte meine Sicht. Ich hob den Kopf, das Kinn in den Händen, die Finger auf den Wangen, und ließ meinen Tränen freien Lauf. »Natürlich würde ich gern jeden Morgen in den Armen eines geliebten Menschen aufwachen«, gestand ich traurig. »Ich würde auch gern Zeit für mich haben, Zeit für Freunde und Familie, um ihnen meine Liebe zu zeigen. Ich möchte grundlos lachen können, schöne Momente teilen und auf Reisen gehen …« Nichts davon gehörte zu meinem Alltag. Ich war dabei, mein Leben zu versäumen.

Shanti legte seine Hand auf meine und sagte voller Mitgefühl: »Dann hör auf, dein Glas mit Sand zu füllen, Maëlle. Lebe deine Träume, sorge für dich, für dein Herz, deinen Körper, deine Wünsche und die Menschen, die du liebst. Fülle dich mit dem, was du bist, und hör auf, dich vor Schmerz zu fürchten, denn diese Furcht hindert dich daran, glücklich zu sein, und macht aus deinen Verletzungen ein Gefängnis.« Weinend sah ich ihn an. »Trau dich zu leben und das zu sein, was in dir ist«, fuhr er fort. »Füll dein Glas, Stein für Stein, Kiesel für Kiesel, Sandkorn für Sandkorn, und behalte stets deine Prioritäten im Blick. Was immer du hineinlegst, muss wichtiger sein als die folgenden Teile. Wähle also den ersten Stein, dann füge den zweiten hinzu, wenn du gewiss bist, dass du den ersten nie für den zweiten opfern würdest. Und so weiter bis zum letzten Sandkorn. Aber achte darauf, deine Wünsche gut abzuwägen, sie könnten in Erfüllung gehen!«

Shanti leerte den Inhalt des Glases auf den Tisch und hielt mir die drei großen Steine hin. Ich überlegte, was ich als Erstes hineinlegen sollte. Offensichtlich nahm meine Arbeit den größten Raum in meinem Leben ein und war daher meine oberste Priorität. Aber hatte Shanti nicht recht, wenn er das für reine Gewohnheit hielt? Trieb mich nicht bloß die Angst, mich zu verlieben? Hatte ich mir in den letzten Monaten Zeit für mich selbst genommen, für meine Freunde, meine Familie? Hatte ich über meine Werte nachgedacht, über das, was mich glücklich machte? Seit Langem brannte ich für nichts mehr. Ja, ich war mit Leidenschaft bei der Arbeit, aber machte ich das nicht auch, um die Leere meines Lebens zu vergessen? Ich schob die drei Steine auf dem Tisch hin und her, ratlos, welchem ich den Vorzug geben wollte. Shanti spürte meine Verwirrung.

»Wenn du zaubern könntest – was wäre für dich das ideale Leben?«

»Hmmmmm … Ich hätte eine Beziehung mit einem wundervollen Mann, wir würden zusammenhalten und uns gegenseitig unterstützen. Wir würden verreisen und gemeinsam die Welt entdecken. Abends und am Wochenende würden wir Familie und Freunde treffen. Es wäre ein einfaches Leben mit vielen kleinen Freuden: einem Ausflug aufs Land, einem Sonnenuntergang, einem Glas Wein, Gesprächen bis in die Puppen, Aufmerksamkeit, Liebe … also lauter hübschen Dingen, die nur im Märchen vorkommen.«

»Nein, Menschen, die diesen Dingen Priorität eingeräumt haben, erleben sie wirklich. Bei dir ist es anders, weil für dich nur deine Arbeit zählt.«

Nervös spielte ich mit den Steinen, verteilte mit der Hand den Sand auf dem Tisch und verteidigte mich ohne große Überzeugung: Weil ich sonst nichts hatte, klammerte ich mich eben an das, was es in meinem Leben gab. »Du musst das andersrum denken. Wenn du deine Prioritäten setzt, wirst du sie leben, weil sich deine ganze Energie dann auf das Wesentliche konzentriert.«

Ich wählte einen Stein, rollte ihn zwischen den Handflächen und blies darauf, um ihn zu erwärmen, während ich über die Bedeutung nachdachte, die ich ihm geben wollte. Dann sah ich zu meinem Guide auf. »Was ist denn für dich das Wichtigste im Leben, Shanti?«

»Meine Gesundheit«, antwortete er, ohne zu zögern.

»Ja, klar. Ohne Gesundheit kriegt man gar nichts hin. Das ist mir aber zu einfach!«

»Unterschätze das nicht! Gesundheit ist für mich der größte Luxus, den es gibt, und ich bin mir ihrer Verletzlichkeit bewusst. Gesundheit kann man nicht besitzen, man muss etwas dafür tun. Deshalb achte ich stets darauf, gut zu essen, um meinem Körper nichts Schlechtes zuzufügen, und ich achte auf meine Gedanken, um meine Seele vor Verletzungen zu bewahren. Gesundheit ist meine höchste Priorität, die ich für keine andere aufgeben würde.«

Ich legte den Stein aus der Hand und trank einen Schluck Tee. Shanti hatte wieder einmal recht. Ich dachte an das, was Romane seit Monaten durchmachte und wie glücklich ich mich schätzen konnte, gesund zu sein. Da begriff ich, was mein wertvollstes Gut war. Ich nahm den größten Stein und legte ihn auf den Boden des Gefäßes. Das war mein Stein Nummer eins – er trug den Namen »Gesundheit«. Dann fügte ich, ohne nachzudenken, den zweiten hinzu. Er stand für mein Gefühlsleben, Familie und Freunde und hieß »Liebe«. Den dritten Stein nannte ich »Gemeinsamkeit und Glück«, was noch lange in meinem Herzen nachhallte. Shanti reagierte nicht überrascht auf meine Entscheidungen. Er wunderte sich nur, was alles nicht dabei war.

»Hast du nicht ständig von deiner Arbeit erzählt? Und von Geld?«

»Ja, aber ich bin überzeugt davon, dass das nicht in diese Kategorie gehört. Was meinst du? War meine Auswahl falsch?«

»Dabei gibt es kein Richtig oder Falsch, Maëlle. Nur dein Herz weiß, was für dich wichtig ist. Wenn du auf das hörst, was es dir sagt, dann weißt du auch, wer du bist.«

Ich machte mit den Kieseln weiter, verknüpfte sie mit meinen Wünschen, meiner Arbeit, meinen Ambitionen, meinen Träumen, meinen Reisen, meiner entfernteren Umgebung und meiner Wohnung. Ohne mein Nachdenken zu unterbrechen, ordnete ich den Sandkörnern ihren Platz im Materiellen zu, im Äußerlichen und Oberflächlichen.

Schweigend beobachtete Shanti, wie ich meine Hände rieb, um sie vom Sand zu befreien. Nun hatte ich Gewissheit über meine Prioritäten, auch wenn sie nichts mit meinem Alltag zu tun hatten, denn mein Herz bebte wie seit Langem nicht mehr. Dankbar blickte ich Shanti an.

»Ist dein Gefäß jetzt voll?«, fragte er.

»Ja, diesmal bin ich mir sicher. Und gut gefüllt.«

Ich schüttelte das Glas, betrachtete die Strukturen, die sich aus Steinen, Kieseln und Sandkörnern bildeten, und reichte es ihm. Er sah es aufmerksam an und stellte es auf den Tisch. Dann schüttete er die zwei Tassen Kaffee, die er vorhin beiseitegestellt hatte, darüber.

»Und was soll das darstellen?«, fragte ich lachend.

»Nichts«, sagte er. »Es soll dich nur daran erinnern, dass auch in einem sehr gut gefüllten Leben immer noch Platz ist für einen Kaffee mit einem Freund.«

POSITIVES DENKEN

Wir sind, was wir jeden Tag tun.
Aristoteles

Noch bevor der Wecker um sechs Uhr früh klingelte, schlug ich die Augen auf. Der Raksi, ein nepalesischer Schnaps aus Hirse oder Reis, den Goumar uns vor dem Zubettgehen kredenzt hatte, hatte über die harte Nacht gesiegt. Ich hatte nur daran genippt und war gleich weg gewesen. Jetzt fühlte ich mich total fit. Mutig schob ich den Vorhang zur Seite. Der spektakuläre Ausblick überfiel mich so unvermittelt wie die eisige Kälte im Zimmer. In meinen Schlafsack eingemummelt, setzte ich mich ans Fenster. Der nachtblaue Himmel harrte der ersten Sonnenstrahlen, um den Farbenreigen zu eröffnen.

Mein warmer Atem kondensierte an der Luft und bildete kleine Wölkchen, mit denen Kindheitserinnerungen an winterliche Aufenthalte bei meiner Großmutter auf dem Land in mir aufstiegen. Meine Schwester Margot und ich spielten damals gern »Rauchen«: Wir klemmten Stöckchen zwischen Zeige- und Mittelfinger, führten sie zum Mund und stießen mit gespitzten Lippen die Luft aus. Dazu erfand Margot für uns Rollen eleganter Damen. Ach, Margot! Nie würde sie mir glauben, was ich gerade erlebte. Ich konnte sie schon hören: »Du willst mich doch auf den Arm nehmen! Du? In den Bergen? Sogar im Himalaja? Ohne Schminke und Pumps? Das soll ich dir glauben? Du kannst doch keine Stunde ohne dein Handy und deine E-Mails sein! Und dann willst du dich auch noch für Wahrheiten öffnen, die nicht deinem Superhirn entsprungen sind? … Mach dich über wen anderen lustig, kleine Schwester!«

Ich lächelte. Margot schenkte mir regelmäßig Bücher über persönliches Wachstum, die ich immer brav ganz hinten in meinem Bücherregal einordnete, um sie dann nie wieder in die Hand zu nehmen. Ein paarmal hatte sie mich sogar für irgendwelche Kurse angemeldet, wo ich nie hinging. Manchmal provozierte sie mich auch, um mir auf ihre Weise klarzumachen, dass ich mein Leben verpasste. Ich fand sie exzentrisch und vergötterte sie. Vor allem berührte mich ihr wohlwollender Blick auf die Welt.

Der Machapuchare vor mir begann zu flimmern. Der heilige Riese mit den zwei Gipfeln trug seinen Spitznamen »Fischschwanz« zu Recht. Die Zeit stand still, ja, sie schien nicht mehr zu existieren. Ich dachte an mein Hiersein, an Romane, diese Reise, meinen Auftrag und die Begegnung mit Shanti, die mein Leben und meine Gewissheiten über den Haufen geworfen hatten, als ein Bündel Lichtstrahlen mich blendete. Im Schein der am Himmel aufsteigenden Feuerkugel verblichen die schneebedeckten Riesen zunächst, wurden dann von einem fluoreszierenden Orange übergossen, das in verschiedene Gelbtöne verblasste, bis sie schließlich wieder ihr strahlend weißes Gewand anlegten. Der Countdown hatte begonnen, der Tag brach an.

Aus dem Erdgeschoss hörte ich morgendliche Geschäftigkeit. Kaffeeduft drang bis zu mir herauf und kitzelte meine Nase. Ich atmete tief ein und schälte mich tapfer aus meiner Hülle, um meine von der Kälte steife Kleidung anzuziehen. Ich fühlte mich leicht. Und frei. Mayas Worte fielen mir ein und was Shanti über meine Prioritäten gesagt hatte.

Ich ging die Treppe hinunter, um mich den anderen anzuschließen. Amita lud mich ein, mir auf der Karte auszusuchen, worauf ich Lust hätte. Ich war so hungrig, dass ich das komplette

Frühstück bestellte: Omelett, Pancakes mit Berghonig und Porridge. Das würde für ein paar Stunden reichen …

Der Ofen in der Mitte heizte den ganzen Raum. Thim, Goumar und Nishal machten vor dem einzigen Spiegel in der Küche nacheinander ihre Morgentoilette. Shanti hatte sich neben mich gesetzt und eine Karte ausgebreitet. »Heute Morgen steigen wir bis zum Deurali-Pass in 2100 Meter Höhe, dann geht es auf der anderen Seite wieder hinunter zum Dorf Landruk.«

Der Weg kam mir für den ersten Tag endlos lang vor, aber ich konzentrierte mich auf meine neue Kraft. »Bin dabei! Also, ich will es wenigstens versuchen!«, stotterte ich mit vollem Mund. »In einer halben Stunde brechen wir auf, dann steht die Sonne höher, und ihre Strahlen mildern die Kälte.« In dem Schweigen, das darauf folgte, fiel mir meine eigentliche Aufgabe wieder ein.

Seit meiner Ankunft in Kathmandu hatte mir noch niemand etwas über diese Methode sagen können, die zu perfekt schien, um wahr zu sein. Wie kam es, dass man nichts davon wusste, wo doch Millionen Menschen an Krebs litten?

»Was sagst du zu diesen Schriften, die wir holen sollen, Shanti? Hast du mal etwas davon gehört?«

»Nein, aber im Himalaja ruhen einige wohlgehütete Geheimnisse. Manche waren sogar ein Grund für Kriege zwischen China und Tibet und sind heute immer noch Quellen für Konflikte. Wenn du das Glück hast, den Weg bis an sein Ende zu gehen, wirst du die Antwort finden.«

»Was soll das heißen? Du verunsicherst mich …«

»Der Weg ist lang, und nur Gott weiß, ob wir es schaffen.«

Shanti blieb mysteriös und schweigsam, was nicht gerade zu meiner Beruhigung beitrug. Ich hatte das Gefühl, dass die Mission, auf die ich mich eingelassen hatte, mir über den Kopf wuchs.

»Und was hältst du davon?«

»Dafür müsste ich mehr über den Inhalt wissen. Zerbrich dir nicht den Kopf, lass uns eins nach dem anderen angehen. Jetzt sind wir erst einmal unterwegs, und zu gegebener Zeit werden wir unsere Antworten bekommen.«

Ich beendete mein Frühstück und ging hinaus, um mir die Beine zu vertreten, die noch von den Anstrengungen des Vortags schmerzten. Der erste Atemzug, mit dem ich die Aromen des Waldes einatmete, die von den benachbarten Dächern aufstiegen, vereiste meine Bronchien. Auf dem Weg ins Dorf hinunter blieb ich oft stehen, um die gewaltigen Berge zu betrachten, dann kehrte ich in unsere Lodge zurück.

Es war Zeit für den Aufbruch. Nishal, der neben dem Gepäck auf einem Mäuerchen saß, rauchte seine Zigarette zu Ende, Thim lief einem Schmetterling nach.

Goumar ging als Erster los, ich hinter ihm her, gefolgt von Shanti. Unter der noch tief stehenden Sonne, die die Landschaft mit einem goldenen Schimmer überzog, stiegen wir Stufe um Stufe schweigend die scheinbar endlose steinerne Treppe hinauf. Ich hob den Blick zu den Giganten, die über uns zu wachen schienen und mir Kraft zum Weitergehen gaben. Es gelang mir, meine schmerzenden Muskeln zur Kontraktion zu zwingen, sodass sie auf den ersten Metern die erhoffte Wärme produzierten.

Die Anstrengung brachte meinen Körper zum Glühen. In der ersten Pause zog ich die obersten Schichten aus, während Nishal sich eine neue Zigarette anzündete – als ob die Luft in dieser Höhe zu viel Sauerstoff für ihn hätte. Shanti war in die Betrachtung des Tals versunken.

»Ich habe über das nachgedacht, was du gestern zu den Prioritäten gesagt hast«, sprach ich ihn an. »Es klingt für mich richtig, aber es hängt ja nicht alles von mir ab. Einer meiner großen Steine zum Beispiel heißt Liebe, aber um sie zu leben, muss ich erst den Richtigen finden, und das ist mir bisher noch nicht gelungen.«

»Du hast recht, es kommt auf die Gelegenheit an, aber bist du überhaupt offen für eine Begegnung, ja, für Begegnungen jeder Art? Du hast deine Prioritäten benannt, jetzt musst du noch deine innere Haltung ändern und die Gelegenheiten beim Schopf packen, ohne immer dieselben Fehler zu begehen. Wenn das Glück zu dir kommen soll, musst du anders denken, positiv sein, an deine Wünsche und an das Leben glauben, denn du ziehst an, was du bist.«

»Ich bin ein optimistischer Mensch!«

»Das ist ein guter Anfang. Aber positiv sein heißt auch, sich nach außen zu öffnen. Ein Beispiel: Wenn du nach der Zeit fragen willst, wendest du dich dann an jemanden, der es offenbar eilig hat oder gerade telefoniert oder an eine Person, die dich anlächelt?«

»Natürlich an die, die mich mit ihrem Blick dazu einlädt, ich will ja niemanden stören.«

»Ich würde es genauso machen! Was aber nicht heißt, dass jemand, der am Telefon hängt, kein Optimist sein kann.«

»Jetzt verstehe ich, was du meinst. Aber wie macht man das, sich nach außen öffnen?«

»Vor allem, indem man sein Inneres füllt. Wenn du negative Gedanken wiederkäust, strahlst du etwas Negatives aus, dein ganzer Körper ist ein Ausdruck deines inneren Zustands: Deine Muskeln sind angespannt, dein Gesichtsausdruck verbissen – so verpasst du jede Gelegenheit. Wenn du aber positive Gedanken hast, entspannt sich dein ganzes Wesen – du wirst empfänglich für Menschen, und wer deinen Weg kreuzt, geht gern auf dich zu.«

Shanti zog seinen Pullover aus und knotete ihn um seine Taille. Wir nutzten den Moment für eine kurze Pause. Als wir weitergingen, fuhr er fort:

»Du sagst, es sei eine deiner Prioritäten, Liebe zu finden, andererseits höre ich von dir, du bist nicht für das Zusammenleben geschaffen, das ist einfach nichts für dich, du hast schon genug gelitten. Solange du nicht von dieser inneren Haltung abrückst, kann sich nichts ändern. Das Glück steht vor deiner Tür, aber du musst sie schon öffnen!«

»Versetz dich doch in meine Lage! Ich habe zu viel Zeit mit Männern vergeudet, die es nicht verdienten.«

»Warum hast du es dann getan?«

»Weil mir das erst nach der Trennung klar wurde.«

»Es ist wichtig, Lehren aus deinen Erfahrungen zu ziehen, sonst bist du dazu verdammt, sie zu wiederholen.«

»Genau. Deshalb werde ich auch nicht so schnell wieder einem auf den Leim gehen, das kannst du mir glauben!«

»Echte Fehler sind nur die, die wir immer wieder begehen, alles andere sind einmalige Gelegenheiten, etwas zu lernen. Hab keine Angst vor dem Scheitern, es ist der Vorläufer des Erfolgs! Sei mutig, Liebe beinhaltet ein Risiko! Wenn du dich verschließt, wird niemand dich nach der Uhrzeit fragen.«

»Es ist nicht leicht, eine positive Haltung zu bewahren!«

»Daran kannst du genauso arbeiten wie an deinem Körper. Fürs Bodybuilding musst du regelmäßig deine Muskeln trainieren und auf ein gesundes Leben achten. Wenn du nur eine halbe Stunde im Monat trainierst und sonst nur fettiges Zeug in dich reinstopfst, wird daraus nie etwas. Mit dem Geist verhält es sich genauso. Du musst tagtäglich auf deine Gedanken achten und versuchen, dich nicht von Negativem mitreißen zu lassen. Positiv sein heißt, dass wir lernen, unsere Ängste zu beherrschen, dass wir an unsere Träume glauben, sie visualisieren und offen sind für die Möglichkeiten, die sich uns bieten. Das Wichtigste hast du schon getan: Du hast deine Prioritäten gewählt und damit die Richtung festgelegt, die dein Leben nehmen soll. Es ist einfacher aufzubrechen, wenn man weiß, wohin man will.«

»Ja, aber es ist schwer, an seine Träume zu glauben, wenn man so verletzt wurde«, seufzte ich.

Zwei Streifengänse flogen über uns hinweg. Verblüfft sah Shanti ihnen nach. Zu dieser Zeit seien sie selten zu sehen, erläuterte er.

»Auf Liebe zu verzichten, weil du gelitten hast, ist eine Entscheidung, dann solltest du sie aber nicht zur Priorität erheben. Aber ist nicht jede Situation anders und jede Person einzigartig?«

»Ja, schon, aber ich habe das Gefühl, dass ich es immer vergeige und nur Menschen begegne, die mir wehtun.«

»Du ziehst an, was du denkst. Deine Angst vor dem Schmerz gibt niemandem eine Chance, dein Universum zu betreten. Und indem du anderen den Zugang verwehrst, schließt du dich selbst ein.«

Ich atmete tief aus. Wieder hatte Shanti recht: Ich verbarrikadierte mich derart, dass ich mein Leben eher über mich ergehen ließ, statt es in die Hand zu nehmen. Und um das nicht zugeben zu müssen, erfand ich allerlei Ausreden und schüttete mich mit Arbeit zu, um meine Träume zu vergessen.

»Was soll ich tun, um meine Träume zu verwirklichen?«

»Das habe ich dir schon gesagt: Du musst deine innere Haltung ändern. Das heißt, jeden Gedanken überprüfen und dich vergewissern, dass er mit deinen Zielen übereinstimmt. Wenn einer auf Abwege gerät, formulierst du ihn neu und bringst ihn auf den richtigen Weg. Zieh deine Lehren aus den schmerzhaften Trennungen, die hinter dir liegen! Du musst sie nicht vergessen, aber hör auf, dich dahinter zu verstecken! Visualisiere dein Ziel: Wenn es dir so wichtig ist, einen Mann kennenzulernen, was für ein Typ ist er? Was willst du mit ihm teilen? Welche Art Leben wünschst du dir? Sorge dafür, dass kein negativer Gedanke dich von dieser Begegnung abhält, die sich in Riesenschritten nähert. Den Rest kannst du dem Universum überlassen, es macht das schon!«

Während ich im Rucksack nach meiner Wasserflasche suchte, träumte ich von meinem Märchenprinzen: Wir gingen

Hand in Hand am Ufer der Seine spazieren und schmiedeten Pläne für unser Zusammenleben, hatten Candlelight-Dinners an den schönsten Orten der Welt, lachten gemeinsam Tränen, unsere Körper verschmolzen miteinander … Eine sanfte Wärme flutete mein Herz. Shanti hatte auf einem Felsen Platz genommen und mich meinen romantischen Vorstellungen überlassen. Ich setzte mich neben ihn und trank einen Schluck Wasser.

»Langsam fange ich an zu verstehen.«

»Und wie fühlst du dich?«

»Glücklich.«

»Spürst du die Energie, die durch dich hindurchströmt?«

»Ja, ich bin heiter und gelassen. Und ich habe das Gefühl, dass sich der Schraubstock um mein Inneres lockert.«

»Diesem Gefühl solltest du nachspüren. Nimm dir die Zeit, diese Glücksgefühle wahrzunehmen, und versetze dich jedes Mal wieder in sie hinein, wenn dich Zweifel befallen.«

Ich fühlte, wie mein Herz sich regte und die Gefühle die Oberhand gewannen. Überrascht bemerkte ich, dass meine Gedanken schwiegen. Zum Grübeln ging es mir zu gut. Eine nach der anderen fielen die Ketten von mir ab.

Unsere Weggefährten hatten uns inzwischen eingeholt und ein paar Meter entfernt Platz genommen. Mein Guide erhob sich, und ich tat es ihm nach, verblüfft von meiner neu gewonnenen Kraft. Ein glückseliges Lächeln begleitete dieses Gefühl von Leichtigkeit und brachte die vier Männer zum Lachen. Mit Freude im Herzen ging es weiter.

Goumar tippte mir auf die Schulter und forderte mich mit großer Geste und einer charmanten Verbeugung dazu auf, an seine Seite zu kommen. Er zeigte mir ein Foto von seinen drei Kindern und berichtete ausführlich von seiner Familie. Zum ersten Mal seit vierundzwanzig Stunden wechselte ich nicht nur Blicke mit ihm und lernte den Koch, der sich bisher auf eine

Beobachterrolle beschränkt hatte, als einen sensiblen Menschen kennen.

Thim kletterte vor mir her und hüpfte vor Freude, diesen besonderen Moment mit uns zu teilen, wie die Zicklein auf den Höfen, an denen wir vorbeikamen. Mein Glücksmoment hatte offenbar auf meine vier Leibwächter ausgestrahlt und das Gleichgewicht unseres kleinen Trüppchens beeinflusst. Ganz hinten ging Shanti, mit einem Lächeln auf den Lippen. Gelegentlich drehte ich mich um, um mich seiner Anwesenheit zu versichern, die er mit einem Augenzwinkern bestätigte.

Aus der Ferne hörte ich Hufgetrappel und Glöckchenklingeln. Eine Karawane von Eseln, beladen mit riesigen Säcken voller Waren, kam uns entgegen, angetrieben von einem Halbwüchsigen, der von Zeit zu Zeit kurze Rufe ausstieß. Die Lasttiere hatten einen unruhigen Blick und beschleunigten den Schritt, als sie nacheinander an uns vorbeizogen. Ich ließ mich zu Shanti zurückfallen.

»Sobald ich wieder in Paris bin, will ich meine innere Haltung ändern, das steht fest.«

»Warum so lange warten?«

»Na, hier im Gebirge werde ich niemanden kennenlernen!«

»Warum denn nicht?«

»Ich meinte, keinen Mann zum Verlieben, Shanti!«, erwiderte ich lachend.

»Das habe ich schon verstanden, Maëlle. Aber die Zukunft kommt niemals, nur die Gegenwart ist wirklich. Du willst glücklich sein und deine Träume verwirklichen? Dann warte nicht auf später, sondern fang jetzt damit an! Öffne dich für Gelegenheiten und Begegnungen. Das Leben ist die Summe gegenwärtiger Momente. Jede vergeudete Sekunde ist verlorene Zeit, die du nie wieder einholst.«

Shantis Ton hatte sich verändert. Seine Überzeugung ließ keinen Platz für Zweifel. Mir wurde klar, dass mein automatisiertes

Denksystem mich nirgendwohin führte und ich mich neu ausrichten musste. Aber wie? Shanti kam meiner Frage zuvor.

»Weißt du, dass man einundzwanzig Tage üben muss, bevor etwas zur Gewohnheit wird?«

»Das heißt, ich brauche drei Wochen, um mich zu ändern?«

»Nein, das kannst du in der nächsten Sekunde, drei Wochen dauert es normalerweise, bis neue Gewohnheiten die alten ersetzt haben.«

»Aber wie soll ich das machen? Die Gedanken kommen, ohne mir bewusst zu werden. Kannst du mir helfen, das zu beobachten?«

»Ich kann nicht in deinen Kopf schauen. Es ist aber gar nicht nötig, alle sechzigtausend Gedanken, die dir Tag für Tag durch den Kopf gehen, zu überwachen. Wichtig ist, dass du nach und nach den Chor der Kritiker in dir zum Schweigen bringst, der viel zu viel Raum einnimmt. Das sind deine schlimmsten Feinde, denn sie blockieren jede Veränderung. Hörst du dich nicht selbst immer wieder sagen: ›Das ist unrealistisch, versuch es erst gar nicht; ich habe es probiert, und es ist schiefgegangen; du verschwendest deine Zeit; was du machst, führt zu nichts; vertraue niemandem, du weißt doch, wie es ausgeht‹?«

Ich konnte nur nicken. Es klang, als hätte er mir doch in den Kopf geblickt …

»Du kannst dir gar nicht vorstellen, welche Macht diese Gedanken über uns haben. Sie zwingen uns zu einem Leben im Pausenmodus.«

»Angenommen, es gelingt mir, die negativen Gedanken aus den sechzigtausend herauszufiltern, die tagtäglich durch mich hindurchströmen. Aber damit ist es ja nicht getan. Wie werde ich sie los?«

»Versuche, jedem negativen Gedanken, auch dem unwichtigsten, schon im Entstehen einen positiven entgegenzusetzen, der ihn aushebelt, und gib ihm die größere Bedeutung. Ein Beispiel: Was denkst du als Erstes, wenn du aufstehst und siehst, dass es regnet?«

»Schon wieder so ein Sch...tag!«

Shanti lächelte.

»Und dann beginnst du den Tag, ohne zu bemerken, wie dieser Satz deine Zufriedenheit untergräbt.«

»Ja, aber was kann ich gegen das Wetter tun?«

»Nichts. Du kannst aber deine Haltung dazu verändern! Wasser ist ein Bestandteil des Lebens. Bedenke, wie gut der Regen Wäldern, Wiesen, Blumen und Feldern tut, wie er die Straßen reinigt und vieles andere mehr. Dann wird dein Groll verfliegen, und du wirst Dankbarkeit für dieses Geschenk des Himmels empfinden. Du wirst dich glücklich und beschützt fühlen durch diese zyklischen Veränderungen, die du für dein Gleichgewicht brauchst. Du wirst den Tag in Übereinstimmung mit deiner Umgebung beginnen. Der Ärger, den du verspürt hast, als du aus dem Haus gingst, wird der Achtsamkeit weichen. Und indem du dich immer mehr darin übst, auf deine Gedanken zu achten, wirst du deinen Weg finden.«

»Ich will ja nicht pessimistisch sein, aber jeden Tag sechzigtausend Gedanken zu sortieren, halte ich für ausgeschlossen.«

»Schau auf den Berg, der hinter dir liegt, sah das heute Morgen genauso aus?«

Ich drehte mich um und war überrascht, wie weit wir schon gekommen waren.

»Schritt für Schritt haben wir diesen Weg zurückgelegt. Wenn du dir einen Gedanken nach dem anderen vornimmst, wirst du bald weiter sein, als du es dir vorgestellt hast. Weißt du, dass achtzig Prozent dessen, was dir an einem Tag durch den Kopf geht, vom Vortag stammt?«

»Das macht ja ein bisschen Hoffnung! Wenn ich jeden Tag ein paar negative Gedanken lösche und keine neuen hinzukommen, wiederholen sich nur die positiven?«

»Genau.«

Um mir die Mühen des Aufstiegs nach Deurali zu erleichtern, ließ ich meine Blicke auf der beeindruckenden Silhouette der Landschaft vor mir ruhen. Einmal lehnte ich mich kurz an einen Chörten, der wie ein Felsvorsprung über das Tal ragte, und beobachtete die winzigen gebückten Figuren der Bauern beim Pflügen ihrer Terrassenkulturen. Dann nahm ich meine Überlegungen bis zur Mittagspause wieder auf.

Eine Bauernfamilie servierte gedünstetes Gemüse mit Reis, dann setzten wir uns mit vollem Bauch in die Sonne, bis Shanti zur zweiten Etappe des Tages rief.

Das ständige Rauschen meiner automatisch auftauchenden Gedanken war mir nie zuvor aufgefallen. Ich versuchte diese neue Sichtweise zu verinnerlichen und übte, die Bilder, die mir in den Sinn kamen, gleich bei der Entstehung zu ertappen, so wie eine Katze vor dem Loch auf die Maus lauert. Aber je mehr ich auf sie wartete, desto weniger zeigten sie sich. Kaum ließ meine Wachsamkeit nach, überrollte mich ein unaufhörlicher Strom verschiedener Szenen: unerledigte Akten, die in Paris auf mich warteten, Romanes Krebs, meine Lebensziele, dann drängte wieder die Arbeit in den Vordergrund, verknüpft mit Schuldgefühlen wegen meiner langen Abwesenheit. Und wenn Romane den Krebs nicht besiegen könnte, und wenn ich für die Liebe nicht geschaffen wäre, und wenn ich zum Alleinsein verdammt wäre, und wenn und wenn und wenn …

Shanti unterbrach meine überbordende Fantasie und holte mich in die Wirklichkeit zurück.

»Aus deinem Stirnrunzeln schließe ich, dass du Nepal verlassen hast. Da siehst du, wie sehr du in deinen Gedanken gefangen bist.«

»Es ist erstaunlich: Wenn ich versuche, sie zu beobachten, zeigen sie sich nicht. Kaum lässt meine Wachsamkeit nach, übernehmen sie wieder die Kontrolle. Und dann haben sich noch meine Ängste hineingemischt, bis du mich aus diesem rasenden Karussell befreit hast.«

»Du hast gerade einen entscheidenden Punkt begriffen. Wenn du bei dem bleibst, was gerade geschieht, lebst du im gegenwärtigen Augenblick, offen für jede Gelegenheit. Wenn du aber in deinen Gedanken verhaftet bist, katapultieren sie dich in die Vergangenheit oder in die Zukunft mit allen Ängsten, die damit einhergehen.«

»Ich weiß nicht mehr, an welchem Punkt mir alles entglitten ist und ich alles mit mir machen ließ, als wäre ich hypnotisiert.«

»Je mehr du dir der Automatismen deiner Gedanken bewusst wirst, desto weniger können sie dich bedrängen. Sie zu beobachten holt dich aus dem Teufelskreis heraus. Für den Anfang reichen ein paar Sekunden, dann jeden Tag etwas mehr, und schließlich wird diese Achtsamkeit für dich ganz selbstverständlich.«

»Wenn du mich nicht befreit hättest, wäre ich in diesem Karussell gefangen geblieben. Wie kommt man da alleine wieder raus?«

»Als ich anfing, auf meine Gedanken zu achten, habe ich mir Eselsbrücken geschaffen. So nahm ich mir vor, jedes Mal, wenn ich durch eine Tür ging, meine Aufmerksamkeit wieder zu fokussieren. Am Ende des Tages musste ich feststellen, dass ich nur ein Mal von zehn daran gedacht hatte, aber mit der Zeit wurde es besser. Du kannst dich auch jede Stunde von deinem Mobiltelefon daran erinnern lassen, das hilft genauso.«

Sofort richtete ich auf meinem Handy eine stündliche Erinnerung ein. Als Tonsignal wählte ich einen traditionellen Gong, was bei meinen Freunden zu großer Heiterkeit führte. Dieses Gedankentraining erschien mir enorm, aber ich war zuversichtlich. Ein Schritt nach dem anderen. Aufgeben kam nicht infrage.

Am späten Nachmittag führte uns ein langer Abstieg an terrassierten Feldern entlang zu unserem nächsten Etappenziel.

Auf einem Absatz dieses treppenartig bearbeiteten Bergs, was der Landschaft auf dieser Seite des Tales ein ganz anderes Aussehen verlieh, mähten Bauern Hirse und trugen sie in Weidenkörben auf der obersten Fläche zusammen. Andere breiteten das mit der Hippe geschnittene Getreide auf riesigen Planen aus, bevor sie es in eine Art Van packten. Ich blieb ein paar Minuten lang neben einer Nepalesin stehen, die sehr geschickt im Hocken ein Sieb handhabte.

Meine Reisegefährten waren weitergegangen, also beschleunigte ich meinen Schritt, um sie einzuholen. Dann stiegen wir über einen Steinpfad ab, auf dem wir eine Stunde lang das Leben der Bauern verfolgten, bis wir unter einem herrlichen Himmel in Landruk ankamen.

Vor uns erhoben sich über siebentausend Meter hoch die gewaltigen Silhouetten der Annapurna Süd und des Hiunchuli, deren Schönheit die größten Anstrengungen vergessen machte. Nebel lag über den Wäldern und den darin eingefassten Dörfern, nur die höchsten Gipfel durchbrachen den geheimnisvollen Schleier zwischen den Felsen, während ockerfarbenes Licht in die Windungen des Tales vorzudringen versuchte.

Vor dem Eingang zur Lodge spielte Nishal auf einer runden Platte mit Figürchen aus Bronze gegen den Besitzer, während Thim die Partie ängstlich verfolgte. »Bagh Chal ist ein traditionelles nepalesisches Spiel«, erklärte Shanti, der mir entgegenkam. »*Bagh* heißt Tiger, *Chal* Bewegung. Das wird hier viel gespielt. Auf dem runden Feld sind fünf horizontale, fünf vertikale und fünf diagonale Linien zu sehen. Die Figuren stellen Tiger und Ziegen dar. Nishal hat zwanzig Ziegen, sein Gegenspieler vier Tiger. Die Ziegen versuchen die Tiger einzukreisen, die wiederum Ziegen fangen, indem sie über sie hinwegspringen wie beim Damespiel. Die Ziegen haben gewonnen, wenn keiner der Tiger sich mehr bewegen kann. Die Tiger haben gewonnen, wenn sie fünf Ziegen erwischen konnten.«

Es sah leicht aus, aber mir wurde schnell klar, dass man dafür ausgeklügelte Strategien brauchte. An diesem Abend blieb ich nicht lange auf. Müdigkeit und Muskelkater hatten meinen Körper fest im Griff. Nach einem guten Abendessen schlief ich sofort ein.

HÄNGEPARTIE

Es erscheint immer unmöglich, bis es getan ist.
Nelson Mandela

Die ersten Bewegungen morgens waren eine Qual. Abgesehen von den Gliederschmerzen, die auch über Nacht nicht weggingen, wurden die Betten immer unbequemer. Diesmal gab es keinen Lattenrost, sondern nur eine Holzplatte mit einer dünnen Matratze. Wenn das so weiterging, würde ich bald draußen auf der nackten Erde schlafen!

Mit schmerzendem Kreuz schleppte ich mich zum Frühstück in den Gemeinschaftsraum. Die eisige Nacht schwand unter den ersten Sonnenstrahlen. Shanti saß im Schneidersitz auf einem Felsen. Bald darauf kam er mit seiner gewohnt freundlichen Miene herein, rieb sich kräftig die Arme, um warm zu werden, und fragte mich mit kältestarren Lippen, ob ich gut geschlafen hätte. Ich antwortete, dass mir alles wehtue und ich mich am liebsten wieder hinlegen würde, aber in Anbetracht meines Lagers doch lieber aufbliebe! Shanti empfahl Dehnübungen vor dem Aufbruch.

Der erste Anstieg ließ mich fast verzweifeln, aber von meinen Weggefährten ermutigt, fand ich schließlich meinen Rhythmus. Die Gipfel der Annapurna fesselten mich und erleichterten mir die Anstrengung. Wie Shanti vorhergesagt hatte, gehorchten mir die aufgewärmten Muskeln besser. Das ging so über eine Stunde – bis zu dem Moment, wo ich wie angewurzelt stehen blieb und meine Beine zu zittern begannen. Ich drehte mich zu Shanti um, brachte aber kein Wort heraus. Vor uns lag eine hundert Meter lange Hängebrücke. Höhenangst lähmte mich. Ich wurde blass, fast ohnmächtig. Shanti merkte es und scherzte: »Was ist los, Maëlle? Du hast doch nicht etwa Angst, den Modi Khola zu überqueren!«

Unvorstellbar, auch nur einen Fuß auf dieses instabile Gebilde zu setzen, das bis zu fünfzig Meter über dem Tal hing. Mein Körper versteifte sich, mein Herz begann zu rasen, es war, als würde mir der Boden unter den Füßen weggezogen. Shanti eilte mir zu Hilfe und setzte mich auf einen Felsen.

»Mit meiner Höhenangst komme ich nie über die Brücke. Gibt es keinen anderen Weg?«

»Ich fürchte, nein. Ins Tal geht es nur hier rüber.«

Thim, der die Szene beobachtet hatte, betrat den schmalen Steg zwischen den Seilen und hopste darauf herum. Dank ihrer flexiblen Aufhängung schwankte die Brücke stark, und bei so schnellen Bewegungen sah es so aus, als ob sie sich vervielfachte. Die vier Thims, die ich dann sah, lachten über ihr improvisiertes Trampolin und sprangen immer höher, um mir die Angst zu nehmen.

»Mein Weg endet hier, Shanti. Wir müssen zurück!« Daran gab es für mich keinen Zweifel. Mein Guide war davon aber nicht aus dem Konzept zu bringen. Er winkte Thim, der seine Kapriolen sein ließ und zu uns zurückkehrte.

Dann hockte Shanti sich neben mich und fragte sanft, was ich eigentlich befürchtete. »Das kann ich nicht richtig erklären, aber mich schwindelt vor diesem Abgrund, den man durch die Latten sieht. Beim besten Willen, ich kann da nicht drüber.« Zur Rückkehr entschlossen, stand ich auf. Shanti tat es mir nach. »Ich kann dich verstehen, aber wir geben nicht auf. Angst ist subjektiv, sie beruht auf früheren Erfahrungen. Hast du gesehen, wie viel Spaß Thim auf der Brücke hatte? Sein Verstand sieht darin ein lustiges Turngerät, deiner wittert Lebensgefahr.«

Von der gegenüberliegenden Böschung hörten wir dumpfen Glockenklang näher kommen. Ein junger Nepalese trieb eine schwer beladene Büffelherde mit einem Stock auf die schwankenden Latten. Ein Tier nach dem anderen betrat den schmalen Steg. Für gut fünf Minuten stockte mir der Atem. Das Leben von vielleicht zwanzig Büffeln und einem jungen Hirten hing an zwei gespannten Seilen, ein paar nebeneinanderliegenden Brettern und einem Gitter dazwischen. Unter der Last des Viehs schaukelte die Brücke immer stärker nach links und rechts, nach oben und unten. Ich fürchtete den Moment, in dem sie, durch die einander überlagernden Bewegungen verzwei-, -drei-, -vierfacht, in den Abgrund stürzte. Der erste Büffel kam auf uns zu. Er stolperte über ein verrutschtes Bodenbrett, verlor sein Gleichgewicht, fing sich wieder und ging weiter. Untermalt von den Rufen des jungen Hirten, dem Geläut der Glocken und dem Trampeln der Hufe erreichte schließlich die ganze Herde das andere Ufer. Wir traten beiseite, um sie nacheinander vorbeizulassen, sie trampelten weiter, als ob sie ihren Weg ganz ohne Unterbrechung einfach fortgesetzt hätten.

Immer noch zitternd vor der Katastrophe, die hätte eintreten können, kam ich allmählich wieder zu mir, während meine Begleiter entspannt warteten. Shanti streckte seine Hand nach mir aus.

»Es wird langsam Zeit zu erkennen, wie unwirklich deine Angst ist. Du hast gerade gesehen, welch enormes Gewicht die Brücke tragen kann. Seit Jahren überqueren hier Viehherden das Tal. Sie schwingt, sie verbiegt sich, aber sie hält. Dein Verstand malt sich die schlimmsten Szenarien aus, doch das sind nur Erfindungen. Nichts davon ist wirklich.«

»Mag schon sein, aber meine Panik ist wirklich.«

»Wie im Traum.«

»Wie in einem Albtraum, meinst du.«

»Während du schläfst, gibt es für dich nichts Realeres als deinen Traum. Das zeigen deine Körperreaktionen: Du erstarrst vor Angst, dein Herzschlag wird schneller, du atmest schwer. Sobald du erwachst, lässt du diesen Stresszustand hinter dir, weil dein Verstand beruhigende Signale empfängt. Das ist jetzt genauso: Du hängst in einem imaginären Albtraum fest. Aber die Wirklichkeit ist ganz anders, wie du siehst.«

»Ich verstehe, aber es ist stärker als ich. Schon bei der Vorstellung, es zu probieren, wird mein Körper stocksteif.«

»Du musst ihn beruhigen und deine negativen Gedanken kontrollieren, um aus dieser Panik herauszukommen. Beginne damit, dreimal tief ein- und auszuatmen.«

Shanti machte es vor: Dreimal pumpte er seine Lunge ganz groß auf und atmete bis zum letzten Lüftchen aus. Ich machte es ihm nach. Beim ersten Atemzug verweigerte sich mein Brustkorb, beim zweiten nahm er an Weite zu, und der dritte befreite mein Brustbein. »Gut! Jetzt legst du deine Hände auf Goumars Schultern und folgst ihm. Setz jeden Schritt wie er und konzentriere dich auf meine Stimme! Ich bin direkt hinter dir.«

Er wechselte ein paar Worte mit dem Koch und bat die beiden Träger, mit dem Gepäck auf uns zu warten. Goumar trat vor mich hin, ich erhob mich wie ein Automat, indem ich mich an seinen Schultern festhielt. Dann ging er voran, und ich folgte ihm zitternd, den Blick fest auf seine Schuhe gerichtet. Shanti, der hinter mir war, nahm mich bei den Schultern. »Du machst das sehr gut«, flüsterte er mir zu, nachdem ich die ersten zwei Schritte getan hatte. »Weiter so. Und tief einatmen, langsam ausatmen.« Er holte geräuschvoll Luft und entließ sie wieder aus seiner Lunge, um mich zu ermuntern, es ihm gleichzutun und mich auf meinen Atem zu konzentrieren. Das wiederholte er noch ein paarmal. Ein Schritt nach dem anderen. Ich folgte dem Rhythmus Goumars, meine Finger in seine Schultern gekrallt. Unser Vorankommen versetzte die Brücke in immer stärkere Schwingungen. Durch die Lücken zwischen den Latten sah ich ins Bodenlose. Mein Herz begann zu rasen, und meine Muskeln verkrampften sich.

Shanti spürte meine aufsteigende Panik. Er übte Druck auf meine Schulterblätter aus, um mich am Stehenbleiben zu hindern. »Komm aus deinem Albtraum heraus, Maëlle, dir kann nichts passieren. Schließ deine Augen und atme! Konzentriere dich auf deine Beine, lass sie nicht stehen bleiben! Beobachte von außen, was geschieht, gib deinen Gefühlen nicht nach. Und atme weiter!«

Mit geschlossenen Augen, von Goumar gezogen, von Shanti geschoben, hatte ich keine Kontrolle mehr, sondern lief in der Spur wie ein Waggon in der Mitte des Zuges. Es war beruhigend, eins zu sein mit meinen Gefährten. Dann hörte ich Goumar schreien. Ich öffnete die Augen und sah, wie er einem Sherpa, der von der anderen Seite kam, durch Zeichen zu verstehen gab, dass er anhalten solle. Wir waren in der Mitte der Brücke, wo sie am stärksten schwankte. Unter mir sah ich den Fluss zwischen den Felsen durchschießen. Erneut befiel mich Panik, meine Beine wankten. »Gib jeden Gedanken auf!«, sagte Shanti hinter mir. »Hör meine Stimme! Stell dir vor, du bist auf einem Boot, das mitten im Meer vorwärtsschnellt. Es geht ein starker Wind, und dein Boot taucht in die Wellen.«

Ich stellte mir die Szene vor, sah mich vorn im Bug, meinem Lieblingsplatz, um das Meer zu bewundern. Ganz automatisch wurde mein Gang breitbeiniger, und ich kam wieder ins Gleichgewicht. So setzte ich einen Fuß vor den anderen. Als Shanti mich die Augen öffnen ließ, waren wir auf der anderen Seite angelangt und hatten wieder festen Boden unter den Füßen. Er lächelte mich an. »Du hast es geschafft, Maëlle!«

Verblüfft sah ich ihn an. Meine feuchten Hände lösten sich, meine Muskeln entspannten sich, mein Blut floss schneller, und mein Atem beruhigte sich allmählich. Hinter uns hörte ich Nishal und Thim applaudieren. Gewandt liefen sie über die Brücke und hatten uns im Handumdrehen eingeholt. Der Sherpa winkte und setzte seinen Weg fort. Als er auf meiner Höhe war, sagte er etwas auf Tibetisch zu mir.

Fragend drehte ich mich zu Shanti um. »Er hat gesagt: ›Wenn die Angst an deine Tür klopft und du den Mut hast, sie zu öffnen, wirst du sehen, dass niemand dahintersteht.‹« Lächelnd sah ich dem Mann nach, der leichtfüßig über die Brücke tänzelte.

Wir hatten unseren Weg wieder aufgenommen, aber ich brauchte noch ein paar Minuten, um wieder ganz zu mir zu kommen. Meine geschwächten Beine trugen mich nur mühsam. Ich starrte auf den steinigen Weg vor mir.

»Ich kann meine Gefühle einfach nicht kontrollieren«, sagte ich.

»Das ist auch nicht leicht«, erwiderte Shanti, der an meiner Seite geblieben war, »aber du kannst es lernen. Deine Ängste entspringen deinen Gedanken. Wenn du sie dir regelmäßig bewusst machst, bist du irgendwann nicht mehr ihr Spielzeug, sondern ihr Herr und Meister. Wenn du beobachtest, was passiert, kannst du das in Panik geratene Kind in dir beruhigen. Wir schwanken stets zwischen zwei Positionen: dem Kind, das in uns schlummert, und dem Erwachsenen, der wir geworden sind. Wenn wir Angst haben, herrscht das Kind, und wir können nicht mehr klar sehen. Die negativen Gefühle haben uns in ihrer Gewalt, bis der Erwachsene die beruhigenden Worte findet, die uns wieder zur Vernunft bringen.«

»Und wie weiß ich, in welcher Position ich bin?«

»Das Kind steckt in der Angst fest, es ist abhängig von seinen Eltern und achtet auf jeden ihrer Blicke. Wenden sie die Aufmerksamkeit von ihm ab, fühlt es sich verlassen. Es braucht die Liebe des anderen, weil es sie sich nicht selbst geben kann. Das Problem kommt aus seinem Umfeld, und sein verletzter Stolz nährt seine Wut. Der Erwachsene dagegen kann sich selbst Luft verschaffen und sich beruhigen. Er weiß, dass sein Schmerz seine eigene Schöpfung ist, aber er findet auch die Lösungen in sich selbst.«

»Aber wie kann ich von einer Position in die andere wechseln, wenn ich blind bin vor Angst?«

»Erst einmal mache ich mir bewusst, in welcher Position ich mich befinde, ohne zu urteilen. Wenn das Kind in mir dominiert, versuche ich es zu beruhigen. Ich verspreche ihm, es stets zu begleiten und zu beschützen, damit niemand ihm wehtun kann. Dass es dem Mann, der ich geworden bin, vertrauen kann. Dass er es nie im Stich lassen wird und erfahren genug ist, ihm den richtigen Weg zu zeigen.«

Das Bild vom inneren Kind und der erwachsenen Person in mir erschien mir ziemlich zutreffend, ja, die beiden Ich-Anteile bestimmten quasi meinen Alltag.

Die Steigung nahm etwas ab, dennoch blieb der Weg ziemlich steil. Meine aus Angst verkrampften Muskeln entspannten sich allmählich. Nach dieser Flussüberquerung erschien mir alles leicht. In Jhinu Danda machten wir Halt. Wie üblich waren Nishal und Thim vor uns da. Es war erst ein Uhr und das Gepäck schon aufgeschnürt.

»Schluss für heute?«

»Ja. Wir könnten auf der Terrasse mittagessen und uns danach etwas ausruhen. Wenn du willst, steigen wir nachmittags zu den heißen Quellen hinunter und entspannen uns dort für den Rest des Nachmittags. Was sagst du dazu?«

»Dass das eine wunderbare Überraschung ist! Aber heiße Quellen, hier, mitten im Gebirge?«

»Ja, das ist ein merkwürdiges Phänomen in dieser Region des Himalaja. Es beruht auf Geothermie, das heißt, Wärme aus der Erde. Die Reibung der Gesteinsschichten erzeugt Hitze, die das Wasser aufheizt und nach oben drückt. So sind die heißen Quellen von Jhinu Danda entstanden.«

Menkhu, die Besitzerin der Lodge, kam uns mit ihren zwei vier- oder fünfjährigen Söhnen entgegen. Als sie mir die Hand gab, versteckten die beiden sich hinter ihren Beinen, um mich heimlich zu beobachten. Ich zwinkerte ihnen zu, worauf sie kichernd ins Haus rannten. Kurz danach tauchten sie wieder auf. Einer der beiden hielt mir einen aufgeplatzten Fußball entgegen, der andere markierte mit zwei großen Steinen Tore, in denen sie beide Stellung bezogen, bereit, meine Schüsse abzuwehren. Goumar und Thim beobachteten diese Vorbereitungen amüsiert. Da ich mir keinesfalls zutraute, es fußballtechnisch mit den zwei »großen« Jungs aufzunehmen, rief ich die beiden Männer zu Hilfe, und sie ließen sich nicht lange bitten. Ein englisches Touristenpaar ergänzte unser Team. Das Match konnte beginnen!

Zwanzig Minuten später beendete Menkhu die Partie mithilfe von vier dampfenden Tellern mit verführerisch duftendem Dal Bhat auf einem Tablett. Shanti lud die jungen Engländer ein, sich zu uns zu setzen. Erfreut kamen sie an unseren Tisch. Nick und Abby aus London hatten sich ein paar Monate freigenommen, um Meditationserfahrungen zu sammeln. Shanti hörte interessiert zu und trug mit seinem beeindruckenden Wissen offenbar einiges zu diesem umfangreichen Thema bei. Bald hatte ich das Gefühl, mit drei Erleuchteten am Tisch zu sitzen.

»Ich staune über Ihre revolutionären Prinzipien«, sagte Nick.

»Wieso revolutionär? Sie beruhen auf uralten Lehren«, erwiderte Shanti lächelnd.

»Dann haben sie wohl Probleme, die Grenzen zu überwinden.«

»Wenn Sie wollen, können wir heute bei Sonnenuntergang unsere Energien miteinander verbinden.«

Der Vorschlag wurde begeistert aufgenommen. Alle drei sahen mich auffordernd an. Peinlich berührt suchte ich nach einer Antwort.

»Davon verstehe ich nichts«, stammelte ich schließlich. »Ich würde bestimmt alles verderben.«

»Zum Meditieren braucht man keine besonderen Vorkenntnisse. Es reicht, wenn du dabei bist, du wirst sehen!«

»Äh … ja … und wer kümmert sich um das Gras und den Whisky?«

Ein unangenehmes Schweigen breitete sich aus, und ich versuchte, meine missglückte Bemerkung als Scherz auszugeben. Während ich noch nach Argumenten suchte, um mich aus dieser Sackgasse zu befreien, beendete Nick kurzerhand die Diskussion. »Perfekt! Wenn alle einverstanden sind, treffen wir uns um sechs wieder hier.« Ohne auf eine Antwort zu warten, stand er auf und ging mit seiner Freundin ins Haus. Belämmert starrte ich Shanti an.

»Ich sollte dir doch helfen, deine automatisch auftauchenden Gedanken aufzuspüren«, sagte er. »Meditation könnte dir dabei nützen. Lass dich darauf ein, auch wenn es dir komisch vorkommt.«

»Brauche ich dafür wirklich diesen Eso-Kram? Ich möchte dich nicht kränken, aber solche Sachen sagen mir nichts. Ich bleibe lieber mit beiden Beinen auf dem Boden statt mit dem Kopf im Kosmos!«

Mechanisch schaute ich auf mein Handy. Immer noch kein Netz! »Nein, keine Sorge, ich will dich nicht in eine andere Welt entführen. Ich schlage nur vor, deine ein wenig zu erweitern. Was riskierst du dabei?« Er zeigte auf mein Handy. »Oder hast du für heute schon was anderes vor?« Dieser Mann beherrschte die Kunst der Überzeugung. Er nervte, aber er faszinierte mich auch.

»Nein, mein Terminkalender hat noch ein paar Lücken«, erwiderte ich lächelnd. »Gut, dann schauen wir mal!«

Das neue Zimmer glich den vorigen – es war äußerst spartanisch. Nachdem ich mein Lager bereitet hatte, ging ich in den

Garten und nickte in der Sonne ein. Lautes Weinen weckte mich. Yanhi, der jüngere der beiden Brüder, war hingefallen, sein großer Bruder half ihm auf. Er weinte immer heftiger, seine Mutter wirkte aber nicht sehr besorgt. Ich vergewisserte mich, dass er keine ernsthaften Verletzungen hatte, nahm ihn in die Arme und setzte ihn auf meinen Schoß. Seine Kleidung war schwarz von Staub, was nichts Gutes über seine Reinlichkeit verhieß. Er streckte mir seine schmutzigen Händchen entgegen, um mir das Ausmaß seiner Wunden zu demonstrieren, aber die Haut war nur ein bisschen gerötet, wo er auf den Boden aufgeprallt war. Ich hielt ihm ein Papiertaschentuch unter die Nase und ließ ihn seinen angetrockneten Rotz hineinschnäuzen.

Sein Bruder, der ihm nicht von der Seite gewichen war, verfolgte alles, was ich tat, genau. Ich blies auf Yanhis kleine Hand und rezitierte einen Kinderreim, den ich oft von meiner Mutter gehört hatte: »Fünf Freunde sitzen dicht an dicht, sie wärmen sich, sie frieren nicht.« Ich zupfte an seinem Daumen und fuhr fort: »Der Erste sagt: ›Ich muss jetzt gehen.‹« Dann nahm ich seinen Zeigefinger. »Der Zweite sagt: ›Auf Wiedersehen!‹« Jetzt hielt er mir von sich aus den Mittelfinger hin. »Der Dritte, der verlässt das Haus.« Ich hob den Ringfinger an. »Der Vierte geht zur Tür hinaus. Der Fünfte ruft: ›Hey ihr, ich frier!‹ Da wärmen ihn die andern vier.« Mit diesen Worten bog ich alle fünf Finger, beim kleinen angefangen, nach innen, streichelte die kleine Faust und umschloss sie mit meiner Hand. Die Kinder sahen mich unverwandt an. Sie hatten kein Wort verstanden, waren aber vom Klang meiner Stimme wie hypnotisiert. Schon nach dem ersten Reim hatte der Kleine aufgehört zu weinen, und am Ende blickte ich in zwei strahlende Gesichter. Dann liefen beide davon.

Shanti hatte uns gerührt beobachtet. »Die Quelle ist eine halbe Stunde entfernt, wenn wir den Moment nutzen wollen, sollten wir jetzt gehen.«

Ich erkannte mich selbst kaum wieder: nicht der geringste Anflug von Missmut bei der Vorstellung, noch einmal loszulaufen, wo ich in Paris für die kürzesten Strecken ein Taxi gerufen hatte! Thim und Goumar schlossen sich uns an, Nishal wollte sich ausruhen. Auf dem von Bergen gesäumten Pfad sprang Thim in Flipflops von Stein zu Stein, Goumar beobachtete ihn aus den Augenwinkeln. Shanti machte den Abschluss, um sein Trüppchen im Auge zu behalten. Es ging einen Kilometer steil bergab. Und das mussten wir nachher wieder hinauf!

»Ich hoffe, dass es das wert ist«, sagte ich, »der Rückweg wird eine Tortur!«

»Carpe diem!«, erwiderte Shanti.

Jetzt sprach er auch noch Latein!

»Grüble nicht über den Rückweg, wo wir doch noch auf dem Hinweg sind! Freu dich auf das, was uns erwartet, statt an das Danach zu denken!«

»Ach ja, stimmt … Positives Denken!«

»Nicht nur. Lerne zu schätzen, was du gerade erlebst, statt dir vorzustellen, was später kommt. Sieh den Weg, auf dem du bist, die im Wind tanzenden Bäume, das Leben, das uns anlächelt, wohin wir auch blicken. Lausche den Liedern, die aus der Stille aufsteigen, sauge die vielfältigen Gerüche in dich ein, fühle, wie sich deine Muskeln im Rhythmus deiner Schritte an- und entspannen, spüre, wie dein Herz von dieser Liebe genährt wird.« Mein Herz klopfte laut und rief all meine Sinne zu sich. »Das ist Glück, Maëlle! Hör auf zu suchen, es ist im Hier und Jetzt. Nur was du in diesem Augenblick erlebst, ist wirklich.«

Wir kamen zu einem Fluss. Das warme Wasser aus den Felsspalten ergoss sich in breite rechteckige Becken, die in den Stein gehauen waren. In einem der Bassins flüsterten zwei Liebende, die sich an den Händen hielten und einander tief in die Augen schauten, als ob sie in diesem Hafen des Friedens allein auf der Welt wären.

Shanti wechselte ein paar Worte mit der Hüterin des Orts, die empfahl, uns erst mit Naturseife zu reinigen, bevor wir in das große untere Becken stiegen. Fünf dicke Bambusrohre verteilten den Wasserfall auf ebenso viele, etwa einen Meter voneinander entfernte Duschen. Thim und Goumar standen schon im Slip unter dem Wasserstrahl, Shanti tat es ihnen schleunigst nach. Meine unpassende Unterwäsche ließ mich zögern, aber als ich sah, wie viel Spaß die drei hatten, sich vor dem Felsen abzurubbeln, vergaß ich meine Scham.

Das heiße Wasser, das mir über Kopf und Körper floss, befreite mich von einer dicken Staubschicht, und im starken Strahl der wohltuenden Dusche glätteten sich meine zerzausten Haare. Danach ließ ich mich zu den anderen in das für uns vorgesehene Becken gleiten. Ich schwamm ein paar Züge und ließ das Wasser in alle Poren eindringen. Was für ein Glück!

In einer Ecke des Beckens lag Shanti regungslos auf dem Rücken, als ob er im Wasser schliefe. Ein paar Minuten später kam er zu mir.

»Bist du eingeschlafen?«, fragte ich.

»Nein, ich ließ mein Herz *sein*. Um das zu spüren, muss man es erleben. Streck dich einfach aus und horche in dich hinein …«

Ich versuchte es. Das erinnerte mich daran, wie ich früher mit meinem Cousin »Toter Mann« gespielt hatte: Wer sich am längsten im Meer treiben lassen konnte, hatte gewonnen. Hier war es weniger leicht, weil Süßwasser nicht so gut trägt, aber bald gelang es mir, meinen Körper zu stabilisieren. Ich horchte, hörte aber nichts. Außerdem hatte ich nicht ganz verstanden, was es da zu hören geben sollte. Voller Zweifel ließ ich es sein und gestand Shanti, dass es keine überzeugende Erfahrung war.

»Bemühe dich nicht, gerade im Wasser zu liegen, dein Körper findet schon von selbst die richtige Position!«

Neuer Versuch. Die mit Luft gefüllte Lunge trug Brust und Bauch an die Oberfläche, die Beine hingen ein wenig herunter.

Im Rhythmus meines Atems hob und senkte sich mein Körper. Ich horchte wieder, aber es kam nichts, nur ein paar dumpfe Geräusche.

»Ich habe mein Gleichgewicht im Wasser gefunden«, informierte ich Shanti, »aber ich höre immer noch nichts.«

»Da ist nichts zu hören, nur zu spüren, innerhalb und außerhalb deines Körpers. Werde zur Beobachterin deiner selbst! Stell dir vor, du sitzt am Beckenrand und siehst dir dabei zu, wie du diese Erfahrung machst.«

Das kam mir ziemlich absurd vor. Ob Shanti nicht doch ein bisschen verrückt war? Doch meine Neugier war stärker. Mühelos fand ich meine Lage im Wasser, mein leicht gewordenes Sein schwebte. Die Muskeln entspannten sich. Ich versuchte, meinen Körper zu spüren, aber alles war irgendwie verschwommen. Mit geschlossenen Augen horchte ich in mich hinein und hörte meinen Atem. Regelmäßig füllte und leerte sich meine Lunge. Mir wurde bewusst, dass sie das seit meiner Geburt tat. Ich folgte der Luft, wie sie in meinen Brustkorb eindrang und durch die Lungenbläschen ins Blut überging; visualisierte den Weg des Sauerstoffs, der von meinen roten Blutkörperchen zum Herzen transportiert wurde, wo er sich in zwei große Ströme aufteilte, einen für den Kopf und einen für den Rest des Körpers, damit die Arterien, die sich in immer mehr und immer kleinere Gefäße auffächerten, ihn bis in die letzte Zelle trugen; sah, wie mein Plasma Kohlendioxid an meine Lunge abgab, um sich wieder mit Sauerstoff zu füllen. Und dieses Wunderwerk funktionierte seit fünfunddreißig Jahren von allein, während ich tagaus tagein in irgendwelchen Unterlagen wühlte und mich ungemein intellektuell fühlte …

Plötzlich verstummte mein Denken, es lieferte keine Vorstellungen mehr, und etwas Merkwürdiges passierte: Auf Höhe meiner Kehle öffnete sich etwas, und ich hatte das Gefühl, zum ersten Mal im Leben vollständig in meinem Körper zu sein. Die

Grenze zwischen Körper und Wasser löste sich auf, und ich vermischte mich mit diesem Saft der Berge. Mein Sein dehnte sich aus, nach rechts und nach links, immer weiter, in alle Richtungen, durchdrang alles über und unter mir bis zum Mittelpunkt der Erde, immer weiter, bis es auf der anderen Seite wieder herauskam und mit dem Universum verschmolz. Ich hatte das Gefühl, eins zu sein mit allem, was mich umgab. Diese Kraft hatte ich noch nie in mir gespürt, ja, nicht einmal ihre Macht erahnt. Ich war in dieser Ewigkeit aufgehoben. Jedes Bild war verschwunden. Mein Herzschlag hallte unendlich wider, als würde nichts sonst existieren.

Von dem Erlebten verstört, richtete ich mich abrupt auf und sah zu Shanti hin. Er lächelte mir zu. Er wusste es. Ich wollte etwas erklären, aber es kamen keine Worte aus mir heraus. Shanti tauchte seinen Blick in meine verwirrten Augen. »Verstand und Worte können es nicht erzählen, nur unser Herz kann es leben.«

»Und ich habe das nicht geträumt?«, fragte ich, als ich wieder zu mir gekommen war. »Ich hatte das Gefühl, mit dem Universum zu verschmelzen. Verrückt! Ist das die Höhenkrankheit?«

»Nein, es ist die Wahrheit, du bist alles. Du bist gerade zur Quelle vorgedrungen, zu der Liebe, in der du lebst.«

»Hör auf, du machst mir Angst. Ich verstehe kein Wort!«

»Weil du wieder einmal versuchst, alles zu rationalisieren, aber nichts von dem, was ich sage, ist dazu geschaffen, mit dem Verstand erfasst zu werden. Fühle die Harmonie, in der du warst. Ging es dir dabei schlecht?«

»Im Gegenteil, ich habe eine unbeschreibliche Kraft in mir gespürt!«

»Du hast gerade an das Unermessliche gerührt. Den Urzustand, der dir immer dann zugänglich ist, wenn du deinen Verstand zum Schweigen bringst.«

»Sprichst du von Gott?«

»Nenn es, wie du willst!«

»Ich glaube weder an Gott noch an den ganzen anderen Humbug, auf dem sich Leute ausruhen, denen der Mut fehlt, sich dem Leben zu stellen.«

»Es geht doch nicht um glauben oder nicht! Lebe! Erlebe! Wenn du es benennst, engst du es ein, aber das, was ich meine, ist allmächtig, unendlich, ewig.«

Nichts von dem, was ich gerade eben erfahren hatte, hatte irgendeine Ähnlichkeit mit dem, was ich je zuvor empfunden hatte. Das ungeheure Gefühl, das mich trug, erfüllte mich mit nie gekannter Freude.

Um uns herum war niemand mehr. Thim und Goumar hatten das Becken verlassen. Die Luft war kühler geworden. Nachdem ich mich abgetrocknet und angezogen hatte, schaffte ich den Wiederaufstieg zur Lodge, den ich so gefürchtet hatte, mit Leichtigkeit. Noch ganz im Bann meines Erlebnisses, fühlte ich das Leben in mir und um mich pochen. Ich war ganz einfach da!

MEINE LIEBE WUT

Die wahre Freiheit besteht darin,
sich von der Diktatur des Ego und seines Gefolges
von Emotionen zu befreien.
Matthieu Ricard

Nishal und Thim waren beim Wäschewaschen, Nick und Abby unterhielten sich mit einem Neuankömmling: einem Mann mit sonnengebräunten Beinen und ein paar grauen Haaren an den Schläfen, die verrieten, dass er in seinen Vierzigern war.

Die Kinder kamen aus dem Haus gerannt und warfen sich ihm an den Hals. Er legte seinen riesigen Rucksack ab, nahm sie in die Arme, drehte sich im Kreis, stellte sie auf den Boden und strich ihnen zärtlich über den Kopf. Dann verbeugte er sich mit gefalteten Händen vor Menkhu, die er mit einem »*Namasté*« begrüßte. Nick winkte uns. Shanti ging auf die Gruppe zu und stellte sich vor. Der Fremde empfing ihn wie ein Geschenk. »Matteo, ich freue mich sehr!«

Dann drehte er sich zu mir um und gab mir die Hand. Dichte, regelmäßige Augenbrauen verstärkten seinen selbstbewussten Blick aus braunen Augen. Hohe Jochbeine und eine Adlernase über fein gezeichneten Lippen und einem kantigen Kinn mit Grübchen prägten sein markantes, schmales Gesicht, das dank Dreitagebart auch ein wenig verwegen wirkte. Trotz staubiger Shorts und Backpacker-Outfit hatte er eine besondere Ausstrahlung, der sich niemand entziehen konnte. Ich war wie hypnotisiert von seinen Augen und seinen sanften Händen. Wie lange hatte ich keine solchen Empfindungen mehr gehabt! Ohne mich aus den Augen zu lassen, murmelte er: »Ich habe Ihren Namen nicht ganz verstanden.«

Das rollende R verriet trotz flüssigem Englisch seine Herkunft aus Italien, das ich gut kannte und wo ich vor ein paar Jahren so unglücklich gewesen war. Die Erinnerung an diese schmerzhafte Liebesgeschichte holte mich auf den Boden zurück. Brüsk zog ich meine Hand weg. »Unwichtig!«

Der größere der beiden Jungs schnappte sich die Hand, die ich gerade losgelassen hatte, der kleinere hängte sich an die andere, und so zogen sie ihn zu seinem Zimmer, das neben meinem lag. Unter den verdutzten Blicken der anderen drehte ich mich um und wollte ebenfalls ins Haus.

Abby fing mich ab und erinnerte Shanti und Nick an unsere Verabredung: »Es ist 18.15 Uhr, die Sonne wird rot, wir sollten anfangen.« Das hatte ich ganz vergessen! Mir stand der Sinn nicht nach solchen Inszenierungen, aber Shanti ließ mich nicht gehen. Notgedrungen setzte ich mich also im Schneidersitz zu den anderen in den Kreis. Shanti erinnerte mich noch einmal daran, dass ich nichts tun müsse, nur da sein.

Das einsetzende Schweigen machte mich schnell nervös. Aus den Augenwinkeln beobachtete ich die anderen. Wie die Ölgötzen saßen sie da und starrten konzentriert auf den Boden vor ihnen. Ich fand die Position unbequem und rutschte ständig herum. Warum sollte ich hier meine Zeit vergeuden? Nach ein paar Minuten hatte ich genug und verließ die Gruppe. Keiner nahm davon Notiz. Ohne mit der Wimper zu zucken, machten sie ohne mich weiter.

Eine Stunde lang blieb ich auf meinem Zimmer, dann ging ich in den Gemeinschaftsraum hinunter, wo sich Shanti in einem Gespräch mit Matteo befand und mich mit einem Wink zu ihnen einlud, was ich tunlichst übersah. Ich wechselte ein paar Worte mit Abby, die ihr Buch beiseitelegte, um mir von ihrer Reise vorzuschwärmen. Halbherzig hörte ich zu.

Menkhu rief zu Tisch und servierte ein Dutzend verschiedene Gerichte. Shanti hielt mir einen Platz neben seinem neuen Freund frei, was mich gleich wieder nervte. Während des Essens blieb ich verschlossen. Matteo stellte mir ein paar Fragen, die ich einsilbig beantwortete, ohne das Gespräch weiterzuführen.

Mein Kopf schmerzte. Ich beeilte mich mit dem Essen und verabschiedete mich bald unter dem Vorwand, müde zu sein. Dann ging ich hinaus, an die frische Luft. Wie ein Goldsucher mit seinem Detektor lief ich, das Handy waagerecht von mir haltend, von links nach rechts, in der vergeblichen Hoffnung, eine abenteuerlustige Welle einzufangen, die einer Antenne entwischt war. Doch nichts! Ich setzte mich auf einen niedrigen Stuhl, und der Himmel fing meinen Blick ein: Millionen Sterne leuchteten über den Bergen, und die schmale Mondsichel in der Mitte kündete vom Beginn eines neuen Kreislaufs.

Matteo kam aus dem Haus und brachte mir eine Tasse Tee, die ich zurückwies. »Ich lasse sie Ihnen hier«, sagte er ruhig und stellte mir das Zeug vor die Füße. »Es ist kalt heute Abend, vielleicht ändern Sie Ihre Meinung noch. Gute Nacht!«

Ohne ein weiteres Wort ging er auf sein Zimmer. Shanti hatte die Szene von der Schwelle aus beobachtet.

»Warum bist du so?«

»Ich habe Kopfweh! Und ich will meine Ruhe!«

»Dafür wirkst du ziemlich aufgebracht.«

»Diese oberflächlichen Italiener machen mich wahnsinnig! Ich kenne sie, ich habe drei Jahre in Mailand gearbeitet, es gehört zu ihrer Kultur, zu lügen und ihr Wort zu brechen, du darfst ihnen nie vertrauen! Und dann spielen sie gern den Verführer und sind ständig am Flirten, ich mag diese Mentalität nicht, und ich habe keine Lust, meine Zeit damit zu vergeuden, das hatte ich schon mal!«

Shanti hörte schweigend zu, wie ich meiner Wut freien Lauf ließ, und betrachtete die Berge, die allmählich mit dem Himmel verschmolzen. Ohne seinen Blick loszureißen, legte er mir die Hand auf den Arm und begann zu erzählen:

»Eine weiße Frau kauft in einem Selbstbedienungsrestaurant einen Teller Suppe. Als sie ihr Tablett abgestellt hat und sich hinsetzen will, merkt sie, dass sie den Löffel vergessen hat, und geht einen holen.

Zurück am Tisch, sieht sie einen schwarzen Mann von ihrer Suppe essen. ›Wie unverschämt!‹, denkt sie. ›Aber er sieht nicht böse aus … Also höflich bleiben!‹

›Verzeihung‹, sagt sie zu ihm und zieht die Suppe zu sich herüber. Der Mann antwortet mit einem breiten Lächeln. Sie beginnt zu essen. Gleich darauf zieht ihr Gegenüber den Teller ein wenig zu sich hinüber, bis er in der Mitte des Tisches steht, und löffelt seinerseits ein wenig Suppe, das Ganze aber mit einer so entwaffnenden Liebenswürdigkeit in Gesten und Blicken, dass sie ihn machen lässt. So essen sie abwechselnd. Verblüffung tritt an die Stelle ihrer Empörung, sie ist verunsichert, fühlt sich sogar ein bisschen wie seine Verschworene.

Als sie aufgegessen haben, bedeutet ihr der Mann, sitzen zu bleiben, und kommt mit einer Riesenportion Fritten zurück. Wieder stellt er den Teller in die Mitte des Tisches und lädt sie mit einer Handbewegung ein, das Essen mit ihm zu teilen. Schließlich erhebt er sich, nickt ihr zum Abschied zu und sagt zum ersten Mal überhaupt ein Wort, nämlich: ›Danke!‹ Die Frau bleibt noch einen Moment nachdenklich sitzen. Als sie gehen will, greift sie nach ihrer Handtasche, die sie über die Stuhllehne gehängt hat, und greift ins Leere. ›Wie dumm kann man sein!‹, schilt sie sich selbst. ›Klar war der Typ ein Dieb!‹

Fast hätte sie ›Haltet ihn!‹ gerufen, als ihr Blick auf den Nachbartisch fällt. Dort steht ein unberührter Teller mit der inzwischen ausgekühlten Suppe und ein Stuhl, an dem ihre Tasche hängt. Nur ein Löffel fehlt …«

Shanti verstummte, den Blick in die Ferne gerichtet.

»Eine hübsche Geschichte, aber was willst du mir damit sagen?«

»Glaubst du, dass alle Schwarzen arme Diebe sind? Dass alle Italiener oberflächliche Verführer sind? Und dass alle Franzosen gleich sind?«

»Natürlich nicht!«

»Warum behandelst du dann Matteo so?«

»Er weckt schmerzhafte Erinnerungen.«

»Wenn du im Einklang mit deinen Prioritäten leben willst, musst du deine innere Haltung überprüfen und dich Begegnungen stellen, ohne sie mit der Bürde der Vergangenheit oder Vermutungen über die Zukunft zu belasten. Betrachte Matteo, als wäre er der erste Mensch in deinem Leben! Vergiss, was du von Männern im Allgemeinen und Italienern im Besonderen zu wissen glaubst. Hör auf dein Herz und vertrau dich ihm an. Erlaube deinem Ego nicht, dich auf Abwege zu führen! Jemand, der dein Herz berührt, ist für dein Ego der Feind. Hast du Gefühle für Matteo?«

»Überhaupt nicht! Ich habe dir doch gesagt, dass ich dieser Sorte von Männern aus dem Weg gehe.«

»Aber deshalb musst du doch nicht jedes Gespräch vermeiden und so einen angenehmen Moment oder eine nützliche Information verpassen! Er hat dir nur Tee gebracht, keinen Verlobungsring! Maëlle, er ist nicht der Kollege, der dich verraten hat. Er ist überhaupt keiner von den Menschen, die du kennst oder die dir wehgetan haben. Er ist anders und einzig.«

»Kennst du ihn, dass du so über ihn sprichst?«

»Gib dir die Chance, ihn kennenzulernen. Nicht als Italiener, sondern als einen Mann, der dein Herz zum Klopfen gebracht hat. Nur so kannst du herausfinden, ob es sich lohnt, Zeit an ihn zu verschwenden. Gute Nacht, Maëlle. Bis morgen.«

Er ging schlafen, und ich blieb ein paar Minuten allein unter den Sternen sitzen. Dann begann ich zu frieren und ging hinein. Als ich an Matteos Zimmer vorbeikam, sah ich Licht durch die Vorhänge, er schlief also nicht. Shanti hatte recht, er hatte mir nichts getan, außer dass mein Herz höherschlug, wenn ich an ihn dachte. Außerdem war er aufmerksam, und ich hatte ihn ungerecht behandelt.

Vor seiner Tür blieb ich kurz stehen, ich hätte mich gern bei ihm entschuldigt. Nein! Wie peinlich wäre das denn! Nie würde ich mich so weit herablassen! Leise schlüpfte ich in mein Zimmer, froh, dass mich niemand gesehen hatte.

*

»Frühstück ist fertig, Maëlle, in einer halben Stunde brechen wir auf!«

Ich öffnete ein Auge, fühlte meine schmerzenden Muskeln. Befreite einen Arm aus dem Schlafsack, um auf die Uhr zu schauen. 7.30 Uhr! Die Sonne war schon ohne mich aufgegangen. Ich holte tief Luft und kroch aus dem Schlafsack, um mich den Minusgraden zu stellen, zog mehrere Schichten übereinander und verließ das Zimmer. Die Tür nebenan stand offen, ich lugte hinein, aber er war nicht zu sehen. Auch seine Sachen nicht. Im Gemeinschaftsraum war er nicht. Ich lief in den Garten: nichts.

Dann traf ich Shanti.

»Gut geschlafen?«

»Wo ist er?«

»Wer?«

»Matteo!«

»Der ist gleich bei Sonnenaufgang los.«

»Warum hast du mich nicht früher geweckt?«

»Warum hätte ich das tun sollen?«

Enttäuschung und Zorn stiegen in mir auf und drohten mich zu überwältigen. »Na, weil … Ach, lass es, du verstehst ja doch nichts!«

Ich setzte mich allein an einen Tisch. Menkhu servierte ein üppiges Frühstück, aber mir war der Appetit vergangen. Ich hatte einen Stein im Magen, und mein Herz krampfte sich zusammen. Shanti nahm sich einen Kaffee und setzte sich zu mir.

»Du bist sauer auf mich, weil du einen Schuldigen suchst. Dein Ego kann den Grund dafür, dass es dir jetzt schlecht geht, nicht akzeptieren.«

»Pffft … du immer mit deinen Moralpredigten! Ich bin gar nicht sauer. Lass mein Ego in Ruhe und konzentriere dich lieber auf den Weg, der vor uns liegt.«

»Du hast recht, aus dir spricht dein Stolz, und der interessiert mich nicht. Ich will keine Zeit mit ihm verlieren. In zehn Minuten geht's los, ich warte draußen auf dich.«

Er stand auf und ging hinaus, um den Trägern beim Aufladen des Gepäcks zu helfen. Außer mir vor Zorn sprang ich auf und schrie ihm hinterher: »Genau, hau bloß ab! Du bist genauso feige wie alle Männer! Wenn's darum geht, Verantwortung zu übernehmen, ist keiner mehr da!« Er kam noch einmal zurück, steckte den Kopf durch die Tür und sagte belustigt: »Uuuups … Ich hab mich geirrt, deine Wut ist noch da!« Nick und Abby, die gerade hereingekommen waren, beobachteten die Szene verstört.

Ich kochte immer noch, als Yanhi mir eine Zeichnung mit einem Paar in einem riesigen Herzen schenkte. Da ließ ich mich auf die Bank fallen und schloss ihn in meine Arme. Er setzte sich auf meinen Schoß, sagte etwas auf Nepalesisch, nahm meine Hand und wiederholte das Spiel mit den Fingern, das ich ihm am Vortag nach seinem Sturz gezeigt hatte. Dann sah er mich mit einem tiefen Blick aus seiner reinen Seele an, wie es nur Kinder können. Meine Wut war verflogen, Tränen rannen mir über die Wangen. Ich umarmte ihn heftig, genauso wie seinen Bruder, der sich schweigend neben uns gesetzt hatte.

Nick und Abby bat ich bei der Verabschiedung um Entschuldigung für mein Benehmen. Sie wünschten mir eine gute Reise.

Menkhu begleitete mich mit ihren Söhnen zum Ausgang, umarmte mich und flüsterte mir ein paar Worte ins Ohr, die ich zwar nicht verstand, aber tief in meinem Herzen fühlte.

Ich sah ihr in die Augen und bedankte mich. Diese scheinbar so armen Menschen besaßen tatsächlich das Wichtigste, was es gab. Obwohl ich mich von meiner schlechtesten Seite gezeigt hatte, hatten sie mir so viel gegeben: ihre Gegenwart, ihr Schweigen, ihre Geduld, ihre Großzügigkeit, ihr Verständnis, ihren Blick, ihre Freundlichkeit, ihre Vergebung, ihre Liebe. Ich schämte mich. Gern hätte ich etwas erklärt, bevor ich ging, fand aber nicht die richtigen Worte.

Shanti ging als Erster los, ich folgte mit gesenktem Kopf, hinter mir Goumar. Dann drehte ich mich um, um den Kindern und Menkhu zu winken. Yanhi und sein Bruder wedelten wie wild mit ihren Händchen und versenkten sich dann wieder ins Spiel. Menkhu sah uns noch lange nach. Ich spürte ihren freundlichen Blick in meinem Rücken und winkte noch ein letztes Mal.

Der Tag begann mit einem steilen Aufstieg. Kälte und Anstrengung verhinderten jedes Gespräch. Ich ging in Shantis Fußstapfen. Meine schmerzenden Beine wärmten sich langsam auf. Mein Atem wurde schneller, ich war nicht in Form, die Stimmung blieb gedrückt. Seit unserem Aufbruch hatte Shanti noch kein Wort mit mir gewechselt. Beim Frühstück hatte ich anscheinend eine Grenze übertreten. Aber war er nicht auch ein bisschen empfindlich? Er hatte doch keinen Grund, sauer zu sein!

Das Gedankenkarussell in meinem Kopf begann sich wieder zu drehen. Weder hatte ich Romane erreichen können noch wusste irgendjemand etwas von der sagenhaften Heilmethode. Es gab keinen Empfang, ich war von allen wichtigen Nachrichten aus meinem Leben abgeschnitten. Wieder einmal zweifelte ich an meiner Entscheidung. Warum hatte ich mich bloß auf diese Reise eingelassen? Welcher Wahnsinn hatte mich hierhergetrieben? Sollte ich nicht besser umkehren und nach Hause fliegen? Halt suchend wandte ich mich an Shanti. Doch der ließ seinen Blick in die Berge schweifen und ignorierte mich.

In der Ferne sah ich das Ziel unseres Aufstiegs, das Dorf Chomrong. Thim sagte mir, dass wir die Zweitausend-Meter-Grenze überschritten hatten. Ich ging schweigend weiter. So viele Fragen stiegen in mir auf, ohne Antwort zu finden. Ich erstickte fast daran, und mein Guide schmollte. Was hatte ich denn so Schlimmes gesagt? Schließlich war er es, der jedes Gespräch vermied. Irgendwann pfiff er unseren Trägern und gab ihnen ein Zeichen anzuhalten. Er nahm sich eine Handvoll Trockenfrüchte aus dem Säckchen und hielt es mir hin. Dann setzte er sich ein paar Meter entfernt auf einen flachen Felsen mit Blick zu den Gipfeln. Offensichtlich war er sauer. Ich versuchte mich zu erinnern, womit ich ihm zu nahe getreten sein könnte, und mir fiel sein spöttisch verzogenes Gesicht ein, als er mir meinen Stolz vorhielt. Nervös an der Erdnussmischung kauend, ging ich zu ihm hin und setzte mich ebenfalls auf den Felsen.

»Du hast seit unserem Aufbruch noch kein Wort gesagt. Bist du böse?«

»Ich will meine Zeit nicht mit unnötigen Emotionen verlieren. Es ist mir zu anstrengend, mit Menschen zu diskutieren, die eine Geisel ihres Stolzes sind. Sie wollen unter allen Umständen recht behalten, besonders, wenn sie im Unrecht sind. Nimm's mir nicht übel, aber mir wäre es lieber, wenn du dich an jemand anderen wendest.«

»Aber du siehst doch, dass ich meine Eigenliebe überwinde, indem ich mit dir rede.«

»Beweise es! Entschuldige dich.«

Ich seufzte genervt.

»Okay, tut mir leid! Bist du jetzt zufrieden?«

»Nein, er ist immer noch da, so diskutiere ich nicht mit dir!«

»Sei nicht so kindisch, Shanti!«

»Ich will keine Energie vergeuden, Punkt. Lausche dem Monolog deines Egos, und ich konzentriere mich auf den Weg.«

»Du bist aber schnell gekränkt!«

Shantis Miene verfinsterte sich. »Wie du willst«, sagte ich und stand auf. »Ich will auch keine Energie verschwenden. Du kannst ja Bescheid sagen, wenn sich deine Laune gebessert hat.« Ich ging woanders hin, um mich zu setzen, aber er kam mir nach.

»Siehst du, er ist noch da, sonst hättest du dich aufrichtig entschuldigt. Weil dir das, was du heute Morgen gesagt hast, wirklich leidtäte.«

»Soll ich dich vielleicht auch noch küssen?! Ich hab doch schon gesagt, dass es mir leidtut. Aber bitte, wenn du lieber in deiner Ecke sitzt und schmollst ...«

»Ich schweige lieber, wenn du in deinen Emotionen gefangen bist. Dein Ego jubiliert. Es mästet sich an der Aufmerksamkeit, die du ihm schenkst. Du kannst nicht mehr klar sehen. Du hast deinem Ego die Tür aufgehalten, es hat sich bei dir breitgemacht und den Schlüssel zweimal umgedreht. Es nimmt den ganzen Raum ein. Wenn du versuchst, ihm zu entkommen, streut es dir Sand in die Augen. Es lässt dir gerade genug Luft, dass du es füttern kannst. Hör auf deinen Atem: Er geht kurz und schnell, dein Brustkorb schmerzt. Bald wird dein Ego deine Wut zum Tanz auffordern, und sie werden einen Schuldigen finden, der ihnen ihre Daseinsberechtigung liefert. Glaub mir, die beste Art, dir zu helfen, ist schweigen. Warten, bis dein Ego schlapp macht oder du aufwachst. Solange du es nährst, wird es immer stärker. Und schwieriger zu bekämpfen. Wenn dir das bewusst wird, verschwindet es. Es ist ebenso verletzlich wie die Dunkelheit gegenüber dem Licht. Falls dir noch ein wenig Klarheit geblieben ist, dann führ dir die Szene noch einmal vor Augen, aber ohne den Filter deines Egos.«

Shanti marschierte los, Goumar folgte ihm, ich hinterher. Nishal und Thim bildeten den Schluss der Gruppe. Von den

Sonnenstrahlen wurde die Luft milder. Schweigend dachte ich nach. Tatsächlich war ich im Verhältnis zum Vortag kurzatmiger, mein Sonnengeflecht hatte sich zusammengezogen, Magenschmerzen hinderten mich am Essen. Ich musste der Wahrheit ins Auge sehen: Warum hätte Matteo auf mich warten sollen, nachdem ich ihn so behandelt hatte? Und warum hätte Shanti ihn aufhalten sollen, zumal ich nichts gesagt hatte?

Ich beschleunigte meinen Schritt, schloss zu Shanti auf und nahm ihn am Arm. »Es tut mir leid! Ich hätte nicht so mit dir reden sollen.« Augenzwinkernd nahm er meine Entschuldigung an. Mein Magen entspannte sich, der Brustkorb öffnete sich, mein Atem wurde tiefer. »Ah, die Party ist vorbei!«, stellte Shanti mit einer gewissen Genugtuung fest. »Ja«, bestätigte ich beschämt. »Nur ein paar zerbrochene Gläser und leere Flaschen liegen noch herum, der Teppich hat ein paar Brandlöcher, und es stinkt höllisch. Ein Ausufern der Emotionen, das für ein paar Stunden einen bitteren Nachgeschmack hinterlässt.«

»Dann ging es ja ziemlich wild zu!«, sagte Shanti voller Mitgefühl. »Kann ich dir beim Aufräumen helfen?«

»Ja, gern! Ich weiß gar nicht, wo ich anfangen soll.«

»Schau dich erst einmal um! Vor dir erhebt sich die Annapurna Süd, da der Hiunchuli und zur Rechten der Machapuchare. Atme und staune!«

Er holte tief Luft und schloss die Augen. Das machte ich auch. »Noch einmal!«, befahl er mit erhobener Stimme. »Spür ihren Energien in deinem Körper nach. Dann atme deinen Schmerz aus, lass ihn los, leere deine Lunge. Atme ihre Unendlichkeit ein und deine Enttäuschung aus, atme ihre Reinheit ein und deinen Zorn aus. Atme noch einmal ein und aus …«

Mein Atem folgte dem vorgegebenen Rhythmus und wurde tiefer und langsamer. Kühle strich durch meine Nase und meine Kehle, füllte Bronchien und Adern, als würden meine Spannungen durch die Macht der Berge in eine beruhigende Kraft verwandelt.

»Atme, bis sich die Luft, die du ausstößt, genauso rein anfühlt wie die, die in dich eindringt, und nur noch Vollkommenheit aus dir strömt.« Ich inhalierte, bis ich keinen Unterschied mehr spürte zwischen der eingeatmeten und der ausgeatmeten Luft. »Lass den Sauerstoff durch die Poren in die Haut eindringen und lass ihn aus allen Teilen deines Körpers entweichen. Atme die Gesamtheit der Berge, der Bäume, des Himmels, des Universums ein … und aus!«

Ich visualisierte diese fast narkotische Kraft, die durch meinen Körper floss, und hatte wieder das Gefühl, mit allem, das mich umgab, ein großes Ganzes zu bilden. Als ich die Augen öffnete, wurde ich mir der Ruhe um mich herum bewusst. Shanti schaute zum Horizont, Nishal, der weiter oben saß, rauchte eine Zigarette, Goumar und Thim hatten sich in der Sonne ausgestreckt.

»Wie fühlst du dich jetzt?«

»Leer. Zum Stillstand gekommen. Ich weiß nicht, wie ich es erklären soll.«

»Du musst nichts erklären, nur fühlen. Du hast deine Gedanken zum Schweigen gebracht wie bei den heißen Quellen und konntest so das Jetzt erleben. Wenn du dein Denken daran hinderst, dich einzuschließen, gibt es weder Vergangenheit noch Zukunft, dann lässt du dem, was ist, Raum.«

»Aber ich kann meine Zeit doch nicht mit Atmen verbringen!«

»Du atmest, seit du auf der Welt bist. Wenn du dich darauf konzentrierst, lockerst du den Schraubstock, in dem du steckst, und erweiterst dein Bewusstsein, machst Raum für anderes als dein Problem. Das ist eine gute Übung, um dein Gedankenkarussell zu besänftigen … So, und jetzt, wo wir wach sind, können wir versuchen, Ordnung in das Chaos zu bringen, das du hinterlassen hast.«

Wir setzten uns wieder in Gang, gefolgt vom Rest der Truppe, und Shanti erklärte: »Wie ich schon sagte, gibt es nur zwei Grundgefühle: Liebe und Angst. Du kannst nicht beide gleichzeitig haben. Liebe erfordert Achtsamkeit. In diesem Modus hat das Herz die Oberhand. Es lenkt deine Bewegungen, und das Ego findet keinen Ausdruck mehr. Wenn du den Gedanken die Macht überlässt, versetzen sie dich in die Vergangenheit oder in die Zukunft, und du bewegst dich im Bereich der Angst. Das ist das Reich des Ego. Es erfindet alle möglichen Strategien, die dich daran hindern zu handeln, weil es sich vor Veränderungen fürchtet. Alles, was es nicht kontrolliert, macht ihm Angst. Das ist dir gestern Abend passiert.«

»Warte! Ich weiß nicht genau, ob ich dich richtig verstehe. Ich hatte gestern gar nicht das Gefühl, in der Vergangenheit zu versinken oder Angst zu haben.«

»Der Verstand ist schlau, er schläfert dich ein, ohne dass du es merkst. Erinnere dich, wie es dir vor Kurzem bei den heißen Quellen ging!«

»Großartig, da war so eine wahnsinnige Kraft in mir!«

»Da hast du auf deinen Körper, deine Seele, dein Herz gehört. Dein Verstand und dein negatives Denken sind verstummt. Und weißt du auch noch, was danach kam?«

»Ja, wir sind wieder zurückgegangen, und der Aufstieg war weniger kraftraubend als befürchtet.«

»Da warst du noch ganz in der Gegenwart, erfüllt von den Schwingungen des soeben Erlebten und voller Energie. Irgendwann ist es gekippt. Dein Verstand hat wieder die Macht übernommen und dich in seine Zweifel hineingezogen.«

»Das war, als wir angekommen sind.«

»Geht das noch genauer?«

»Nein, ich hab da so etwas wie einen Filmriss.«

Ich versuchte, ein klares Bild von unserer Rückkehr zu gewinnen, aber es blieb verschwommen. »Ich weiß nicht …«, stammelte ich schließlich. »Die Meditation mit Nick und Abby hat mich, glaube ich, genervt.« Shanti blieb abrupt stehen.

»Da siehst du, wie mächtig und trickreich dein Verstand ist. Er vernebelt das, was dir beim Erinnern helfen könnte, weil dein Ego fürchtet, zum Schweigen gebracht zu werden. Lass mich deinem Gedächtnis auf die Sprünge helfen: Deine Stimmung ist gekippt, als Matteo auftauchte. Vielleicht hattest du Angst, dich zu verlieben. Und dein Verstand hat übernommen. Er hat die Verletzungen aus der Vergangenheit wieder aufleben lassen und dich an berufliche und private Trennungen erinnert, die alle von Verrat geprägt waren. Mit dieser Strategie hat er alle Wege zu deinem Herzen verbarrikadiert. Und du hast alles abgeschmettert, was Matteo zu bieten hatte: ein Lächeln, ein Gespräch, einen Tee. Dabei hat dir dein Herz sogar Signale gesandt, indem es stärker zu schlagen begann, als eure Blicke sich begegnet sind, doch du hast das ignoriert!«

»Nein … ja … ich weiß nicht, ich hatte Kopfweh …«

»Das war nur eine Folge deines inneren Konflikts.«

Shanti haute mir die Wahrheiten nur so um die Ohren, ließ mir keine Hintertür offen und bohrte seinen Blick in meinen, um mich am Ausweichen zu hindern. »Matteo ist er selbst geblieben: offen und aufmerksam. Und du hast einfach auf stur geschaltet.« Ich senkte den Kopf, er hob mein Kinn wieder an. »Ich bin noch nicht fertig, und du hörst mir jetzt bis zum Schluss zu!« Wie betäubt ließ ich es geschehen. »Am nächsten Morgen tat es dir leid, und dein Herz trauerte um Matteo. Jetzt war Angriff für dein Ego Pflicht. Seine unschlagbaren Waffen sind Zorn und Stolz. Ein Unrecht eingestehen? Niemals! Es hat einen Schuldigen gesucht und dir die Lösung präsentiert: Matteo, denn er hat dir wehgetan. Der schöne Italiener ist einfach verschwunden, ohne dir Auf Wiedersehen zu sagen. Dafür grollst du ihm. Aber das reicht nicht. Zwei Feinde sind besser als einer. Also wirfst du mir vor, dass ich ihn gehen ließ, ohne dich zu wecken. Tatsächlich ist es ganz anders: Es gibt nur einen Schuldigen, den du nicht im Außen findest: dein Ego. Wenn du ihm erlaubst, dein Leben zu lenken, wirst du zu seiner Komplizin.«

Seine Analyse war so treffend, dass es mir die Sprache verschlug. »Es wird zum Konflikt zwischen deinen Zielen und deinem Denken kommen. Du hast deinem Herzen erlaubt, seine Prioritäten zu wählen, und alles, was dir widerfährt, Begegnungen, Erfahrungen und so weiter, wird in diese Richtung gehen. Wenn du dich dagegen auflehnst, wirst du den schlimmsten Albtraum erleben. Wenn du es aber annimmst und dem Leben vertraust, werden deine Träume der Reihe nach wahr.« Ich rieb mir die Augen.

»Ich habe noch eine schlechte Nachricht für dich«, fuhr er ungerührt fort. »Wenn du zulässt, dass dein Ego jede sich bietende Gelegenheit verwirft, werden dir immer schwierigere Situationen vorgesetzt werden, um deinem Willen zu entsprechen. Du hast zwei Möglichkeiten: entweder dein Herz zum Schweigen zu bringen und deine Ziele zu ändern, oder deinen Verstand zu zähmen und deine Wünsche Wirklichkeit werden zu lassen. Wofür entscheidest du dich?«

»Ähm, ich weiß es nicht mehr. Nicht so schnell, Shanti, mir klingeln die Ohren! Du ersparst mir aber auch nichts!«

»Ich bin nicht da, um dich zu schonen, sondern um dir zu helfen. Also, was willst du?«

Ich seufzte.

»Ich will schon bei meinen Prioritäten bleiben. Aber wie soll ich meinen Verstand ausschalten?«

»Indem du in der Gegenwart lebst. Das ist der einzige Weg. Fang einfach an, Gedanken und Gefühle zu beobachten wie bei den heißen Quellen.«

»Aber in dem Zustand, in dem ich dort war, bin ich nicht in der Lage, irgendetwas Konstruktives zu tun. Und ich kann doch nicht die ganze Zeit in diesem Schwebezustand verbringen und darauf warten, was mein Herz sagt.«

»Von Stillstand ist nicht die Rede, nur von Achtsamkeit. Wenn du dein Denken, dein Handeln und deine Worte aufmerksam wahrnimmst, gibst du deinem Leben eine andere Richtung, hin auf das, was du eigentlich sein willst. Dann schaltest du deinen Autopiloten ab und hörst auf, immer wieder dieselben Fehler zu machen.«

Langsam verstand ich, was Shanti meinte. Aber wie sollte das gehen? Für ihn war das, was er sagte, offenbar selbstverständlich, aber ich sah da nur Probleme.

Meine Gedanken zu beobachten, erschien mir schwierig, sie entzogen sich ja meiner Kontrolle. »Das lernst du nicht in ein paar Stunden, aber je länger du übst, desto mehr wird es zur Gewohnheit. Ein paar Sekunden pro Tag, dann ein paar Minuten, und am Ende kannst du gar nicht mehr anders, als achtsam zu leben, weil du deinen Sinn für das Glück entdeckst. War das nicht deine Absicht, als du die großen Steine in das Glas gelegt hast?«

Die Hoffnung vertrieb meine Angst, und ich gewann wieder ein bisschen Zutrauen.

»Dann habe ich also eine wichtige Begegnung verpasst«, stellte ich traurig fest.

»Dein Verstand ist wirklich gut darin, negative Gedanken zu erschaffen, damit du hübsch enttäuscht bist!«

Shantis Humor gefiel mir. Er beherrschte die Kunst, mir immer, wenn ich entmutigt war, ein Lächeln auf die Lippen zu zaubern.

»Das ist die Wahrheit!«

»Welche Wahrheit? Verstehst du nicht, was ich dir sagen will? Wahr ist, dass wir uns hier und jetzt auf zweitausenddreihundertsechzig Meter Höhe im Dorf Sinuwa befinden, in einer grandiosen Landschaft, gesund sind, glücklich … und hungrig. Das ist die einzige Wahrheit!«

Er legte mir den Arm um die Schultern. »Und so schön ist er gar nicht. Er ist eben auch nur ein Mann … und dazu noch Italiener … Da hast du nichts verpasst!« Ich lachte aus vollem Herzen und hieß ihn alles Mögliche.

»Wenn er dir wieder über den Weg laufen soll«, fuhr Shanti, wieder ernst geworden, fort, »kann nichts das verhindern, da kannst du dir sicher sein!«

»Wie soll ich ihn im Himalaja wiederfinden? Da könnte ich auch ein Dromedar auf dem Gipfel des Everest suchen!«

»Denk nicht darüber nach! Vertrau dem Leben. Erschaffe, was du möchtest, und lass das Universum machen.«

VISITENKARTE

Ohne uns dessen bewusst zu sein, können wir
alles Mögliche für unsere Identität halten:
unseren Körper, unsere Ethnie, unseren Glauben, unser Denken.
Jack Kornfield

Wir aßen bei einem jungen Paar zu Mittag. Von dem großen Holztisch aus hatten wir einen spektakulären Blick auf die Annapurna Süd, den Hiunchuli und den Machapuchare, die über dem Tal thronten und in ihren tiefen Falten winzige Häuser bargen, die wir nur erahnen konnten.

Ich bestellte vegetarische Momos, mit Gemüse gefüllte tibetische Teigtäschchen, dazu Reis und eine Banane als Nachtisch, genau wie Shanti. Nishal und Thim machten ein Schläfchen am Hang, und Goumar war noch nicht aus der Küche gekommen. Wir waren etwas in Eile, da wir uns vormittags verspätet hatten. Drei Stunden Marsch lagen noch vor uns.

Nach kurzer Rast machten wir uns wieder auf den von Brombeeren und Farn gesäumten Weg. Viele Kurven führten gut hundert Höhenmeter bergauf in den Tropenwald, dann über fünfhundert Höhenmeter bergab in einen Bambushain. Das war so anstrengend, dass ich nicht sprechen konnte. Die vier Männer passten sich freundlich lächelnd meinem Rhythmus an. Gelegentlich wechselten sie ein paar Worte mit entgegenkommenden Sherpas, die unter der Last der Lebensmittel und Getränkedosen, die sie trugen, fast zusammenbrachen. Während ich den Weg schon so kaum schaffte, trugen einige ihr Körpergewicht noch einmal auf dem Rücken.

Der milde Nachmittag erleichterte den Aufstieg. In regelmäßigen Abständen umrundeten wir Steintürmchen mit Gebetsfahnen an der Spitze, die Mantras zum Himmel schickten und wie zum Schutz über unseren Köpfen flatterten. Im durchscheinenden Licht sah ich die zwei Gipfel des Machapuchare.

Als wir das Dorf Bamboo Lodge durchquerten, war gerade Unterrichtsschluss. In den Gassen wimmelte es von Kindern in Uniform. Vor uns trugen schwer beladene Esel Säcke mit Mehl und Hirse die Steintreppe hinauf, die den Ort durchzog. Rechter Hand befand sich unser Quartier, dessen Terrasse zur Betrachtung des Tals einlud. Wie überall im nepalesischen Hochgebirge folgten die Häuser demselben Konstruktionsprinzip: Ein steiles Schindeldach schützte einen gedrungenen Bau aus Stein. Unsere Unterkunft war ein hölzerner Anbau an eines dieser Häuser.

Nishal hatte netterweise mein Gepäck vor meiner Tür im Erdgeschoss des zweistöckigen Hauses abgestellt. Routiniert nahm ich mein Zimmer in Besitz und bereitete mein Lager vor, damit mich der Einbruch der Dunkelheit nicht überraschte. Als ich auf die Terrasse trat, um den Blick ins Tal zu genießen, entdeckte ich Nishal. Er saß auf einer Bank vor einem Bretterverschlag und rauchte eine selbst gedrehte Zigarette, den Blick in die Ferne gerichtet. Ich stieg zu ihm hinunter. Der Bretterverschlag, der sich auf einer Seite zu einem Tresen öffnete, entpuppte sich als eine Art Kiosk. Ich lud Nishal auf ein Gorkha ein, nepalesisches Bier, was er freudig annahm, und setzte mich zu ihm. Er deutete auf sein Tabakpäckchen, um mir eine Zigarette anzubieten, aber ich rauchte seit vier Jahren nicht mehr und lehnte ab.

Die sinkende Sonne überzog den Horizont mit einem samtenen Licht. Als sie zur finalen Show ihre Feuerlaser vor unseren bewundernden Blicken kreuzte, blieb die Zeit wie jeden Abend stehen. Nishal deckte sich noch mit Pilot-Zigaretten ein, das Päckchen für 30 Rupien, also etwa 30 Cent, und ich kaufte ein paar Snacks für den nächsten Tag. Dann folgten wir dem glitzernden Pfad zur Lodge.

Zurück in meinem Zimmer, duschte ich und setzte mich dann zu Shanti. Bald würde das Abendessen serviert: Gemüsesuppe mit Momos und ein Omelett, wie angekündigt. Ich liebte diese Momente, in denen ich mich mit meinem Guru austauschte. Er fragte, wie es mir gehe. Es verändere sich gerade so viel in mir, sagte ich, und dass ich Angst hätte, die Orientierung zu verlieren. Shanti beruhigte mich. Meine Masken fielen, und ich sähe mein wahres Gesicht. Nur dass die Waffen, die mir sonst zur Verfügung stünden, mir hier nichts nützten. Tatsächlich helfe mir nichts, was ich kannte, hier weiter, bestätigte ich. Ich fühlte mich verletzlich, alles tat mir weh, unsere Gespräche zogen mir den Boden unter den Füßen weg. Ich gestand ihm meine Angst, in ein schwarzes Loch zu fallen.

»Da sind keine Abgründe oder andere Schrecklichkeiten auf deinem Weg. Du musst dich nur von dem befreien, was dich blockiert, um dich wiederzufinden.«

»Ich habe mich immer für stark gehalten … aber jetzt ist alles anders. Seit dem Beginn unserer Reise bin ich so labil. Ich habe die Kontrolle verloren.«

»Weil hier ganz andere Werte wichtig sind als die, die du gewohnt bist.«

Ich rieb meine Hände und blies hinein, um sie zu wärmen.

»Die extremen klimatischen Bedingungen hier zwingen dich, Reserven anzuzapfen, von denen du bisher nichts geahnt hast. Im Angesicht der gewaltigen Berge fühlst du dich als Mensch sehr klein. Aber am meisten verwirren dich, wie du bemerkt hast, die Reaktionen der Menschen, denen du begegnest. Deine Denkmuster, Strategien und Verteidigungsmechanismen laufen ins Leere. Deshalb fühlst du dich schutzlos. Erziehung und gesellschaftliche Erwartungen führen dazu, dass wir von klein auf Schutzmauern um unser Innerstes errichten und darüber unsere ureigensten Bedürfnisse vergessen. Der grundlegende Wert, auf den sich das ganze westliche System von Verständnis, Akzeptanz, Macht, Anerkennung und Liebe stützt, ist das Geld. All deine Reflexe sind davon geprägt. Aber hier funktioniert das nicht.«

Ich legte meine Hände um meine Suppenschale. Shanti biss in eine gebratene Momo.

»Im Westen seid ihr auf gesellschaftlichen Erfolg programmiert. Euer Lernen, Wünschen, Denken gründet sich auf materiellen Erfolg. Ihr liebt nur, was euch etwas einbringt.«

»Das ist jetzt aber zu kurz gedacht!«

»Je fetter das Bankkonto, desto größer der Respekt. Ihr lebt in ständiger Angst, das bisschen, das ihr angehäuft habt, zu verlieren, denn Liebe ist bei euch ans Geld gebunden. In Beziehungen reduzieren sich eure Wünsche auf materielle Projekte: ein Haus, ein Auto, große Anschaffungen. Ihr nehmt euch nicht mehr die Zeit, von den Alten zu lernen, eure Kinder Vertrauen zu lehren und mit euren Freunden zu teilen, statt euch ständig mit ihnen zu vergleichen. Euer Wertesystem ist auf Besitz und Vermögen gegründet. Alles, was ihr gebt, wird mit Zins und Zinseszins berechnet. Schlimmer noch: Ihr verwechselt das, was ihr seid, mit dem, was ihr habt. Ihr identifiziert euch mit eurem Titel, eurem Viertel, eurem Besitz, eurer Herkunft, eurem Namen, eurer Arbeit, euren Beziehungen und existiert nur durch sie. Ihr könnt euch gar nicht vorstellen, für das geliebt zu werden, was ihr seid: menschliche Wesen. Im Himalaja übertreiben wir es in die andere Richtung. Mangels Geld herrscht hier das Elend. Um zu überleben, klammern sich die Leute hier an die Werte ihrer Vorfahren und Religionen, die ihrem Leben einen Sinn geben. Sie können nicht im Überfluss schwelgen, sondern müssen sich um ihre Grundbedürfnisse kümmern. Das Ego findet hier keine Nahrung, was Mitgefühl, Solidarität, Optimismus und Aufmerksamkeit begünstigt, einfache Freuden eben.«

»Das stimmt! Die Begegnungen, die ich hier hatte, erinnern mich daran, dass wir uns irgendwie verlaufen haben.«

Ich seufzte und machte ein ernstes Gesicht. »Aber woher diese Verletzlichkeit? Ich sollte doch mein inneres Wesen wiederfinden.«

»Du hast dein Leben auf Handeln und Planen aufgebaut. Dein Denken entwickelt komplexe Strategien, um die verschiedensten Situationen auf ihre Rentabilität abzuklopfen. Da zählen Verhandlungsgeschick und Profit. Und das Ego hat dabei einen glänzenden Auftritt. Bei uns kauft dir niemand etwas ab, selbst wenn viele das wollten, weil das nötige Geld fehlt.«

»Ich will doch gar nichts verkaufen!«

»Das ist vielleicht das Problem. Tag für Tag befreist du dich von Schutzschichten, an denen du hier zu schwer trägst: Mechanismen, die du entwickelt hast, um die Energie, den Blick und die Liebe der anderen auf dich zu ziehen. Wenn du einen Vortrag vor Leuten hältst, die jedes Wort von deinen Lippen aufsaugen, wenn du ein Auto fährst, das jeder gern hätte, wenn du in den schönsten Roben glänzt, erregst du damit Aufmerksamkeit und Neid.«

»Was ist denn so schlecht daran, sich etwas zu gönnen?«

»Nichts, nur dass du nicht unterscheidest zwischen dem, was du bist, und dem, was du verdienst. Das ist verwirrend. Denn du weißt nie, ob die Liebe, die man dir schenkt, auf deinem Erfolg beruht, auf dem, was du darstellst, oder darauf, dass man dich gern zu seinen Bekannten zählt. Glaubst du, dass Menschen, die materiell schlechter gestellt sind, sich in euren Arenen wohlfühlen? Ich glaube nicht. Sie suchen verzweifelt nach einem Platz, den die Gesellschaft ihnen niemals zugestehen wird. Das Paradoxe daran ist, dass auch jene, die ein Vermögen gemacht haben, sich nie in Sicherheit wiegen können. Sie wollen immer mehr: mehr Geld, mehr Macht, mehr Anerkennung, weil sie denken, dass sie damit Liebe horten können. Ihr haltet die Insignien des Reichtums für Garanten der Zuneigung.«

Ich verzog zustimmend das Gesicht. Alles Leid komme von unserer Angst zu versagen, fuhr Shanti fort. Während wir darauf hofften, dass der andere uns anschaue, nähmen wir ihm die Luft zum Atmen und merkten nicht, dass wir nur die unreine Luft einsaugten, die er ausgeatmet habe. Schweigend lauschte ich der Weisheit dieses Mannes, der sie in Worte goss, die mich sprachlos machten. »Also warum fühlst du dich so verletzlich? Weil du dem Ego der Reihe nach die Masken herunterreißt, mit denen es dich narrt, um sich zu schützen. Akzeptiere deine Verletzlichkeit, dann erfährst du auch, wer du bist. Dann stehst du nackt da, ohne Panzer, aber das macht dich nicht schwach, im Gegenteil, du findest wieder zum Wesentlichen.« Shantis Worte ließen mein Herz schneller schlagen. Sie hörten sich richtig an, aber erschreckten mich.

»In meinem Leben ist alles kontrolliert und kalkuliert. Und du sagst, ich soll loslassen, den gegenwärtigen Moment willkommen heißen, den Panzer ablegen? Das kann ich nicht!«

»Kein Kostüm, das du erschaffst, wird je ganz verbergen, wer du bist. Du trägst doch bereits ein königliches Kleid. Warum also nicht stolz enthüllen, wer du bist? Hab keine Angst, abgelehnt zu werden oder allein zu bleiben, es ist dein bisschen Menschlichkeit, für das du geliebt wirst. Was du als Schwäche empfindest, wird sich in Stärke verwandeln. Wenn deine Rüstung und die Bürde deiner Verkleidungen von dir abgefallen sind, bleibt nur das Wesentliche übrig.«

In meinem Zimmer versuchte ich, die Gespräche mit Shanti festzuhalten, und machte mir ein paar Notizen:

Lebe den Augenblick!
Betrachte den Moment mit ganz neuen Augen!
Es gibt nur zwei Gefühle: Angst und Liebe.
Du allein bist für dein Leid verantwortlich.
Was negativ erscheint, muss es nicht sein.

Setz Prioritäten und vergewissere dich, dass dein
Denken diesen Zielen dient! Achte auf deine automatischen
Reaktionen!
Tröste dein inneres Kind, wenn es panisch wird.
Lerne die Botschaften des Herzens von denen des Ego zu
unterscheiden!
Leg deinen Panzer ab: Er schützt dich nur scheinbar und
wird dich irgendwann ersticken.
Konzentriere dich auf das Wesentliche.
Die Leichtigkeit liegt darin, du selbst zu sein.

Wie ein Mantra sagte ich mir diese Liste vor, bis ich irgendwann darüber einschlief.

VERFÄLSCHTE WIRKLICHKEIT

Wir sehen die Dinge nicht,
wie sie sind, sondern wie wir sind.
Anaïs Nin

Mit schwerem Kopf wachte ich auf und kehrte erleichtert in die Wirklichkeit zurück. Ich hatte eine Nacht voller Albträume hinter mir, in denen ich meine Arbeit verlor, in düsteren Kindheitserinnerungen versank und plötzlich eine schreckliche Krankheit bekam. So schlecht hatte ich selten geschlafen. Und zu der Dunkelheit kam noch die klirrende Kälte hinzu. Seit wir die Zweitausendergrenze überschritten hatten, fror das Thermometer nachts unter null ein. Ich setzte mich im Schneidersitz aufs Bett und dehnte mit ein paar Kopfbewegungen Hals und Oberkörper. Muskelkater hatte ich seit der letzten Etappe nicht mehr. Wie jeden Morgen zog ich mich mit angehaltenem Atem an, ging durch den schlafenden Gemeinschaftsraum hinaus und stellte mich dem Frost.

Hinter dem Hiunchuli wurde es allmählich hell. Der Sonne beim Auf- und Untergehen zuzusehen erfüllte mich jedes Mal mit tiefer Freude. Am Abend hatte ich einen flachen Felsen entdeckt, hoch genug, um von ihm aus ihr Erscheinen zu beobachten. Dort kletterte ich hinauf. Shanti hatte dieselbe Idee gehabt. Seelenruhig saß er im Lotussitz vor den gewaltigen Bergen, die Hände auf den Knien, und betete. Ich trat lautlos näher und setzte mich neben ihn. Umgeben von seinen Aposteln, wechselte der Machapuchare im Sekundentakt die Farbe. Ich sah auf die Uhr – gleich war es so weit. Die Sonne kam nie zu spät, ihre Pünktlichkeit flößte mir tiefen Respekt ein. Schon beleuchtete die hellorange Feuerkugel unser Gesicht. Die Schönheit dieser einzigartigen Landschaft berührte uns tief, während die ersten Strahlen uns wärmten. Mein Meister drehte sich zu mir um und schenkte mir ein Lächeln, das ich automatisch erwiderte. Nach einem langen Schweigen fragte er mich sanft, was meine Ziele für den Tag seien. Überrascht dachte ich eine Weile nach.

»Ich möchte möglichst schnell ans Ziel kommen, um den sagenhaften Jason zu treffen und das Buch für Romane zu übernehmen. Außerdem hat mir Goumar eine fantastische Aussicht auf die dreizehn höchsten Gipfel des Himalaja versprochen. Wenn wir dort ankommen, werden wir als Lohn unserer Mühen wohl eine Art Vollendung erleben, oder?«

Shanti schien ganz in seine Gedanken versunken zu sein.

»Meinst du nicht?«

»Der Weg ist das Einzige, was zählt. Das Ergebnis ist oft unbedeutend im Verhältnis zu dem Weg, den man zurückgelegt hat.«

Na gut, nach allem, was er mir über den gegenwärtigen Augenblick erzählt hatte, suchte ich also wohl besser etwas, das näher an der Gegenwart war.

»Ich freue mich auf den Rhododendronwald, von dem ich Wunderdinge gehört habe. Und was hast du für heute vor?«

»Immer dasselbe: glücklich zu sein.«

»Und schaffst du es?«

»Ich gebe mir Mühe. Glück ist eine innere Haltung. Ich versuche, mich nicht von meinen Gedanken gefangen nehmen zu lassen. Ich freue mich auf diesen neuen Tag und öffne mich den schönen Überraschungen, die er für uns bereithält.«

»Du hast noch nie etwas von dir erzählt, Shanti. Bist du verheiratet?«

Er sah mich kokett an und hob fragend eine Augenbraue. Ich

wurde rot, und er begann zu lachen. Genauso hatte ich reagiert, als er mir diese Frage stellte.

»Das war ein Scherz, ich wollte dich nur necken. Danke für dein Interesse! Ich habe drei Kinder, die ich nur selten sehe. Ich bin verheiratet, aber … hier ist das eine Sache der Kaste.«

»Also war es eine arrangierte Ehe?«

»Ja. Ich bin Brahmane, gehöre also der höchsten Kaste an, und die Ehe musste meiner Herkunft entsprechen. Mir ist es wichtig, meinen Kindern die Grundlage dafür zu geben, dass sie über ihr Leben entscheiden können.«

»Warst du schon immer Guide?«

»Nein, ich habe als Träger angefangen, wurde dann Chefträger. Parallel dazu habe ich Englisch gelernt und mein Diplom zum Begleiter gemacht. Damit bin ich zufrieden.«

Shanti sah auf die Uhr. Zeit für das Frühstück! Sein Magen knurrte zustimmend, worüber wir beide lachen mussten. Ich fühlte mich wohl, Shantis Worte, die zu dem grandiosen Panorama passten, hatten mich erquickt. Verfroren und ausgehungert kamen wir in unsere Lodge zurück und verputzten unser »full breakfast« im Nu. Danach mahnte Shanti trotz der beißenden Kälte zum Aufbruch.

Unterwegs umschloss die Kälte mein Gesicht wie ein eiserner Ring, Wangen und Lippen vereisten. So gut es ging, bedeckte ich jede Blöße, trotzdem liefen mir die Tränen. Shanti drehte sich um, um mich aufzumuntern. Wir kämen bald in den Rhododendronwald, der uns zumindest vor dem Wind schützen würde. Ich freute mich, dass wir diese Route gewählt hatten, weil dieser besondere Ort schon Thema diverser Reportagen gewesen war. Die Landschaft wechselte wie Bühnenbilder im Theater. Schließlich gelangten wir auf einen Pfad, der von einem üppigen Blätterdach ineinander verschlungener Bäume überwölbt war.

»Hier sind wir! Schau dir diesen wunderbaren Wald an, hast du so was schon irgendwo gesehen?«

»Wo? Ich sehe nichts!«

»Na, um uns herum … all diese Bäume …«

»Hm … Das ist jetzt wieder ein Scherz, oder? Wo sind denn die Blüten?«

Shanti lachte. Blüten? Zu dieser Jahreszeit? Deshalb musste er sich noch lange nicht über mich lustig machen. Ich hatte mir eben mehr erwartet! Immerhin bildete der Wald eine natürliche Barriere gegen den Wind. Schweigend gingen wir nebeneinanderher. Ich war schrecklich enttäuscht, diesen einzigartigen Anblick zu versäumen. Aber bei Shanti stieß ich damit nicht auf Verständnis. Irgendwann blieb er stehen, setzte sich auf einen Stein mit Blick auf den Hang und klopfte einladend mit der Hand neben sich.

»Du hast es dir anders vorgestellt?«

»Ja, ich hätte den Wald gern in voller Blüte erlebt, aber dafür ist es halt die falsche Jahreszeit.«

»Das ist nicht von der Jahreszeit abhängig. Schau, ich zeige es dir!«

Skeptisch beobachtete ich ihn. Er starrte mit zusammengekniffenen Augen in das Durcheinander aus Blättern, Zweigen und Stämmen. Das machte ich auch, aber ich sah nichts! Was nahm er darin wahr? Er konzentrierte sich, dann zeigte er auf das grüne Dickicht und erzählte etwas von trompetenförmigen lachsrosa und knallroten Blüten. Verblüfft starrte ich ihn an. Er löste die Augen nicht von dem Hang. Ich suchte und schaute weiter, tastete mich mit meinen Blicken immer weiter vor. Aber da war nichts!

»Dort, direkt vor dir!«, rief Shanti.

»Du machst dich doch über mich lustig!«

Schmollend stand ich auf und verließ den Platz neben ihm. Er nahm mich an der Hand und zog mich wieder zu sich. »Nimm dir die Zeit, die zarten jungen Triebe eingehend zu betrachten«, befahl er. »Sie sind erst hellgrün, werden später bräunlich und mit dem Alter dann eher grau. Siehst du ihre schmalen, ovalen, immergrünen Blätter?«

»Ja, die sehe ich.«

»Wie groß sind sie?«

»Keine Ahnung … zwölf, dreizehn Zentimeter vielleicht?«

»Richtig. Anfangs sind sie hellgrün, im Winter werden sie dunkler, manchmal spielen sie auch ins Rötliche, wie die hier, schau! Die Blütenknospen bilden sich gegen Ende des Sommers und runden sich allmählich. Man kann sie den ganzen Winter über sehen.«

Endlich entdeckte ich die Knospen – es waren Hunderte.

»Oft nehmen Blinde Dinge besser wahr als Sehende. Schließ die Augen und lass sie mich dir zeigen!«

»Pffft, wenn alles schwarz ist, sehe ich normalerweise gar nichts.«

»Mach, was ich dir sage! Stell dir die Blüten fuchsienrosa vor, fünf Zentimeter im Durchmesser, trichterförmig oder wie schmale Glocken, in Büscheln aneinandergeschmiegt.«

Shanti hielt kurz inne, um mir Zeit für die Visualisierung zu geben, und ließ dann seine Worte erblühen. »Schau sie dir aus der Nähe an. Aus dem Blütenboden wachsen fünf einander überlappende Blütenblätter, die den Kelch bilden. Er birgt den Fruchtknoten mit den Eizellen. Darüber erhebt sich der Griffel, der von hellrosa Staubfäden umtanzt wird. Den dottergelben Pollen an ihrer Spitze entführt schließlich der Wind, um ihn von Blüte zu Blüte zu tragen. Es sind Tausende.«

Shantis Beschreibung war so präzise, dass sich zu meiner größten Verwunderung die Knospen nacheinander öffneten. Das braungescheckte Grün wich einem Farbenmeer aus prächtigen Blütenbüscheln, wie Shanti sie beschrieben hatte. Noch nie hatte ich solche Wunder gesehen, aber ich hatte mir ja auch nie die Zeit genommen, sie so genau zu betrachten. Ich lächelte Shanti an. »Es ist fantastisch!«

Schweigend betrachteten wir den blühenden Wald. Nach und nach gesellte sich der Gesang einzelner Vögel dazu, bald musizierte ein ganzes Orchester auf der Bühne unseres Frühlings. Gelegentlich schaute der Wind durch das dichte Blätterdach, um sich am Konzert zu beteiligen, und die Sonne als natürlicher Scheinwerfer setzte Lichtakzente. Nach einer Weile tätschelte Shanti mein Bein: Es war Zeit, nach Deurali aufzubrechen.

Meine Geisteshaltung hatte sich verändert. Das Herz ging mir über. Erfüllt von der Zufriedenheit des Augenblicks, fühlte ich mich fast schwerelos. Diese besondere Energie trug uns bis zum Fluss. Über eine Stunde lang sahen wir keinen Menschen. Nach zwei oder drei Hängebrücken pro Tag hatte ich auch noch die letzten Überbleibsel meiner Angst gezähmt und versuchte – vorsichtig, aber mit großem Vergnügen – Thims Spuren zu folgen, der fröhlich von Latte zu Latte sprang.

Als wir den Pfad über der Schlucht entlanggingen, sann ich darüber nach, wie die Blüten dank Shantis präziser Beschreibung vor meinen Augen erblüht waren.

»Ich bin zutiefst beeindruckt«, sagte ich. »Du hast mir die Rhododendronblüten so detailliert beschrieben, dass ich sie gesehen habe, als ob sie wirklich da gewesen wären.«

»Waren sie das nicht? Was ist denn ›wirklich‹ für dich?«

»Etwas, das man berühren kann, das real existiert!«

»Und existiert ein Gedanke denn nicht? Oder eine Welle? Eine Schwingung, ein Gefühl, eine Empfindung?«

»Schon. Ich wollte nur sagen, dass ich Blüten gesehen habe, obwohl da gar keine waren.«

»Doch, natürlich waren sie da! In deiner Wirklichkeit, denn schließlich hast du sie gesehen.«

»Nein! Sie kamen mir echt vor, aber das waren sie nicht. Das weißt du doch, Shanti! Warum diese Rechthaberei?«

»Hattest du nie Träume oder Albträume? Währenddessen gibt es keine anderen Wirklichkeiten. Erinnere dich, was ich zu dir gesagt habe, als du vor der ersten Hängebrücke Panik bekamst. Deine Gefühle und Körperreaktionen entspringen einer Situation, die für dich in diesem Moment real ist. Bist du noch nie schweißgebadet hochgeschreckt, weil du um dein Leben gerannt bist, oder mit Herzrasen und Atemnot, weil du angegriffen wurdest? Die Symptome sind dieselben, egal, ob du diese Dinge schlafend oder wach erlebst, nicht wahr?«

»Doch, aber im Schlaf sind sie nicht real.«

»Das hängt davon ab, wie wir die Situation wahrnehmen. Unsere Wahrheiten und unsere Wirklichkeit gehen durch die Filter unserer Vergangenheit, unserer Bildung, unserer Erfahrungen. Nehmen wir zum Beispiel das Wetter: Wenn du morgens aufwachst und der Himmel ist grau und es regnet in Strömen, was denkst du?«

»Vor zwei Tagen hätte ich noch geflucht, aber jetzt, wo ich so positiv denke, freue ich mich darüber.«

»Und was ist mit der Sonne?«

»Die scheint doch nicht, wenn's regnet.«

»Dann würde es auch nicht hell.«

Darüber musste ich lächeln. Ich begann zu ahnen, worauf Shanti hinauswollte.

»Eigentlich scheint die Sonne ja trotzdem, ich kann sie nur nicht sehen.«

»Genau so ist es, von deinem Fenster aus kannst du sie nicht sehen, aber wenn du im selben Moment mit einem Flugzeug dein Haus überfliegst, über den Wolken, dann blendet sie dich. Wir können die gesamte Wirklichkeit einer Situation nicht erkennen, wenn wir unseren Platz nicht verlassen.«

Während unserer Rast forderte Shanti seine Leute auf, sich im Kreis hinzusetzen, und bat mich, ihm mein Telefon zu leihen. »Ich habe keinen Empfang, das bringt nichts«, warnte ich, während ich es aus meinem Rucksack kramte. Wie erwartet, waren die Akkus schwach und kein Netz erreichbar. Aber Shanti streckte mir hartnäckig die Hand entgegen. Ich gab ihm das Handy, er setzte sich aufrecht auf einem Stein zurecht, den er davor umständlich in unserer Mitte platziert hatte. Dann hielt er das Telefon in die Höhe, und wir sollten reihum beschreiben, was wir aus unserer Position wahrnehmen konnten.

Goumar, der das Handy von hinten sah, fing an, Shanti übersetzte: »Ich sehe ein metallisch graues Rechteck von ungefähr zehn mal fünf Zentimetern, links oben ein schwarzer Kreis, in der Mitte das Bild eines angebissenen Apfels und ganz unten ein paar Buchstaben und Ziffern.« Thim, der es von der Seite sah, machte weiter: »Ich sehe einen etwa zehn Zentimeter langen, seitlich abgerundeten Stab mit drei Knöpfen oben, zwei gleich großen und einem kleineren.« Nishal, der auf den Bildschirm blickte, beschrieb: »Ein schwarzes Rechteck von zehn mal fünf Zentimetern mit weißem Rand, einem silbernen Kreis unten und einem waagrechten schwarzen Streifen oben.« Ich stellte die andere seitliche Ansicht vor.

Nachdem jeder seinen Teil beigetragen hatte, ergriff Shanti das Wort. »Wenn ich euch bitten würde, jemandem zu erklären, was ein Mobiltelefon ist, würde jeder von euch auf der Grundlage dessen, was er gesehen hat, einen anderen Gegenstand beschreiben. Und trotzdem hätte keiner von euch gelogen, nicht wahr?« Wir stimmten ihm einhellig zu. »Denkt ihr, dass einer von euch recht und die anderen unrecht haben? Wahrscheinlich nicht. Denn je nach Standpunkt haben wir eine andere Sichtweise. Wir sollten immer im Auge behalten, dass die Wahrheit mehr ist als der Ausschnitt, den wir sehen.« Dann wandte Shanti sich an mich.

»Du weißt ja, was ein Telefon ist, kannst du mir sagen, ob die Summe eurer Beschreibungen jemandem, der so etwas noch nie gesehen hat, dazu verhilft, diesen Gegenstand vollständig zu erfassen?«

»Nein«, sagte ich, »man weiß dann zum Beispiel ja noch nicht, was es kann und wofür man es braucht.«

»Genau, trotz eurer genauen Beschreibungen können wir seine Funktionen nicht einmal erahnen.«

Ich starrte auf mein Handy. Shantis Metapher war nicht schwer zu verstehen: Die Zusammenführung des Gesehenen ergab nur eine Teilwahrheit. Mit diesen drei Dimensionen war der Gegenstand längst nicht erfasst. Um vollständige Klarheit zu erlangen, brauchte es zudem auch noch Wissenselemente.

»Wir glauben oft, die Wahrheit zu kennen, sollten uns aber vor Gewissheiten hüten, die auf Illusion beruhen.«

»Heißt das, unsere Wirklichkeit ist vielleicht nicht die, die wir wahrnehmen?«

»Richtig. Unserem Urteilsvermögen ist nicht unbedingt zu trauen.«

Das Grün entlang des steilen Pfads wurde spärlicher. Ich bekam immer weniger Luft und musste langsamer gehen. Meine Muskeln erschlafften. Meine Gedanken wanderten von Romane, mit der ich gern meine Reiseerlebnisse geteilt hätte, zu Shanti und seinen Lehren, deren Weisheit mich ergriff. Dann tauchte Matteos Bild auf, und mein Herz zog sich zusammen. Mich quälte der Verdacht, dass ich mit Matteo vielleicht etwas Schönes verpasst hatte. Um mich davon zu befreien, rief ich mir Shantis positives Denken ins Gedächtnis. Er hatte ja recht mit seiner Behauptung, da man keine Informationen über die Zukunft habe, könne man sich gleich das Bestmögliche vorstellen. Vielleicht würde das Schicksal mich mit Matteo vereinen und dann … Und wenn nicht, dann fände ich jemand anderen. Lächelnd bemerkte ich, wie ich mir neue Mechanismen aneignete.

Unsere Ankunft in Deurali war mir nicht unlieb, der Tag hatte mich ziemlich gefordert. Mir war schon seit dem Morgen schlecht, und es wurde immer schlimmer. Außerdem fiel die Temperatur mit der Höhe täglich um ein paar Grad, ab dem späten Nachmittag herrschten nun immer Minusgrade. Mein Zimmer unterschied sich kaum von den vorigen, die Einrichtung war karg, aber ausreichend: eine Matratze auf einer Holzplatte, eine nackte Glühbirne an der Decke, ein Korb und ein großes Fenster zum Himalaja. Ich erledigte ein paar Dinge und ging vor Sonnenuntergang noch unter die Dusche, wofür der Besitzer der Lodge zwei Dollar extra verlangte. Der warme Wasserstrahl tat mir gut, doch kaum war ich wieder angezogen, schlug mir der Temperaturunterschied auf den Magen: Aufsteigende Säure und ein bitterer Geschmack an den Zungenrändern verhießen nichts Gutes. Mir war übel, speiübel … Ich rannte zum Klo.

Nach ein paar unangenehmen Momenten wollte ich möglichst schnell in mein Zimmer. Doch die schmerzenden Muskeln trugen mich kaum. Mein geplagter Körper begann zu zittern. Krämpfe wüteten in Magen und Darm, Kurzatmigkeit hatte meine Lunge befallen – das war sicher die Höhenkrankheit. Wir befanden uns auf dreitausendzweihundert Meter Höhe, nur noch einen Tagesmarsch von unserem Ziel entfernt, und ich war am Ende meiner Kraft. Wie sollte ich über dieses Tief hinwegkommen? Ich wusste, dass man mit den höchsten Gipfeln nicht kämpfen sollte, sondern lieber aufgeben und absteigen. Mein Körper ließ mich im Stich, und meine Stimmung bekam Risse.

Es klopfte, aber ich hatte nicht die Kraft zu antworten. Dann erkannte ich Shantis Stimme, und der gab nicht so schnell auf. »Komm rein!«, forderte ich ihn seufzend, mit schwacher Stimme auf.

»Was ist los mit dir?«, fragte er, als er mich in meinem Schlafsack verkrochen vorfand.

»Ich bin krank. Total ausgeknockt!«

»Wundert mich nicht!«

»Das ist bestimmt die Höhenkrankheit, nicht wahr?«

Shanti begann zu lachen.

»Ehrlich gesagt, weiß ich nicht, was daran komisch sein soll«, sagte ich scharf.

»Sorry, ich wollte dich nicht verletzen. Ich habe mehr über mich gelacht als über dich! Wir suchen automatisch einen äußeren Grund für jedes Problem, ich mach das genauso, wenn mir was wehtut.«

»Ich kann dir nicht ganz folgen, aber ich bin, glaube ich, heute auch einfach zu schwach dazu.«

Ich schloss die Augen und hoffte, dass Shanti mein Ruhebedürfnis erriet. Aber er beugte sich zu mir und sagte leise: »Ich lasse dich nicht leiden. Dein Verstand hat Angst vor jeder Veränderung. Dein Körper reagiert und erklärt dir den Konflikt zwischen deinen Prioritäten und deinen Ängsten, in dem du gerade steckst. Hör auf ihn, erlaube ihm, dir zu zeigen, was er durchsteht. Mach dir keine Vorwürfe, aber begreife, was du ihm auferlegst. Lass los, versuch nicht alles zu kontrollieren, gib ihm den Raum, sich zu artikulieren. Bilde ein Team mit ihm, er ist dein bester Freund. Wenn dein Verstand sich an ›falsche‹ Glaubenssätze klammert und dein Herz dir das Gegenteil diktiert, steht der Körper dazwischen und weist dich auf das Problem hin. Akzeptiere heute Abend einfach diesen inneren Konflikt! Aber lass dich nicht in die Irre führen, du hast nicht die Höhenkrankheit! Hör auf die subtile Botschaft deines Körpers. Versuche deinen Verstand zu beruhigen, indem du ihm erklärst, dass er eine Aufgabe hat, für die er bestens geeignet ist: die Entscheidungen deines Herzens umzusetzen. Wenn jeder seine Rolle erfüllt, werdet ihr die schönste Symphonie aufführen, nämlich die deines Lebens.«

Shanti ging hinaus und kam mit einem Kräutertee zurück. Er flößte mir einen Schluck ein, strich mir über die Stirn und flüsterte mir zu: »Lass los, Maëlle!« Dann ging er endgültig. Wie immer klangen seine Worte in mir nach. So ganz hatte ich ihn nicht verstanden, aber ich spürte den inneren Konflikt, von dem er gesprochen hatte. Mein Körper war also mein Verbündeter und wollte mich nur vor Problemen warnen? Schwer zu glauben, dass ich mich ganz allein in einen solchen Zustand bringen konnte. Ich trank ein bisschen von dem heilsamen Gebräu meines Lehrers und schlief mühelos ein. Es war meine erste Nacht in über dreitausend Meter Höhe.

*

Am Morgen erwachte ich in bester Form und wunderte mich, dass mir nichts wehtat. Es war 6.20 Uhr, gerade die richtige Zeit, um die Sonne zu begrüßen. Dabei hatte ich das Gefühl, vierundzwanzig Stunden geschlafen zu haben. Ich stieg in meine eisigen Klamotten, stibitzte mit dem Einverständnis des jungen Lodge-Besitzers, der gleich neues Wasser auf dem Holzofen aufstellte, eine Tasse Kaffee aus der Küche und ging in die Eiseskälte hinaus.

Wie immer saß Shanti schon da, mit leerem Blick, konzentriert in seinem Anderswo. Die ersten Sonnenstrahlen färbten Machapuchare und Annapurna zartorange. Gelbe, rote und violette Streifen in feinen Abstufungen belebten den Himmel. Fluoreszierende Wolken zogen waagerecht vorbei, was einen schönen Kontrast zur immerwährenden Senkrechten ergab. Jeder neue Tag brachte die gleichen Farbtöne wie der vorige, dennoch glich kein Sonnenaufgang dem anderen. An diesem Morgen schien alles in einer langsamen, zuversichtlichen, organisierten, unvergänglichen Bewegung zu erwachen. In Verbindung mit dieser Ruhe konzentrierte ich mich auf meine Atmung. Der Himmel strahlte auf die Berge aus, die sich mit seinen Farben überzogen. Die Bäume winkten mit ihren Blättern, der Wind streichelte mein Gesicht. Ich wurde hineingezogen in diesen kosmischen Tanz, ja, selbst zur Mitspielerin. Meine Gedanken waren ruhig und strebten nach Stille, mein Körper entspannte sich, schließlich konnte ich die Tränen nicht mehr zurückhalten.

Ich hatte die merkwürdige Empfindung, zu einem großen Ganzen zu gehören, in Einklang zu sein mit dieser Unermesslichkeit um mich herum. Alles in mir hatte seinen Platz gefunden und trug seinen Teil dazu bei, dass alles richtig lief. So wie eine kaputte Uhr durch einen perfekten Mechanismus erneut in Gang gesetzt wird. Ich überprüfte mein Inneres auf etwaige Blockaden. Die Energie floss ungehindert, kein Schmerz war zu spüren. Was für ein großartiges, kraftvolles Team wir doch bildeten! Ich fühlte mich heil und glücklich, war Teil dieses Universums, das mein ganzes Sein mit der Vollkommenheit all dessen durchdrang, was mich umgab. Ich reifte mit den Farben des Himmels. Als dann die Sonne nach dem ewigen Rhythmus aufging, machte das den Moment noch kostbarer. Was für ein Wunder!

Erst jetzt wurde mir wirklich bewusst, wie zuverlässig mein Körper arbeitete. Wie hatte ich all die Jahre so neben mir herleben können? Was gab es Schöneres als diese Liebe, die keinerlei Anerkennung forderte? Trotz aller Schicksalsschläge fuhr mein kleines Sein beharrlich damit fort zu tun, wozu es erschaffen war. Diesen wesentlichen Punkt bisher übersehen zu haben, machte mich nicht gerade stolz. Das stürzte mein Hirn, das sich gern mit den renommierten Schulen brüstete, von seinem Sockel.

»Wir haben getan, was wir konnten, mit den Mitteln, die uns zur Verfügung standen!«, versuchte ich es zu trösten.

»Ja, aber wenn das Herz auch mal was sagen würde, wäre es leichter.«

»Dazu müsste es die Gelegenheit bekommen.«

»Man nimmt sich den Platz, den man braucht, er wird einem nicht geschenkt!«

»Ah, wie ich sehe, versuchst du gerade, deine Position zurückzuerobern! Lassen wir das Herz seine Version schildern.«

Mein Herz schlug im selben Rhythmus weiter.

»Ich habe euch nie verlassen, ich war bei all euren Handlungen und Entscheidungen dabei, auch wenn ich sie nicht gut fand.«

»Und warum hast du nichts gesagt?«

»Ich habe es versucht, aber du sprichst lauter als ich. Du kannst mich in dem Tohuwabohu nicht hören.«

Mein Körper ergriff das Wort und wandte sich an mein Gehirn:

»Ich versuche dich zu warnen, wenn du in eine Richtung marschierst, die dem Herzen entgegengesetzt ist, doch manchmal muss ich deutlicher werden, damit du mich verstehst, wie gestern Abend.«

»Anders gesagt: Ich bin an allem schuld. Und alle sind gegen mich!«

»Es geht nicht darum, einen Schuldigen zu finden. Wir kennen deinen Wert, sofern du nicht gerade unter der Fuchtel des Ego stehst. Wir brauchen dich! Wenn wir uns verwirklichen wollen, müssen wir zusammenarbeiten.«

Das Gehirn ließ sich überzeugen und verstummte. Die Sonne nahm ihren Platz ein und vollendete das Gemälde vor unseren Augen. Ich wagte nicht, mich zu bewegen, um dieses Gefühl der Fülle nicht zu gefährden.

Mein Handy begann in meiner Tasche zu vibrieren, um mich zu warnen, dass der Akku fast leer war.

GUTE ENERGIEN

Liebe ist die einzige Antwort auf den Hass.
Dilgo Khyentse Rinpoche

Die Vorstellung, bald unser Ziel zu erreichen, siegte über meine Neigung, den Tag gemächlich angehen zu lassen. Also machten wir uns gleich nach dem üppigen Frühstück – Käseomelett, eine Schale Porridge, zwei Honig-Pancakes und ein paar Trockenfrüchte – auf den Weg zum Höhepunkt unserer Trekkingtour: über das Machapuchare-Basecamp zum Annapurna Sanctuary! Es ging steil bergauf, Shanti hatte einen Höhenunterschied von neunhundertdreißig Metern angekündigt.

Nachdem wir uns den ganzen Vormittag auf den anstrengenden Aufstieg konzentriert hatten, freute ich mich, beim Mittagessen auf dreitausendsechshundert Meter Höhe einem französischen Paar um die fünfzig zu begegnen. Doch kaum waren wir ins Gespräch gekommen, wendete es sich ins Politische. Konfrontiert mit den rassistischen Behauptungen meiner Landsleute, wurde ich fuchsteufelswild und haute ihnen um die Ohren, was ich von solchen Leuten hielt. Damit war das Gespräch für mich beendet. Ich ging zu Shanti, der etwas entfernt in der Sonne lag, streckte mich neben ihm ins Gras und erzählte ihm von dem Zwischenfall.

»Solche intoleranten Idioten halte ich einfach nicht aus!«

»Ist dir nie aufgefallen, dass gewisse Diskussionen dir deine Energie rauben?«

»Bisher nicht, aber heute, muss ich sagen, habe ich es deutlich gespürt!«

»Dieses Verhalten entspringt stets einem Mangel. Menschen, die ihre eigene innere Kraft nicht entdeckt haben, suchen die Aufmerksamkeit der anderen; sie nehmen ihnen die Luft zum Atmen, während sie selbst sich dadurch erholen.«

»Genau so hat es sich angefühlt! Mit ihrem blöden Gerede haben sie mich nicht nur genervt, sondern ausgelaugt.«

»Solche Leute, die alles negativ sehen, Pessimisten, die dir ihre Sichtweise aufzwingen wollen, die allem widersprechen oder sich zum Opfer stilisieren, sind von Angst getrieben. Sie sind Energiefresser. Durch Achtsamkeit kannst du solche Situationen vermeiden. Dein Körper ist dafür ein guter Indikator. Wenn du dich angespannt fühlst, wenn sich etwas verkrampft oder ein Gefühl von Frustration entsteht, dann weißt du, dass deine Energie abnimmt.«

»Ist es nicht besser, solchen Leuten aus dem Weg zu gehen?«

»Das kannst du machen, wenn du vermutest, dass deine Kräfte nicht reichen. Ich beobachte sie lieber, ohne ihnen unrecht zu geben. Ich suche meine Mitte und sende ihnen wohlwollende Gedanken.«

»Das schaffe ich nicht, ich habe dann eher Mordgelüste.«

»Beruhige dich, das geht jedem so, aber Wut ist ein nutzloses Gefühl, das keine Erlösung bringt. Glück besteht darin, mit sich selbst in Einklang zu sein. Nur wohlwollende Gedanken schützen uns vor Verletzungen.«

»Ich kann dazu doch nicht schweigen! Wenn man sie nicht zum Nachdenken bringt, werden sie weiter die Welt verpesten. Und ihre aggressive Art hat mich zur Weißglut gebracht.«

»Diese Menschen leiden unter einem Mangelgefühl. Es ist die Angst, die uns zwingt, uns für Abwehr oder Angriff zu entscheiden. Wenn du deine Sichtweise auf sie änderst, erkennst du, dass nichts von dem, was sie sagen, gegen dich gerichtet ist. Scheinbar bist du das Ziel, weil du da bist, aber sie wären zu jeder anderen Person genauso. Das ist wie bei dem Autofahrer, der uns am ersten Tag überholt hat, erinnerst du dich? Du hast die Möglichkeit, deinen inneren Frieden zu bewahren, egal, was die anderen tun. Indem du liebevolle Energie aussendest, schützt du dich selbst.«

»Es fällt mir schwer, da nicht zu kontern.«

»Weil du dich für das Ziel ihres Angriffs hältst. Wenn du diese Sichtweise aufgibst, kannst du ihre Ängste erkennen und Mitgefühl mit ihnen entwickeln. Solange du bei dir bleibst, hast du unumschränkte Macht über die Kraft, die du erzeugst. Entscheidend ist, dass du versuchst, mit dem anderen in Verbindung zu bleiben, statt recht haben zu wollen.«

»Mir liegt aber daran, für meine Meinung einzutreten.«

»Das Problem haben viele.«

»Ich verstehe … glaube ich jedenfalls. Was kann ich tun, um mich nicht in solche Situationen hineinziehen zu lassen? Gibt es dafür Anzeichen?«

Shanti empfahl mir eine Übung. »Setz dich aufrecht hin, schließ die Augen und atme fünfmal tief ein und aus. Denk jetzt an das Wort ›Schmerz‹.« Er verstummte für eine Minute. »Sprich dieses Wort dreimal aus und wappne dich gegen die Empfindungen, die es hervorruft. Kannst du beschreiben, was du fühlst?«

»Ich fühle«, sagte ich nach einer kurzen Pause, »wie mein Körper steif wird, mein Gesicht sich verzieht, mein Herz schneller schlägt, mein Brustkorb zugeht, meine Muskeln sich anspannen, Schweiß …«

Shanti hörte mir zu, ohne mich zu unterbrechen. »Jetzt denk an das Wort ›Fülle‹«, sagte er dann. »Sprich es dreimal aus.«

Nach kurzem Nachdenken beschrieb ich meine Empfindungen wie folgt: »Ich fühle, wie mein Körper leicht wird, keine Widerstände kennt, als würde er gar nicht existieren, mein Atem ist langsam, ich lasse das Licht in mich eindringen, ich bin glücklich, erfüllt von guter Energie.« Ich genoss dieses Gefühl.

»Verstehst du jetzt die Macht der Worte und ihre Fähigkeit, uns von einer Stimmung in eine andere zu versetzen? Wenn dein Körper sich verkrampft, ist es an dir, dir dessen unmittelbar bewusst zu werden. Dann kannst du dir und deinem Gegenüber liebevolle Gedanken senden, bis du wieder vollkommen in deiner Mitte bist, ganz gleich, wie der andere sich verhält.«

»Das ist nicht leicht, wenn mein Gegenüber total borniert ist und mich an meine Grenzen bringt.«

»Noch einmal: Es hängt davon ab, was du willst. Wenn es dir wichtiger ist, bei dir zu bleiben, als recht zu haben, wirst du erkennen, dass es genauso leicht ist wie die Übung vorhin.«

Ich dachte an das Gespräch, das ich mit meinen bescheuerten Landsleuten … halt, stopp, Maëlle, mit deinen Landsleuten! … geführt hatte. Ja, stimmt, ich wollte ihre Ansichten verändern, indem ich ihnen meine aufdrängte.

»Wenn du deine innere Haltung veränderst, ziehst du mit deiner Energie Kräfte von gleicher Intensität an.«

»Nur mit meinen Gedanken?«

»Das ist schon mal ein Anfang. Alles, was aus Liebe entsteht, lässt dich zur Liebe vordringen. Musik, Kunst, die Natur oder ein Lächeln. Jede Idee, die aus einem tiefen Wunsch herrührt, lässt Wunder geschehen. Das gesamte Universum stellt alles dafür bereit, damit dieser Wille sich erfüllt.«

»Ich würde mich gern von meinen negativen Gefühlen lösen, aber es gelingt mir nicht. Glaubst du, das Universum kann mir dabei helfen?«

»Ja, wenn du das, was du von Herzen willst, klar und stimmig formulierst.«

»Warte, ich versuch's! ›Ich will mich nicht mehr von der schlechten Energie der anderen aussaugen lassen.‹«

»Wenn ich dir zwei Tipps geben darf, sollte sich dein Wunsch nicht auf andere beziehen, denn damit machst du dich von ihnen abhängig. Und es ist besser, in der Gegenwart zu bleiben und deinen Wunsch so zu formulieren, als wäre er bereits in Erfüllung gegangen. Beispielsweise: ›Ich bin vollkommen zufrieden, und ich allein kann diesen Zustand verändern.‹«

»Aber wie finde ich die richtige Formulierung?«

»Das ist der dritte Punkt: Nimm dir Zeit, horche auf deinen Körper. Spürst du Zufriedenheit, wenn du deinen Wunsch ausgesprochen hast, wird er in Erfüllung gehen. Wenn es dir nicht gelingt, dich ruhiger zu fühlen, dann bist du nicht in Einklang mit deinem tiefsten Wollen.«

Ich formulierte den Wunsch neu und horchte in mich hinein. Mein Herz quoll über vor Freude.

»Eine Sache beschäftigt mich noch«, sagte ich, nachdem ich den Moment ausgekostet hatte. »Mir fällt es nicht auf, wenn meine Gedanken ins Negative kippen. Erst nach dem Gespräch stelle ich fest, dass ich entnervt bin. Was tust du, um es rechtzeitig zu merken?«

»Genau beobachten. Wenn du das dauerhaft übst, wirst du dir deines Handelns in jeder Sekunde deines Lebens bewusst. Beobachte dich selbst, als stündest du neben dir, schweigend und ohne über dich selbst zu urteilen.«

»Aber was soll ich beobachten?«

»Alles, was du tust! Jede deiner Handlungen. Sprichst du laut oder ruhig? Spürst du Wohlwollen in deiner Stimme oder erkennst du darin einen Angriff, eine Abwehr? Was für eine Energie strahlst du aus? Und du musst lernen, auf deinen Körper zu achten. Versuche, dir einzuprägen, wie du dich gefühlt hast, als du an die Worte ›Schmerz‹ beziehungsweise ›Fülle‹ gedacht hast, und beobachte so oft wie möglich, was dich antreibt. So lernst du zu erkennen, ob du in der Liebe bist oder in der Angst, und kannst dich ganz bewusst in den Zustand versetzen, den du dir wünschst.«

»Das ist ja total unnatürlich! Ich kann doch nicht ständig alles analysieren, was ich sage und tue …«

»Anfangs musst du dich zur Achtsamkeit zwingen, aber du wirst sehen, dass die wohlwollenden Gedanken mit der Zeit süchtig machen. Dann siehst du in jeder Situation eine Gelegenheit, an der du wachsen kannst.«

»Ich will versuchen, mich daran zu halten.«

»Wenn du das wirklich willst, solltest du deine Absicht in der Weise formulieren, wie ich es dir vorhin erklärt habe. Du könntest sagen: ‚Von jetzt an formuliere ich positive Gedanken, dies sind die einzigen Gedanken, die ich habe. Ich spüre meinen Körper, der in Übereinstimmung ist mit meinen Gedanken.‹«

Lächelnd wiederholte ich die magische Formel und spürte sogleich ein tiefes Gefühl von Zufriedenheit. Bevor wir aufbrachen, ging ich auf das französische Paar zu, gab beiden die Hand und wünschte ihnen eine gute Reise. Verständnislos sahen sie mich an …

Die ersten Schritte fielen mir schwer. Das Leben um uns herum machte sich ebenso rar wie der Sauerstoff. Sprechen war nicht mehr möglich. Vereiste Wasserfälle, die tief in den Felsen geschnitten waren, erinnerten in ihrem Umriss an Yetis oder furchteinflößende Schneemänner. Die Palette der herbstlichen Farben war auf eine einzige zusammengeschnurrt: Es gab nur noch Grautöne, die allerdings in allen Abstufungen vom Schwarz der steinigen Wege bis zum Weiß der schneebedeckten Gipfel. Um die Farben wiederzufinden, musste man den Blick hinab ins Tal schweifen lassen. Zwei Stunden lang setzte ich einen Fuß vor den anderen, ohne an die folgenden Schritte zu denken, aber mein Rhythmus verlangsamte sich fast bis zum Stillstand. Als wir über viertausend Meter kamen, war es vorbei. Jeder Atemzug schmerzte, bei der geringsten Anstrengung blieb mir die Luft weg.

Bei der nächsten Pause sperrte sich mein ganzer Körper. Am Ende meiner Kraft setzte ich mich hin. Shanti streckte die Hand aus. »Lass mich hier sterben!«, flehte ich. »Ich habe gerade den Höhenrekord meines Lebens erreicht!«

Dann fiel ich um, ich konnte einfach nicht mehr. Shanti amüsierte sich über meine Ironie und setzte sich neben mich. »Wir haben noch vierhundert Meter vor uns«, flüsterte er mir ins Ohr. »Du könntest sie all jenen widmen, die davon träumen, das zu tun, was wir tun, und es nicht schaffen, weil ihnen ein Bein fehlt, weil sie lungenkrank sind oder gelähmt. Was meinst du?«

Verblüfft schaute ich ihn an. Kaum war dieser Gedanke bis zu meinem Herzen vorgedrungen, sah ich Romane vor mir und noch zwei andere Freunde, Sarah, die an Multipler Sklerose litt, und Cyril, der seit einem Unfall querschnittsgelähmt war. Shantis Worte entfesselten ungeahnte Kräfte in mir. In Gedanken an meine Freunde, die ich gern an meiner Seite gesehen hätte, rappelte ich mich auf und schritt dahin auf meinen starken, gesunden Beinen, meine Lunge bekam wieder Luft, und mein Gehirn trieb den gut geölten Mechanismus an.

Nach einer Stunde erreichten wir das Heiligtum mit einem Siegesschrei. Umgeben von den dreizehn höchsten Himalaja-Gipfeln fühlte ich mich winzig klein und zugleich riesengroß. Klein angesichts der imposanten Berge, die kein Zittern und Zagen kannten, aber groß, weil ich es bis hierher geschafft hatte. Ein Mann um die vierzig kam aus dem Haupthaus und stand nach ein paar Schritten mit ausgestreckter Hand vor uns. »Jason Parker. Und Sie sind Maëlle, nehme ich an.«

ZWEI TÜREN – EINE WAHL

Sei du selbst die Veränderung,
die du dir wünschst für diese Welt.
Mahatma Gandhi

Jasons amerikanisches Englisch klang ganz anders als das meines kleinen Nepalesen, an das ich mich inzwischen gewöhnt hatte. Er nahm Shanti fest in die Arme und drückte ihn an sich. Die beiden Männer schauten einander lange an. Shanti fragte Jason, wie er mit seiner Arbeit vorankomme.

»Die Ergebnisse sind vielversprechend, ich habe Unterstützung von einem Freund erhalten. Ich erkläre es dir später.«

»Mussten Sie nicht wegen eines Notfalls herkommen?«, hakte ich nach.

»Eine heftige Grippe, die man beobachten sollte, aber nichts Ernstes.«

Ich seufzte. Er hätte also genauso gut in Kathmandu bleiben und mir die Reise ersparen können! Aber etwas beunruhigte mich.

»Woran arbeiten Sie denn dann?«

»Im Zuge der vielen Grenzkonflikte sind Tausende von Tibetern nach Nepal geflüchtet. Der Stress macht sie krank, sie bekommen Krebs und leiden an verschiedenen degenerativen Erkrankungen. Wir sind überzeugt, dass Angst eine der Hauptursachen dafür ist. Daher suchen wir nach einer Methode, um diese psychische Abwärtsbewegung wieder umzukehren. Wir konnten feststellen, dass sich die Immunabwehr der Patienten deutlich verbessert, wenn sie ihr Denken und Handeln verändern.«

Ich sagte nichts, weil ich ihn nicht verletzen wollte, doch mein spöttisches Lächeln entging ihm nicht. »Als Wissenschaftler bin ich durchaus skeptisch und rational, aber ich muss gestehen, dass die Medizin ihre Grenzen hat, die sich durch andere, weniger rationale Annahmen überschreiten lassen. So erstaunlich es auch erscheinen mag, damit lassen sich Ergebnisse erzielen, die die herkömmliche Medizin nicht nur ergänzen, sondern sogar überragen.«

Ich blieb skeptisch. Mir kam das alles völlig überdreht vor. Kleinere Wehwehchen ließen sich wahrscheinlich wirklich mit Pflanzen kurieren, aber schwere Erkrankungen? Ich hielt es für gefährlich, wenn Patienten, deren Zustand sich schnell verschlechtern konnte, irgendwelchen Utopisten in die Hände fielen. Glücklicherweise war Romane nicht solch zweifelhaften Methoden ausgesetzt, mit denen irgendwelche Träumer ihre Zeit verschwendeten. Ach ja, meine Freundin!

»Sie wissen sicher, warum ich hier bin? Haben Sie die Dokumente, die Sie mir geben sollten?«

»Natürlich, ich gebe sie Ihnen beim Abendessen, aber erst einmal schlage ich vor, dass Sie sich Ihr Zimmer anschauen. Miria wird es Ihnen zeigen.«

Eine Frau war ihm gefolgt und kam nun auf mich zu. Das intensive Leuchten ihrer mandelförmigen Augen machte sie sehr sympathisch.

Wir froren im eisigen Wind. Obwohl die Sonne noch hoch am Himmel stand, lagen die Temperaturen inzwischen fast bei minus fünfzehn Grad. Die Höhenluft strapazierte meine Lungen, doch die Schönheit der Landschaft wog diese Unannehmlichkeiten auf: In über viertausend Meter Höhe waren wir von Gipfeln umgeben, die uns um weitere dreitausend Meter überragten. Es war, als stünde ich auf der Spitze des Mont Blanc, während die Berge rings um mich fast noch einmal so hoch waren.

Miria nahm mich wie ein Kind bei der Hand und führte mich in das warme Haus zu meinem Zimmer, wo mein Gepäck auf mich wartete. Ein kleiner, schlichter Raum mit einem Panoramablick über das Annapurna-Heiligtum. Ich blieb eine Weile am Fenster stehen und ließ meinen Blick über die Berge schweifen, bevor ich zu Miria in den Gemeinschaftsraum ging, um mich aufzuwärmen. Ein riesiger Holzofen kämpfte gegen die schwer erträgliche Kälte in der Hütte.

Auf den Holzbänken beidseits der langen, u-förmig um den einzigen Ofen aufgestellten Tische saßen Gruppen von jeweils drei oder vier Personen. Miria kam mir an der Tür entgegen, führte mich zu einem Platz in der Nähe des Ofens und rieb mir den Rücken. Ein Schauder durchlief mich, und meine Zähne klapperten. Sie reichte mir eine Tasse Tee, die ich von einer Hand in die andere schob. Dann legte ich meine blaugefrorenen Lippen an den Rand der Schale und inhalierte das heiße Getränk. Wie zwischen Nishal und mir reichten uns auch hier Gesten zur Verständigung.

Eine indisch aussehende Frau trat auf uns zu. Sie trug eine rote, mit Goldfäden bestickte Tunika. Unter der engen Jeans zeichneten sich ihre üppigen Formen ab. Ihre dunklen, mit einem breiten Strich umrahmten Augen stachen aus ihrem rundlichen Gesicht hervor. In perfektem Englisch fragte sie mich, ob ich wegen Jasons Erkenntnissen gekommen sei. »Nein«, erwiderte ich, »wovon sprechen Sie?«

Dann sprach sie Tibetisch mit Miria. War ich vielleicht in eine Falle geraten? Ich befand mich irgendwo im Himalaja, in viertausend Meter Höhe, umgeben von Spinnern, die über zweifelhafte Erfahrungen in Begeisterung gerieten. Und das Manuskript für Romane hatte ich immer noch nicht. Shanti hatte erzählt, dass die nepalesischen Behörden nach illegalen Flüchtlingen suchten, aber vielleicht ging es ja um etwas ganz anderes?

Die junge Frau stellte sich als Ayati vor. »Miria hat mir vom Grund Ihres Besuches erzählt. Ihre Freundin hat großes Glück, Sie zu haben. Ich lebe in einem kleinen Dorf im Süden Indiens, in der Nähe von Thanjavur. Und Sie?«

Ich blieb wachsam. Die Umstände waren bestens geeignet, mich in die Flucht zu schlagen, doch Ayatis Sanftmut flößte mir Vertrauen ein. Ich schaute mich um – überall Ruhe und Herzlichkeit. Ich nannte ihr meinen Namen.

»Sie wirken irgendwie bedrückt.«

»Ich fühle mich hier tatsächlich ein wenig fehl am Platz. Diese mysteriösen Forschungen ... Ich frage mich, ob das alles so ganz legal ist!«

Ayati lachte. Ich fand ihr Verhalten unangemessen und blickte sie böse an. Sie riss sich zusammen und entschuldigte sich, doch ein Lächeln umspielte weiterhin ihre Lippen. »Jasons Forschungsarbeit ist absolut legal. Dieses Projekt wird sogar teilweise staatlich subventioniert. Ich bin selbst Wissenschaftlerin in Delhi. Jason hat mich hierher eingeladen, um mir seine erstaunlichen Ergebnisse vorzustellen. Er hat nämlich festgestellt, dass unsere Körperzellen anders reagieren, wenn wir uns mit unserer Umgebung verbunden fühlen. Das Gehirn schüttet dann Hormone aus, die für unser Wohlbefinden wichtig sind. Kurz gesagt, er hat herausgefunden, dass wir in unserem Alltag nur zwei Zustände kennen: Angst und Liebe. Die Angst macht uns blind und lässt uns reflexartig handeln, während die Liebe das Bewusstsein ist, in dem wir die Unendlichkeit allen Seins spüren und uns verbunden fühlen. Liebe kann nur im gegenwärtigen Moment erfahren werden, sie schenkt aus der Fülle heraus. Angst ist durch unsere Vergangenheit bedingt, oder sie entsteht aus einem in die Zukunft projizierten Mangel: Sie ist nicht wirklich, sondern nur eine Erfindung unseres Denkens.«

Nach den Erfahrungen der letzten Tage war ich geneigt, dieser Wahrheit zuzustimmen.

»Im Laufe seiner Forschungen hat Jason festgestellt, dass Energieblockaden gelöst werden können, wenn wir in einen liebevollen Zustand eintauchen. Viele Krankheiten werden durch blockierte Energien verursacht. Im oberen Haus sind seit ein paar Jahren fünfzig Tibeter untergebracht, die vor dem chinesischen Terror geflohen sind.«

»War das nicht schon in den Fünfzigern oder Sechzigern?«

»Ja, es fing 1950 an, als die chinesische Volksbefreiungsarmee die tibetischen Truppen angriff. Die Bevölkerung und die Klöster haben sich erhoben, aber der Druck der religionsfeindlichen Politik hat die Tibeter schließlich vertrieben. Seit 1959 sind Zehntausende Flüchtlinge nach Indien gekommen, zumeist Bauern und Hirten. Und obwohl die Inder meinten, diese Menschen könnten gut in großen Höhenlagen arbeiten, sind viele von ihnen krank geworden und gestorben oder sie wurden Opfer von Erdrutschen.«

»Aber 1980 wurden doch die Grenzen geöffnet?«

»Deshalb konnten die Tibeter nach Indien kommen und ihre Familien oder die heiligen buddhistischen Stätten besuchen. Einige sind geblieben. Nach dem Sturz von Hu Yaobang als Generalsekretär der kommunistischen Partei Chinas 1987 haben sich die Zustände in Tibet weiter verschlimmert und den Exodus verschärft. Noch heute überqueren jährlich zwei- bis dreitausend Flüchtlinge den Himalaja, um hier oder in Indien Asyl zu suchen, ein Drittel davon unbegleitete Kinder. Und immer wieder wird von Tibetern berichtet, die unterwegs zu Tode gekommen sind.«

»Aber was hat das alles mit Jasons Arbeit zu tun?«

»Diejenigen, die überlebt haben, sind von Angst zerfressen. Ein Großteil von ihnen leidet unter gravierenden Störungen bis hin zu schweren Krankheiten. Jason hat einigen von ihnen ein mentales Training angeboten, das es ihnen ermöglicht, sich von ihren Ängsten zu befreien und einen Zustand zu erreichen, den er Seinsvertrauen nennt. Er konnte beobachten, dass ihr Immunsystem dadurch stärker wurde.«

»Wirklich? Das geht?«

»Ja, die Ergebnisse sind erstaunlich: Kleinere Störungen verschwinden sehr schnell. In schwereren Fällen konnte jeder Zweite in ein normales Leben zurückkehren, ein Drittel fühlt sich besser und macht weiter, die Übrigen kämpfen noch mit ihren Krankheiten und haben bislang keinen Weg gefunden. Jasons gesamte Arbeit beruht auf dem Grundsatz, dass Heilung nur aus diesem Seinsvertrauen heraus möglich ist. Die meisten von uns sind gefangen in ihren Gewohnheiten, die durch die Vergangenheit bedingt sind, und leben in ständiger Angst. Der erste Schritt der vierstufigen Vorbereitung auf den Transformationsprozess besteht darin, sich der eigenen Blindheit bewusst zu werden. Wir müssen begreifen, dass wir entscheiden können, ob wir unseren Denkreflexen folgen oder aus dem Seinsvertrauen heraus handeln wollen.«

Ich wollte mehr darüber erfahren. Die letzten Tage hatten mein bisheriges Denksystem bereits stark erschüttert. Als mir am ersten Abend meiner Bekanntschaft mit Shanti klar geworden war, dass ich die Möglichkeit hatte, mich zwischen Angst und Liebe zu entscheiden, hatte ich beschlossen, auf ihn zu hören und meinem Herzen zu folgen statt meiner Angst. Nach allem, was Ayati sagte, schien Jasons Arbeit das, was ich fühlte, zu bestätigen. Sie sei gleich mit einem Kollegen verabredet, aber ich könne gern die Unterlagen durchsehen, die Jason ihr geschickt habe. Sie verließ kurz den Raum und kehrte mit einem ungefähr fünfzigseitigen Bündel zusammengehefteter Blätter zurück. Ich bedankte mich und setzte mich an den Tisch. Dort vertiefte ich mich in die Lektüre und machte mir Notizen.

Der erste Teil führte aus, was Maya mir bei meiner Ankunft in Nepal ans Herz gelegt hatte, genauso wie später Shanti: Wir sollten das Leben mit unvoreingenommenem Blick betrachten, wie ein Kind, das gerade die Welt entdeckt. Außerdem sollten wir auf unser Herz hören, statt mechanisch nach angstgesteuerten Glaubenssätzen zu handeln, die Jason »reflexartige Überzeugungen« oder »Denkreflexe« nannte – im Gegensatz zum »Seinsvertrauen«, das auf unerklärlichen universellen, jedoch jederzeit erfahrbaren Gesetzen beruhe.

Wenn wir beispielsweise jemandem etwas geben, so verknüpft die Logik der Denkreflexe dies mit der Angst vor einem Mangel, da das, was wir geben, uns dann ja fehlt. Aus diesem Grund teilen wir möglichst wenig, sondern häufen lieber unnötiges Zeug an, als es anderen zugutekommen zu lassen. Dieses Denken bezieht sich sowohl auf materielle Dinge als auch auf ideelle Werte: Wir verlieren uns in Belanglosigkeiten und bestärken uns dadurch in der Illusion, keine Zeit zu haben. Doch indem wir an dem, was wir besitzen, festhalten, beschränken wir uns auf das, was wir haben, und unterbrechen damit den Energiekreislauf.

Diese Überlegungen sprachen etwas in mir an. Ich hörte auf zu lesen und dachte nach. Mein Keller war voll mit überflüssigen Dingen, und meine Kleiderschränke platzten aus allen Nähten, obwohl ich höchstens ein Viertel der Kleider trug. Meine Tage waren angefüllt mit Arbeit, die winzigen Momente, die mir blieben, nutzte ich, um mich in der Sporthalle zu entspannen. Anderen Menschen räumte ich kaum Zeit ein, meine Tage waren einfach nicht lang genug!

Ich las weiter. Die Denkreflexe erzeugen immer weitere Ängste, wir fürchten, das, was wir haben, zu verlieren, sind nie zufrieden und beneiden jeden, der mehr hat als wir. Das Seinsvertrauen hingegen besagt, dass unser Leben umso erfüllter ist, je mehr wir geben. Nichts ist dem Glück vergleichbar, das wir empfinden, wenn wir teilen. Die Liebe nimmt uns nichts, im Gegenteil, sie wird immer mehr und lässt sich niemals spalten. Wenn wir jemandem unsere Zeit schenken, ein Lächeln oder auch Geld, erhalten wir Zugang zur nie versiegenden Quelle des Universums. Das Seinsvertrauen beruht auf der Fülle, es entsteht in uns selbst, während die Denkreflexe aus der Angst vor dem Mangel kommen und sich aus den Resten speisen, die die Außenwelt übrig lässt.

Ich erkannte nun, dass ich gewissermaßen vor zwei Türen stand und mich jederzeit entscheiden konnte, ob ich durch die eine oder die andere gehen wollte. Entweder wählte ich die, die mich zur Liebe führte, oder jene, die mich in den Kerker der Angst einsperrte.

Miria ging mit Thermoskannen von Tisch zu Tisch und füllte die leeren Tassen. Ich lächelte ihr zu, sie strich mir sanft über die Wange und hob dann den Daumen, um mich zu fragen, ob alles in Ordnung sei. Ich nickte und drückte ihr dankbar die Hand. Dann ging sie weiter, um dem Grüppchen daneben nachzuschenken, und ich vertiefte mich wieder in meine Lektüre.

Bis zu dem Zeitpunkt, an dem wir uns dieser Mechanismen bewusst würden, schrieb Jason, funktionierten wir automatisch, gesteuert von unserem kontrollierenden Ego. Dieses erkenne nur den Individualismus an, weshalb wir die zweite Tür nicht sehen könnten.

Dieser Gedanke verwirrte mich. Als ich weiterlas, wurde er klarer, doch musste ich zunächst die Funktionsweise des Ego verstehen. Das Ego, schrieb Jason, beziehe seine Identität daraus, dass es uns von der Gefährlichkeit der Welt überzeuge und davon, dass wir unser bisheriges Überleben nur seinem Schutz zu verdanken hätten. Es jagt uns Angst ein, stellt seine eigenen Regeln auf, errichtet Verteidigungs- und Angriffsmechanismen. Es sperrt uns in einer engen Welt ein, in der wir ersticken. Je größer der Mangel ist, den es in unserem Alltag erzeugt, desto leichter kann es die Illusion, in der wir leben, aufrechterhalten. In dieser verzerrten Welt wuchern negative Gedanken, genährt von unserer paranoiden Angst vor einer gefährlichen Außenwelt. Die Waffe des Ego ist unfehlbar: Das Problem sind immer die anderen! Es schlüpft in die Rolle des Opfers und macht die erstbeste Person dafür verantwortlich: Sie ist schuld, wenn ich unglücklich bin! Alles war okay, bis ich sie getroffen habe, bis sie dieses oder jenes gesagt hat, bis sie so oder so reagiert hat …

Es baut seine Stellung immer weiter aus: Die äußeren Umstände zwingen mich dazu, mich zu schützen; mein Angriff ist nur eine Reaktion auf die Angriffe der anderen. Die Verteidigungsstrategie des Ego beruht auf Kritik und Verurteilung. Das ist seine Rechtfertigung dafür, warum es keinen Grund zur Liebe gibt, außer sie dient dem eigenen Interesse. Wer sein Freund sein will, muss ihm etwas bieten. Wer keinen Zweck erfüllt, wird aussortiert. Das Ego urteilt, beschuldigt und spielt mit Gefühlen. Es bestimmt, wer liebenswert ist und wer nicht. Wer seine Aufnahmekriterien erfüllt, wird mit Wertschätzung belohnt, alle anderen werden durch Liebesentzug bestraft. Bedingungslose Liebe ist eine Bedrohung für das Ego, denn dadurch würde es vernichtet. Also arbeitet es mit Unterwerfung, Trennung und Hypnose, um sicherzustellen, dass niemand die zweite Tür erreicht, hinter der sein Todesurteil lauert.

Meine Verteidigungsmechanismen waren mir bewusst, nicht aber, dass ich die Wahl hatte. Ich hatte die andere Tür, die sich jetzt vor mir öffnete, nicht gesehen. Diese, erklärte Jason, führe in eine Welt, die von der ersten grundlegend verschieden sei. Sie gehe von der Annahme aus, dass Glück nur möglich sei, wenn wir uns als miteinander verbunden erkennen. Wir hätten nur das Gefühl, getrennt zu sein, in Wahrheit seien wir untrennbar.

Es fiel mir schwer, diese andere Sichtweise zu begreifen. Ich stellte mir zwei Türen vor, die zur Angst und die zur Liebe, verstand aber nicht genau, was das bedeutete. Meine Verwirrung wurde immer größer. Jason betonte, dass es nicht leicht sei aufzuwachen, weil wir von Geburt an der Kontrolle des Ego ausgeliefert seien. Wahrzunehmen, dass die Realität ganz anders aussieht, hieße zuzugeben, dass das Ego eine Illusion ist. Und genau das bedroht seine Existenz. Wie könnte es das ohne Gegenwehr zulassen? Das Ego hat bei seinen Urteilen nur sich selbst und seinen eigenen Nutzen im Blick. Es hält uns in einer Schreckensstarre fest, die uns hindert, etwas anderes als nur die eine Tür zu sehen. Sobald wir das erkennen, können wir auch einen Schritt zurücktreten, um die zweite wahrzunehmen.

Hinter der zweiten Tür findet sich die Erkenntnis, dass die vielen Gesichter auf Erden nur ein und dieselbe Einheit verbergen. Jeder von uns reagiert in ähnlicher Weise, wir alle haben die gleichen Wünsche, Ängste und Bedürfnisse, auch wenn sie sich in ihrer Form unterscheiden. Um zu begreifen, dass wir die Wahl haben, müssen wir die Brille abnehmen, die uns das Ego aufgesetzt hat; erst dann werden wir verstehen, dass unsere Welt nicht die Realität ist, sondern eine Vision, die uns das Ego zeigen will.

Der erste Schritt zur Vorbereitung auf die Transformation ist also die Erkenntnis, dass wir zwei Optionen haben. Wir können uns unsere unwillkürlichen Reaktionen – Verteidigung, Schuldgefühle, Illusionen, Wut, Konflikt, Widerstand, Traurigkeit, Trennung, Individualismus, Überlegenheits- oder Unterlegenheitsgefühle, die Last der Vergangenheit, die Angst vor der Zukunft, Mangel oder Krankheit – bewusst machen und uns für ein anderes Leben entscheiden. Ein Leben im Licht des Seinsvertrauens, der Einheit und der Fülle. Ein Leben im einzig wirklichen Moment, dem Jetzt, in dem jede Tat, jedes Wort, jede Geste direkt aus unserem Herzen kommt und angemessen ist.

Am Ende seines Textes empfahl Jason eine Übung, mit der sich Gewohnheiten verändern lassen:

»Konzentriere dich in den nächsten vierundzwanzig Stunden auf diese drei Schritte:

1. Beobachte deine Gedanken, deine Absichten und Wünsche und versuche herauszufinden, ob sie aus deinem Herzen kommen oder vom Ego.
2. Gib anderen, was du selbst gern hättest, und teile mit ihnen: ein Lächeln, freundliche Gedanken, ein offenes Ohr, Verständnis.
3. Bedenke, dass alles, was du anderen schenkst, zu dir zurückkommt, denn wir sind alle miteinander verbunden.«

Ich war so vertieft in diese Enthüllungen, dass ich nicht hörte, wie Jason neben mich trat. Er blickte auf die vor mir liegenden Blätter und fragte mich, was ich davon hielt. Ich gestand ihm aufrichtig meine Verwirrung und las ihm meine stichwortartige Zusammenfassung vor.

»Du sagst, dass wir unter der Herrschaft des Ego, das uns kontrolliert, automatisch handeln. Das ist wohl häufig der Fall. Mir ist in den letzten Tagen bewusst geworden, dass ich mich bei bestimmten Gefühlen wie Wut oder Traurigkeit selbst eingesperrt habe. In meinen Überzeugungen gefangen, habe ich die Schuld stets bei anderen gesucht. Tatsächlich habe ich alles durch die Brille des Ego gesehen und entsprechend gehandelt.«

»Das stimmt. Doch das Ego kann nur überleben, solange wir daran glauben, dass es etwas Eigenständiges, von anderen Getrenntes ist.«

»Also gehe ich gewissermaßen immer durch dieselbe Tür, die Tür der Angst. Du behauptest, es sei meine Entscheidung, aus dieser Tür herauszutreten und die andere zu nehmen, die sich vor mir öffnet, sobald ich die Annahme akzeptiere, dass alles miteinander verbunden ist. Den damit verknüpften Zustand nennst du Liebe oder Seinsvertrauen.«

»Um diesen Zustand zu erreichen, müssen wir die Illusion des Getrenntseins aufgeben. Wir bilden eine einzige große Einheit mit allem, was uns umgibt.«

»Wie meinst du das? Ich unterscheide mich doch von dir, von den Bergen, den Bäumen, den Steinen, dem Tisch, den anderen Menschen … ich bin einzigartig und von dir getrennt.«

»Bist du dir da sicher? Die Wissenschaft bietet uns interessante Einblicke in dieses Thema. Unser Körper besteht aus zehntausend Milliarden völlig unterschiedlichen Zellen, die alle zusammen unser Gewebe und unsere Organe bilden. Eine Zelle ist eine Ansammlung von Molekülen, die ihrerseits in einer ganz bestimmten Verknüpfung aus unzähligen Atomen zusammengesetzt sind. Und weißt du auch, was ein Atom ist? Ein positiv geladener Kern, um den negativ geladene Elektronen kreisen. Und jetzt wird es interessant. Dank immer besserer Instrumente wurde festgestellt, dass der Kern hunderttausendmal kleiner ist als das gesamte Atom. Daraus können wir schließen, dass das Atom zu 99,99 Prozent leerer Raum ist.«

»Das heißt, ein Atom entspricht einer mikroskopisch kleinen Energiemenge, die zu fast 100 Prozent aus leerem Raum besteht? Ist denn nicht alle Materie aus Atomen zusammengesetzt?«

»Doch, alles in diesem Universum, das Lebendige genauso wie das Nichtlebendige. Gemessen an ihrer Größe, ist der Abstand zwischen zwei Atomen riesig, viel größer als die Entfernung zwischen Erde und Sonne. Durch unsere Augen gesehen, erscheint die Materie fest, aber durchs Mikroskop betrachtet, ist sie nur eine Zusammenballung von Energie, die aus leerem Raum besteht.«

Ich schaute mich um und dachte einen Moment nach. Es fiel mir schwer, mir den Tisch als leeren Raum vorzustellen. Und bei meinem Körper war das ganz und gar unmöglich! Wenn ich Jasons Ausführungen richtig verstanden hatte, so waren wir nichts anderes als reine, in Schwingung befindliche Energie. Und in diesem Sinne waren wir tatsächlich alle irgendwie miteinander verbunden.

»Das Einzige, was wir über Materie sagen können, ist, dass sie so etwas wie ein konzentriertes, aus Informationen und Ideen bestehendes Fragment ist.«

»Ach, die berühmte Formel $E = mc^2$?«

»Ja. Einstein hat als Erster bewiesen, dass es sich bei dieser Energie in ständiger Schwingung um komprimiertes Licht handelt. Die moderne Physik hat diesen Ansatz bestätigt. Der Körper ist also nichts anderes als reine Schwingungsenergie. Dasselbe gilt für Gedanken und Gefühle, die ja ebenfalls Energie sind. Wir sind uns der Macht dieser Kräfte nicht bewusst, und so senden wir ständig negative Gedanken aus, die dann katastrophale Folgen für uns alle haben. Durch meine Recherchen bin ich zu dem Schluss gekommen, dass wir Krankheit als eine Art unharmonische Schwingung ansehen können, die sich aber durch eine Änderung unseres Denkens beheben lässt. Energie geht nicht verloren, sie befindet sich nur in ständigem Wandel. Jeder von uns hat die Macht, seinen Zustand zu verändern. Alles, was wir aussenden, kehrt in irgendeiner Form zu uns zurück.«

»Durch das Denken?«

»Genau! Wir ziehen das an, was wir sind. Wenn wir uns in einem höher schwingenden Energiefeld weiterentwickeln wollen, müssen wir die Schwingungsenergie unserer Überzeugungen anheben, das ist der zweite Vorbereitungsschritt für die Transformation. Der Körper ist ein wertvoller Gradmesser dafür, in welchem Zustand wir uns befinden. Wie fühlst du dich gerade? Gut gelaunt und leicht oder eher verletzlich und müde?«

Ich war angespannt, versicherte ihm jedoch, dass es mir gut gehe. Jason verzog amüsiert den Mund – er ließ sich nicht so leicht täuschen. »Es fällt mir schwer, das alles zu glauben«, gab ich seufzend zu. Ich finde keinen Zugang zu diesen neuen Ideen, das kommt mir alles sehr kompliziert vor!«

»Ich möchte auch immer Beweise sehen. Probier es einfach aus! Das Geheimnis der Heilung besteht nicht darin, etwas einzusehen, sondern es zu erleben.«

»Ich bin nicht krank!«

»Nein, das hoffe ich! Aber hast du noch nie erlebt, dass du dich gegenüber manchen Leuten verkrampfst, während du bei anderen vor Energie sprühst?«

Ich erinnerte mich an das Mittagessen mit meinen Landsleuten und meine Erschöpfung danach und erzählte ihm davon.

»Du kannst deinen Schwingungszustand verändern, die niedrigen Energien verlassen und eine höhere Frequenz erreichen, um dich zu regenerieren. Das ist die beste Möglichkeit, dich gegen Energieräuber, Bakterien und Viren zu immunisieren. Um deine Schwingungsfrequenz zu erhöhen, musst du dir deiner inneren Haltung bewusst werden. Daran kannst du ablesen, welche Wellen du aussendest. Deine Schwingung entspricht deiner Zufriedenheit zu einem bestimmten Zeitpunkt. Je mehr du in dir selbst ruhst, mit anderen verbunden bist, umso stärker ist die Liebe, die du aussendest, und umso höher deine Schwingungsfrequenz. Optimal wird sie, wenn du mit dem einen Sein verschmilzt. In diesem Augenblick wird alles möglich, und du betrittst das Reich der unendlichen Möglichkeiten.«

Allmählich kam ich nicht mehr mit. Jason bat mich, meine Zufriedenheit während des besagten Mittagessens auf einer Skala zwischen eins und zehn zu beurteilen.

»Meine Zufriedenheit war bei null!«

»Kannst du anhand derselben Skala die Liebe bewerten, die du deinem Gegenüber in diesem Gespräch entgegengebracht hast?«

»Nicht die geringste, ich hätte die beiden am liebsten erwürgt! Sie lag also auch bei null!«

»Dann atme jetzt bitte drei Mal tief ein. Vergiss das Erlebnis und komm zurück in die Gegenwart.«

Ich holte tief Luft und atmete wieder aus, was ich noch zwei Mal wiederholte.

»Was empfindest du?«

»Ich fühle mich ein wenig bedrückt von all diesen Veränderungen. Ich würde sagen, ich bin so bei fünf oder sechs von zehn.«

»Wie steht's mit deiner Sympathie für mich?«

Jason bemühte sich nach besten Kräften, mir eine Orientierung zu bieten, aber ich war auch weiterhin abwehrend, und das war mir peinlich. Er drängte mich, aufrichtig zu sein. »Um die fünf, vielleicht sechs.« Er dankte mir für meine Offenheit, mein Geständnis schien ihn nicht weiter zu berühren. »Als Erstes kannst du feststellen, dass die Liebe, die du aussendest, mit deiner Zufriedenheit zusammenhängt. Wenn dir die Gesellschaft einer Person nicht angenehm ist, dann sind auch die wohlwollenden Schwingungen niedrig, die du zu dieser Person hin aussendest. Wenn du das Feld der Unendlichkeit betreten möchtest, musst du deine Schwingung erhöhen. Ziel ist die höchste Stufe auf der genannten Skala. Eine Sekunde genügt, um dorthin zu gelangen! Die Vergangenheit ist vorbei, wir haben keinerlei Einfluss mehr darauf. Im Jetzt hingegen können wir sofort reagieren. Es genügt, uns unserer eigenen Schwingungen und der ausgesandten Energie bewusst zu werden.«

Irgendwie redeten sie doch alle gleich, wie Mitglieder einer Sekte! Doch meine Neugier war geweckt. Was sollte ich machen? Anfangs tue man sich unter günstigen Bedingungen leichter. Wir zogen unsere Parkas über und gingen zu dem großen Platz, an dem wir angekommen waren. Die Sonne würde bald untergehen. Mein Blick schweifte über die Annapurna. Mir stockte der Atem angesichts der Schönheit ringsum: Das einzigartige Licht ließ die Berge nacheinander erst in Gold, dann in Orange aufleuchten. Um zu verfolgen, wie sich die Strahlen im

Eis ringsum spiegelten, drehte ich mich einmal um die eigene Achse. Die ohnehin schon niedrige Temperatur war binnen zwei Stunden mindestens um weitere zehn Grad gefallen, aber die fantastische Aussicht auf das Annapurna-Heiligtum wärmte uns wie ein Mantel. In meiner Ergriffenheit hatte ich meine Übung vergessen. Diese Landschaft hatte mein Herz eingenommen. Es pochte in einer tiefen Freude.

»Kannst du mir sagen, wo du dich auf unserer virtuellen Skala befindest?«

»Nahe zehn! Ich fühle mich im Einklang mit allem, was ich sehe.«

»Spürst du, dass deine Schwingung sich verändert hat?«

»Ja, ich bin glücklich, eine unermessliche Energie durchströmt mich.«

»Wenn die Gedanken aufhören, verschwinden die reflexartigen Überzeugungen und machen Platz für die Wahrheit des Augenblicks. Alles wird uns bewusst: der Raum zwischen den Worten, die Stille zwischen den Lauten, das Licht in der Dunkelheit. Wir treten ein in die Schwingung unseres Herzens und verschmelzen mit dem einzigen wirklichen Gefühl: der Liebe. Das ist der Zustand, aus dem heraus du alles erschaffen kannst, was du möchtest, während du Zugang erlangst zu einer höheren Dimension: dem Feld der Möglichkeiten.«

Ich spürte ein eigenartiges Flackern. Dasselbe Gefühl des Einsseins mit der Natur hatte ich während meiner Erfahrung mit Shanti in den warmen Quellen erlebt.

»Wenn du diese Schwingungsebene erreichst, erzeugen die Gedanken, die aus deinem Herzen kommen, eine so machtvolle Resonanz, dass dein Wille von der universellen Intelligenz ausgeführt wird, dem vereinten, unendlichen Raum jenseits aller Erscheinungen.«

Ich verstand nicht ganz, was Jason mir sagen wollte, aber ich spürte eine ungeahnte Freude, etwas, das über mich hinausging.

Ich sehnte mich nach Stille, wollte einfach nur das einzigartige Geschenk des Lebens auskosten.

Die Sonne beendete ihre Reise hinter der Annapurna II. Als ich mich ein paar Minuten später umdrehte, sah ich, dass Jason sich diskret zurückgezogen hatte. Ich wagte nicht, diese Magie inmitten der Unendlichkeit zu stören, hopste nur ein wenig auf und ab, um mich aufzuwärmen. Alles um mich herum berührte mich, die Höhe der Berge, all dieses Neue, dieses erste Mal, die Kälte, die Erfahrungen, der Kontrast zu meinem bisherigen Leben, meine neuen Bekanntschaften: Shanti, der die Geduld gehabt hatte, mich bis hier hinaufzubringen, während er mir eine unglaubliche Welt eröffnete; die Aufmerksamkeit seines Teams, der warmherzige Empfang der Nepalesen, die fast nichts besaßen und alles gaben. Erneut tauchte das Bild des Italieners vor mir auf, den ich in meinem Hochmut hatte ziehen lassen. Die Erinnerung an ihn ließ mein pochendes Herz noch höher schlagen. Wie machtlos ich doch war: Ich hatte geglaubt, alles unter Kontrolle zu haben, doch hier entglitt mir alles, selbst meine Gedanken!

Dieses Feuerwerk der Farben, das kein noch so ausgeklügeltes Computerprogramm reproduzieren könnte, sprang in perfekter Symmetrie und unzähligen Schattierungen von Berg zu Berg und lud mich in neue Dimensionen ein. Sprachlos und wie erstarrt wurde ich eins mit der unendlichen Schönheit. Meine Gedanken verflüchtigten sich, alles, was zählte, war hier zu sein und mich dem Sonnenuntergang zu überlassen. Mit der Landschaft verschmolzen, reagierte mein Körper im Rhythmus der Lichter und Düfte, der Flügelschläge vorüberziehender Vögel, der Bäume und Steine, all dessen, was dieses Schlussbild vollkommen machte. In der Perfektion des gegenwärtigen Moments wurde ich unsterblich. Reines Bewusstsein, getragen von einer Kraft, für die es keine Worte gab. Vertrauensvoll ließ ich mich fallen.

War mein Gehirn eingefroren? Die frische Nachtluft drang durch meine Kleidung. Mit dem Verlöschen der letzten Sonnenstrahlen wurde es noch kälter, doch ich wollte diesen außergewöhnlichen Moment auskosten. Der Himmel wurde dunkel, die Farben verblichen und machten dem Umkehreffekt Platz: Tausende Sterne funkelten nun auf nachtschwarzem Grund.

Ich kam wieder zu mir, Hände und Gesicht waren eiskalt, ich konnte mich kaum rühren. Mir war, als wäre ich nach Jahren im All plötzlich auf der Erde gelandet. Mein Körper war bleischwer und verweigerte meinem gelähmten Hirn den Gehorsam. Wie erstarrt stand ich da. Während der eisige Wind mir das Gesicht zerkratzte, spürte ich überrascht die Wärme einer Decke auf meinen Schultern. Eine sanfte Stimme flüsterte mir zu: »Wir haben minus siebenundzwanzig Grad. Das Schauspiel ist faszinierend, aber es wäre vernünftig, jetzt hineinzugehen, um nicht zu erfrieren.«

In Zeitlupe drehte ich mich um. Ein elektrischer Schlag durchzuckte mich und ließ eine überwältigende Kraft in mich strömen. Mein Herz klopfte wie wild und schlug heftig gegen die Rippen. Erschreckt vom Übernatürlichen des Augenblicks, wurde ich von Schmerz und Jubel ergriffen. Hatte ich einen Punkt überschritten, von dem es kein Zurück mehr gab? War ich auf der anderen Seite gelandet? Sprachlos stand ich da. Vor mir, eingemummt in einen schwarzen Parka, den Kopf unter einer Daunenkapuze, Matteo.

Meine Hände begannen zu zittern, meine Beine gaben nach, mir wurde schwindlig.

Ich wurde ohnmächtig.

VOLLKOMMENE EINHEIT

Die Definition von Wahnsinn ist:
immer wieder das Gleiche zu tun und
andere Ergebnisse zu erwarten.
Albert Einstein (zugeschrieben)

Shanti tätschelte mir energisch die Wangen, um mich in die Wirklichkeit zurückzuholen. Ich lag gut zugedeckt im Gemeinschaftssaal und kam mühsam wieder zu mir.

»Wo bin ich? Bin ich tot?«

»Du lebst, aber du hast uns erschreckt.«

»Es war wunderbar, wie in einem Traum, es ging mir so gut …«

Ich war die Attraktion des Abends. Auf den Gesichtern um mich herum stand die Freude über mein Erwachen. Ich versuchte mich aufzurichten. Shanti hinderte mich daran. Der Einzige, den ich suchte, war nicht da. Ich erkannte die rote Decke wieder und kuschelte mich hinein. Hatte ich halluziniert? Er hatte so echt ausgesehen.

Shanti setzte sich neben mich und fragte, wie ich mich fühle. Ich hatte Unglaubliches erlebt. Ein Schwingen im Rhythmus des Universums und dann … nichts mehr: Kurzschluss! Mein Mentor sah darin eher einen Blitzschlag.

Auf einmal kam Matteo mit einer Aluminiumflasche und einer weiteren Decke herein. Als er sah, dass ich wieder bei Bewusstsein war, wirkte er erleichtert. Er gab mir die improvisierte Wärmflasche, damit ich sie auf meinen Bauch legte. Dann deckte er mich zum zweiten Mal zu und rieb mir mit beiden Händen die Arme. Wie sicher seine Bewegungen waren! Mein Herz entflammte bei dieser Berührung. Wie erstarrt ließ ich es geschehen. Shanti erhob sich lächelnd, zwinkerte mir verschmitzt zu und bestellte das Abendessen. Die kleine Menge verlief sich. Alle nahmen ihre Gespräche wieder auf.

»Sie haben ja eine lustige Art, mir aus dem Weg zu gehen«, neckte Matteo. »Beim letzten Mal sind Sie vor mir weggelaufen, und heute fallen Sie in Ohnmacht. Oder ist das vielleicht Ihre Art, meine Aufmerksamkeit auf sich zu ziehen?«

»Tut mir leid«, stotterte ich verlegen, »ich weiß nicht, was mich das letzte Mal geritten hat … äh … ich war nicht ich selbst … die Höhe, all das Neue, die Kälte … Außerdem haben Sie sich auch nicht korrekt verhalten! Sie sind verschwunden wie ein Dieb in der Nacht!«

»Ich merke, Sie kommen wieder zu sich. Das freut mich.«

In meinem Stolz getroffen, bereute ich schon meinen Vorwurf. Aber mein »schöner Italiener« machte alles wieder gut.

»Ich muss mich bei Ihnen entschuldigen. Jason hat mich hier gebraucht, deshalb bin ich so früh gegangen. Wir sind also quitt.«

»Dann hat er Sie auch mit seinen Theorien angesteckt?«

»Ich weiß nicht, wer wen angesteckt hat, aber wir beide haben die letzten zehn Jahre unseres Lebens mit diesen Forschungen verbracht. Und die Ergebnisse sind aufschlussreich.«

Ich fasste es nicht! Wie konnte man nur so gutgläubig sein? Ganz ruhig, Maëlle! Das Leben bot mir zum zweiten Mal die Gelegenheit, diesen Mann kennenzulernen, und dieses Mal wollte ich sie nutzen.

»Da fehlen mir wohl ein paar wichtige Puzzleteile. Was fasziniert Sie so daran? Ich verstehe Ihren Forschungsansatz nicht ganz. Sind Sie Arzt? Was haben Sie vorher gemacht? Und wohin soll diese Arbeit führen?« Ohne eine Antwort abzuwarten, stellte ich ihm Frage um Frage. Hauptsache, er blieb bei mir.

»Nur um die Einführung zusammenzufassen, würde ich die ganze Nacht brauchen!«

»Die Zeit haben wir!«, rief ich geradezu euphorisch.

Matteo verstand die Andeutung. Er schaute mich an und nickte. Ich wurde purpurrot. »Das war ein Spaß«, sagte er, als er meine Verlegenheit bemerkte. Für mich nicht! Ich versuchte zu lächeln. Die Worte blieben mir im Hals stecken. In der plötzlichen Stille trafen sich unsere Blicke.

»Es war ein anstrengender Tag«, sagte er schließlich sanft. »Besser, Sie ruhen sich bis zum Essen noch ein wenig aus. Morgen ist auch noch Zeit zu reden.«

»Nein, nein, ich höre Ihnen zu! Ich habe große Lust auf Sie … äh, ich meine … Sie kennenzulernen … äh … besser gesagt, Ihre Forschungen … und …«

Ich machte mich vollkommen lächerlich. Mit brennenden Wangen und klopfendem Herzen stellte ich bestürzt fest, wie meine Gedanken davongaloppierten. Dieser Mann hatte definitiv zu viel Macht über mich. Ich erkannte mich nicht wieder. Mein Blutdruck näherte sich dem Zustand einer Gasflasche in einer Feuersbrunst! Schon wieder lächelnd, fragte er, was ich wissen wollte.

»Wie sind Sie zu diesen Erkenntnissen gelangt?«

»Ich habe in Mailand Medizin studiert. Ich bin Neurologe. Nachdem ich zwei Jahre in Italien praktiziert hatte, bot sich mir die Gelegenheit, nach New York zu gehen und mit dem Forschungsteam eines Universitätskrankenhauses zusammenzuarbeiten. Sieben Jahre konnte ich dort als Chirurg arbeiten und gleichzeitig meine Forschung zu den Energien weiterführen, die unseren Körper steuern. Mich hat interessiert, wie unser Gehirn funktioniert und wie unser Denken sich auf unsere Realitätswahrnehmung auswirkt. Damit lassen sich viele Probleme in menschlichen Beziehungen erklären.«

Ich hörte ihm aufmerksam zu. Die regelmäßigen weißen

Zähne, die immer wieder zwischen seinen Lippen aufblitzten, vollendeten sein makelloses Gesicht. Ich musste mir eingestehen, dass ich völlig in seinem Bann stand. Jason kam auf uns zu. Besorgt erkundigte er sich nach meinem Befinden und überreichte mir dann beruhigt ein in Packpapier gewickeltes, verschnürtes Päckchen in der Größe eines Taschenbuchs.

»Hier, das wolltest du doch haben.«

»Da ist alles drin?«

»Ja! Ich verlasse mich darauf, dass du es Romane persönlich übergibst.«

»Das mache ich, da kannst du sicher sein. Dafür habe ich doch den ganzen Weg auf mich genommen!«

Ich hätte gern mehr über die Methode erfahren, wollte das Thema aber nicht vor Matteo ansprechen, da ich nicht wusste, ob und was Jason ihm davon verraten hatte. Ich steckte das Päckchen in meinen Rucksack, den ich von nun an nicht mehr aus den Augen lassen würde.

»Du hast ja wieder Farbe bekommen«, freute sich Shanti, als er mich sah. »Das Essen ist fertig, willst du was davon?« Die Gerüche aus der Küche machten Appetit. Vorsichtig stand ich auf. Matteo nahm meine Hand. »So kommst du mir nicht davon. Du kannst dich noch ein bisschen erholen, aber ich habe auch ein paar Fragen an dich«, ging er wie hier üblich zum Du über. Ich versank in seinen braunen Augen. Seine warmen Finger verstärkten die Nähe zwischen uns. Als er schluckte, folgte mein Blick seinem Adamsapfel. Dieser Moment war das Einzige, was zählte.

Jason hatte Ayati eingeladen, mit uns zu Abend zu essen. »Ihr habt euch ja bereits kennengelernt. Ayati arbeitet mit Matteo am dritten Vorbereitungsschritt des Transformationsprozesses: Da geht es darum, wie unser Gehirn unsere Wirklichkeit erschafft und wie unsere Reaktionen mit unserem Verständnis einer Situation zusammenhängen.« Entschlossen, mein eigenes

Gehirn wieder in Gang zu setzen, nachdem ich ein so jämmerliches Bild meiner Fähigkeiten geliefert hatte, bat ich, mir mehr davon zu erzählen.

Shanti servierte die Gemüsesuppe und setzte sich dann rechts neben mich. Matteo saß links von mir, Ayati und Jason uns gegenüber. Mein Guide sah mich prüfend an, um festzustellen, wie ich mich fühlte. Matteo bemerkte es. Ich gab zu, dass mir das alles ein wenig zu schnell ging und mich die vielen neuen Ideen manchmal überforderten. Immerhin hatte ich verstanden, dass die Wirklichkeit womöglich anders war als wir sie wahrnehmen. Es dauerte eine Weile, bis ich meine Gedanken gesammelt hatte. »Ich habe gelesen, Jason, was du über die verfälschte Wirklichkeit schreibst, die das Ego uns aufzwingt. Dann hast du mir erklärt, dass Materie aus Raum besteht, weil sie sich aus Atomen zusammensetzt, die ein Energiefeld bilden. Obwohl ich die Herleitung verstehe, kann ich mir kaum vorstellen, dass alles, was mich umgibt, aus Leere besteht, genau wie wir selbst. Während unserer Übung im Sonnenuntergang fühlte ich, wie mein Körper mit allem um mich herum verschmolz, bis er nur noch ein riesiges Energiefeld war. Ich verstehe, dass wir unsere Schwingung verändern können, indem wir unsere Gedanken ändern, und dass meine Zufriedenheit mit der Liebe zusammenhängt, die ich aussende. Das ist alles sehr neu für mich, aber ich muss gestehen, dass es eine beeindruckende Erfahrung war. Allerdings stellt sich mir dann die Frage: Leben wir überhaupt in der Realität? Oder sieht das nur mein Geist so, mein Ego oder was auch immer?«

»Die Wirklichkeit ist vielschichtig«, bestätigte Ayati. »Wir sehen in jeder Situation nur einen kleinen Teil der Wahrheit, soweit eben unser Blickfeld, unsere Wahrnehmung, unser Verständnis, die uns bekannten Dimensionen, unsere Glaubenssätze, unsere Erziehung und Bildung und viele weitere Faktoren es zulassen.«

»Erinnere dich an den Versuch mit deinem Handy«, warf Shanti ein.

»Während eines Laborexperiments habe ich jemanden gebeten, einen Gegenstand zu betrachten«, fuhr Ayati fort. »Sein Gehirn war an ein CT angeschlossen, und ich sah, wie bestimmte Bereiche aufleuchteten. Das ist nicht weiter überraschend. Dann habe ich den Gegenstand aus seinem Gesichtsfeld entfernt und ihn gebeten, sich das, was er soeben gesehen hatte, vorzustellen – und dieselben Bereiche leuchteten auf. Das Gehirn macht also keinen Unterschied zwischen dem, was es sieht, und dem, woran es sich erinnert. In beiden Fällen werden dieselben neuronalen Netze aktiviert. Daraus ergibt sich eine erste Frage in Bezug auf unsere Realität: Sehen wir sie oder erfinden wir sie?«

»Das Gehirn verarbeitet vierhundert Milliarden Bits Informationen pro Sekunde, aber uns ist nur ein kleiner Bruchteil davon bewusst«, erklärte Matteo. »Diese Informationen betreffen unsere Umwelt, unseren Körper und die Zeit. Dabei sehen wir nur einen winzigen Teil der Welt, die uns umgibt. Ein Gegenstand wird in dem Moment real, in dem er in unser Bewusstsein dringt. Daraus ergibt sich eine zweite Frage: Ist unsere Realitätswahrnehmung nicht eng mit unserem Wissen verknüpft? Wir sehen etwas, und zugleich sehen wir ein Spiegelbild davon in unserer Erinnerung. Schau dir beispielsweise diesen Tisch an. Das Bild trifft auf unsere Pupillen, gelangt in unser Gehirn. Um festzustellen, was es ist, fügen wir das erforderliche Wissen hinzu. Zwischen dem Moment, in dem wir den Tisch sehen, und dem, in dem wir ihn als solchen erkennen, vergeht eine kurze Zeit. Wir nehmen nie unmittelbar wahr, sondern immer mithilfe einer Interpretation.«

»Anders ausgedrückt, wir produzieren unsere Wirklichkeit auf der Grundlage unseres Wissens und unserer Erfahrungen?«

»Richtig, aber nicht nur. Auch die Gefühle haben einen Einfluss darauf. Dazu muss ich erst einmal erklären, wie unser

Gehirn funktioniert. Es besteht aus Nervenzellen, Neuronen, die sich über ihre Verästelungen miteinander verbinden und so ein neuronales Netz bilden, das immer komplexer wird, je mehr Informationen wir aufnehmen und darin einspeisen. An der Verbindungsstelle zwischen den Neuronen bildet sich ein Gedanke oder eine Erinnerung. Der Hypothalamus, ein ganz kleiner Bereich im Gehirn, produziert Botenstoffe, sogenannte Peptide, die gemeinsam Neurohormone bilden, von denen jedes einem Gefühlserlebnis entspricht.«

»Also Wut oder Freude?«

»Ja, oder Trauer, Enttäuschung, Verlangen, Entzücken … Sobald wir eine Emotion verspüren, werden die gebildeten Peptide ins Blut ausgeschüttet und zu den entsprechenden Zellen transportiert. Jede Zelle besitzt Tausende Rezeptoren, die für Signale von außen offen sind. Die Botenstoffe, die sich im Körper verteilen, senden Signale an den Rezeptor, der die Information aufnimmt und eine Reihe biochemischer Reaktionen auslöst, die die Zelle verändern können.«

»Ganz so, als hätte sie ein eigenes Bewusstsein?«

»Genau. Zellen sind lebendig. Ihre Rezeptoren sorgen dafür, dass sie sich entwickeln und entsprechend den Gefühlen, die in unserem Leben am häufigsten vorkommen, neu erschaffen. Gedanken und Gefühle sind mit diesem neuronalen Netz verknüpft. Das Gehirn ist also eine ewige Baustelle. Es verändert sich jede Sekunde, gemäß den Informationen, die bei ihm ankommen. Auf diese Weise erschaffen wir die Muster, die bestimmen, wie wir unsere Außenwelt sehen.«

»Das bedeutet, dass mein Bewusstsein sich verändert und neue Verbindungen knüpft, während du mit mir sprichst?«

»Stimmt. Es speichert und verstärkt die zu diesem Thema bestehenden Muster, wodurch sich seine Struktur verändert. Außerdem fügt es den eingehenden Informationen noch ein bestimmtes Verständnis hinzu, während es sie verarbeitet. Und je nach Gesprächspartner schüttet dein Gehirn die entsprechenden Gefühle aus.«

»Tut mir leid, das verstehe ich nicht.«

»Nehmen wir ein Beispiel: Du weißt, dass ich Matteo heiße, dass ich ein Mann und Italiener bin, dass ich als Neurologe arbeite. Anhand dieser vier Kriterien wird dein Gehirn die Informationen, die es erhält, als mehr oder weniger vertrauenswürdig einstufen, je nachdem, welche Erfahrungen du in der Vergangenheit gemacht und wie du sie erlebt hast. Es wird sie mit den Italienern abgleichen, die du kennengelernt hast, mit Männern, die denselben Namen hatten wie ich, mit deinem Interesse oder deinen Vorbehalten gegenüber der Medizin. Gleichzeitig verknüpft dein Gehirn die unzähligen eingehenden Informationen mit den bereits vorhandenen: dem Tonfall meiner Stimme, der Größe meiner Hände, meinem Haarschnitt, der Temperatur in diesem Raum, den Außengeräuschen, mit allem, was es zu fassen kriegt, und modifiziert alle von diesen neuen Daten betroffenen Schemata. Je mehr Informationen wir haben, umso detaillierter wird unser Modell.«

Ayati fügte hinzu, dass es schwierig sei, etwas objektiv zu beurteilen, da wir jeder Situation immer eine subjektive gefühlsmäßige Reaktion hinzufügten. Kurz gesagt: Wir erzählen uns Geschichten darüber, wie die Welt dort draußen ist.

»Das bedeutet, dass zwei Personen, die zu einem bestimmten Zeitpunkt dieselbe Information erhalten, diese Information ihrem jeweils vorhandenen neuronalen Muster entsprechend unterschiedlich beurteilen. Dasselbe gilt für die von dieser Situation ausgelösten Gefühle, die sich je nach Erfahrung unterscheiden«, fasste ich zusammen.

»Ein letzter wichtiger Punkt noch«, ergänzte Matteo. »Die einander beeinflussenden Nervenzellen arbeiten eng zusammen. Wenn wir jeden Tag dasselbe Verhalten wiederholen, bilden die Neuronen eine stabile Beziehung, die unsere Persönlichkeit bestimmt. Wenn ich tagtäglich wütend werde, leide oder mich benachteiligt fühle, dann verstärke ich dieses neuronale Netz.«

»Aber wie können wir das beenden? Oder sind wir für alle Ewigkeit diesen konditionierten Reaktionen ausgeliefert?«

»Nein! Wir können unsere Vorstellungen von der Welt durchbrechen. Indem wir unsere Glaubenssätze ändern, können wir die vorhandenen Muster durch andere ersetzen.«

Zellen, die nicht mehr zusammenarbeiten, verlieren ihre Verbindung, erklärte Ayati. Sobald ein geistiger Prozess, der zu einer chemischen Reaktion in unserem Körper führt, unterbrochen wird, beginnen die beteiligten Neuronen, ihre Verknüpfung aufzulösen.

Shanti reichte mir einen Korb mit Chapati, dem dünnen indischen Fladenbrot. Ich nahm eines heraus und gab den Korb an Matteo weiter. Nach kurzem Nachdenken sagte ich: »Eine Sache irritiert mich: Wenn wir aus Leere bestehen, so wie alles um uns herum, was sind wir dann?«

»Wir könnten uns als intelligente, schwingende Energie definieren«, antwortete Jason.

»Auch auf die Gefahr hin, dass ich als Idiotin dastehe, könnt ihr mir erklären, von was für Energien ihr da redet?«

»Keine Sorge, ich habe fünfzehn Jahre gebraucht, um zu verstehen, dass alles aus Energie besteht, und die Physiker haben Jahrzehnte gebraucht, um es zu beweisen! Erst im 20. Jahrhundert hat die Quantenphysik die Beschaffenheit des Raums in ein neues Licht getaucht.«

Glücklicher- und zufälligerweise hatte ich im Flugzeug einen Artikel über Quantenphysik gelesen. In der Quantenphysik, stand da, gehe es im Wesentlichen darum, das unendlich Kleine zu untersuchen und grundlegende physikalische Phänomene auf der Ebene der Atome zu beschreiben. Jason erklärte, im Gegensatz zur klassischen Physik des 19. Jahrhunderts, die davon ausgegangen sei, dass der Raum nur Leere enthalte, versuche diese neue Wissenschaft nachzuweisen, dass es sich dabei um lebendige, schwingende und intelligente Materie handelt. Ein Energiefeld, das das gesamte Universum vereint, mit dem wir über unsere Gedanken, Emotionen und all unsere Gefühle verbunden sind. Mir erschien das alles ziemlich unglaublich. Ich konnte mir nicht vorstellen, dass diese Dimension uns so vollständig entgehen konnte. Unsere Realität kam mir so anders vor …

Ein Wind war aufgekommen, wir hörten ihn in Böen gegen die Scheiben schlagen. Nishal und Thim polterten lärmend in den Gemeinschaftssaal. Sie waren voller Schnee. Der Ältere verkündete, dass sich ein Sturm ankündigte, was Jason mit Verwunderung quittierte: »Damit hatten wir nicht vor nächster Woche gerechnet.«

Shanti ging hinaus, um die Lage zu begutachten. Der Himmel hinter der Fensterfront war schwarz, die Sterne hatten sich hinter einer dichten Wolkenschicht versteckt. Windstöße trieben riesige Flocken vor sich her, wirbelten sie in die Luft und ließen sie dann zu Boden stürzen. Die Harmonie von vorhin war verschwunden und einem Schlachtfeld gewichen.

Shanti kam wieder herein und setzte sich hin. Fragend sah ich ihn an. »Hoffen wir, dass der Sturm sich legt, sonst müssen wir unseren Aufbruch verschieben. Wir wissen nicht, wie lange er anhält. Normalerweise nicht länger als zwei, drei Tage.« Die Männer schauten einander an, nicht weiter beunruhigt, wie es schien. Ich fragte nach Alternativen. »Geduld«, erwiderte Jason. Von Shanti erhoffte ich mir Besseres, doch er verzog nur betreten das Gesicht. Ich wollte mir lieber nicht vorstellen, wie es wäre, tagelang hier festzusitzen. Ich musste an meine Arbeit denken, Panik stieg in mir auf, und ich bekam keine Luft mehr. Ich zog mein Handy aus der Tasche: kein Empfang! Shanti tätschelte meine Hand. »Wir entscheiden morgen früh. Heute

Abend, ohne Genaueres zu wissen, sollten wir uns keine Gedanken machen. Wenn es ein Problem gibt, finden wir auch eine Lösung. Im Moment sehe ich keins!«

Ich wandte seine Lehren an und ersetzte negative Gedanken durch positive. Mein Verstand, der völlig durchgedreht hatte, beruhigte sich wieder. Miria hatte Spinatauflauf und gebackene Hähnchenspieße auf den Tisch gestellt. Ich freute mich über das Fleisch, das es hier selten gab. Besänftigt wandte ich mich an Jason: »Du hast mir die ersten drei Schritte zum Transformationsprozess erläutert: den ersten, der darin besteht, sich bewusst zu werden, dass wir in jeder Sekunde wählen können, ob wir die Tür der Angst oder die der Liebe aufstoßen wollen; den zweiten, in dem wir unsere Schwingung erhöhen, um uns mit der reinen Energie zu verbinden: dem Raum, in dem alles Schöpfung ist, dem Feld alles Möglichen; und den dritten, in dem wir verstehen, wer wir sind und wie wir ticken. Was ist der vierte Schritt? Ayati hat von vier Schritten gesprochen.«

»Dazu möchte ich euch die Arbeiten von Dr. Masaru Emoto vorstellen, einem japanischen Arzt für alternative Medizin. Bekannt geworden ist er durch seine Theorie über die Wirkung von Gedanken und Gefühlen auf Wasser. Auch wenn seine Ansichten wissenschaftlich umstritten sind, haben sie unsere Arbeit doch inspiriert. Wenn du magst, kannst du nach dem Abendessen gern dabei sein, wenn ich die Ergebnisse seiner Versuchsreihe präsentiere.«

*

Im Hof wirbelte der launische Wind Schneeflocken durcheinander. Wir retteten uns in den Flur des Nachbargebäudes, der zum Labor führte. Jason nahm einen dicken Ordner aus der Schublade seines Schreibtischs. »Masaru Emoto konnte die Reaktionen des Wassers beobachten, indem er Eiskristalle fotografierte. Er hat nachgewiesen, was Urvölker seit Tausenden von Jahren behaupten und was die Quantenphysik heute bestätigt: Gedanken besitzen eine unmittelbare Schöpferkraft. Emotos Methode bestand darin, Wasserproben bei minus zwanzig Grad für drei Stunden einzufrieren, sodass sich Kristalle bildeten, die er mittels Chronofotografie ablichtete. So stellte er fest, dass Qualität und Harmonie der Figuren von der Reinheit des Wassers abhingen. Reines Wasser bildet wunderschöne Formen, verschmutztes oder stehendes Wasser unvollständige, asymmetrische.«

Der japanische Forscher unternahm noch weitere Versuche: So füllte er gekochten Reis in zwei identische Gläser und »redete« täglich mit dem Reis, dankte dem einen in liebevollen Worten und bezeichnete den anderen als »nichtsnutzig«. Nach einem Monat stellte er fest, dass der beschimpfte Reis schneller verschimmelt war. Es fiel mir schwer, das zu glauben!

»Mir auch, um ehrlich zu sein!«, gestand Jason. »Aber wenn man die Arbeiten von Gregg Braden* bedenkt, wundert einen gar nichts mehr! Seine Untersuchungen zeigen, wie bestimmte Schwingungen sich auf einen Wassertropfen auswirken. Hohe Schwingungen erschaffen neue, harmonische Formen. Wir wissen, dass Musik aus Wellen besteht – deren Einfluss nicht mehr bewiesen werden muss. Weniger klar war uns die Macht, die Gedanken, Worte, Menschen, Farben, Gerüche, Kunst und Lektüre über uns haben.«

»Ja«, fügte Ayati hinzu, »so wie das Eintauchen in die Natur.«

»Genau!«

Ich fragte Jason, ob diese Schwingungen auch heilen könnten. In der alternativen Medizin werde Lebensenergie seit einem Jahrzehnt bei verschiedenen Krankheiten eingesetzt. Hohe Frequenzen dienten der Auflösung von Materie, etwa bei gewissen

* »Feeling is Vibration«. Weiterführende Informationen zu Gregg Braden unter: www.greggbraden.com

Tumoren, die nichts anderes als die Verdichtung anderer, niedrigerer Frequenzen seien. Ich war baff.

»Begreifst du die Bedeutung dieser Entdeckungen?«

»Gedanken sind stark, und wenn wir sie wohlwollend auf etwas konzentrieren, hat das einen harmonisierenden Effekt. Das ist der vierte Schritt, um den Transformationsprozess anzustoßen. Anhand dieser Erkenntnisse haben wir unsere Methode erarbeitet. Wir sind von folgenden Annahmen ausgegangen: Erstens lässt sich wissenschaftlich feststellen, dass alles, was wir für fest halten, tatsächlich aus leerem Raum besteht. Zweitens wissen wir, dass unser Körper zu mehr als zwei Dritteln aus Wasser besteht, einem Molekül aus Sauerstoff und Wasserstoff, also Atomen, die zu 99 Prozent aus leerem Raum bestehen. Drittens bildet sich unser Gehirn durch die Informationen, die es erhält, und die Gedanken, die wir formulieren, ständig neu. Ich habe mich ausführlich mit dem Denken befasst, weil es das Zentrum dieser Überlegungen bildet, und festgestellt, dass es nur zwei Zustände gibt: Angst und Liebe. Alle unsere Überlegungen wurzeln entweder in dem einen oder im anderen. Angst bringt Traurigkeit, Wut, Aggressivität und einige andere Gefühle hervor, die verheerende Auswirkungen auf unseren Körper haben. Dagegen führen Gedanken, die aus der Liebe entstehen, zu körperlicher Harmonie, Versöhnung, Einheit und Zufriedenheit. Wir haben eine Heilmethode entwickelt, die darauf beruht, dass wir uns dieser entgegengesetzten Haltungen bewusst werden. Das daraus resultierende Handeln hat unmittelbare Folgen für unsere Gesundheit und unser gesamtes Leben.«

Ich hätte diesen Transformationsprozess gern besser verstanden, aber es war spät. Jason schlug vor, die Methode am nächsten Tag auszuprobieren. Er blieb noch eine Weile in seinem Labor. Ayati ging schlafen. Matteo und Shanti begleiteten mich auf einen letzten Tee in den Gemeinschaftsraum.

»Kann jeder diesen Transformationsprozess durchlaufen?«

»Ja, jeder, der etwas verändern möchte«, bestätigte Matteo. »Um zur Transformation zu gelangen, musste ich mir erst einmal klarmachen, dass ich unglücklich war, und das war keine einfache Erkenntnis. Natürlich erlebte ich Momente, in denen ich eine flüchtige Befriedigung empfand, aber nichts konnte mich dauerhaft in Schwingung versetzen.«

»Wenn man alles hat, was der Gesellschaft als erstrebenswert gilt, kann man sich schlecht beklagen, nicht wahr?«

»Genau! Ich konnte mir jeden Wunsch erfüllen, ich war gesund, von Freunden umgeben und in einer guten Beziehung. Aber tief in mir spürte ich, dass etwas nicht stimmte. Ich wusste nicht, was es war, aber in der aggressiven Welt um mich herum fand ich mich nicht wieder. Die allgegenwärtige Niedergeschlagenheit machte mir zu schaffen. In diesem Kampf fand ich mein wahres Wesen nicht.«

»Wie bei mir! Genauso empfinde ich es auch. Es gibt kurze glückliche Momente, aber sobald etwas oder jemand mich nervt, geht es mir gleich wieder schlecht. Ich werde diesen Stress nicht los, dabei möchte ich mich so gern verändern!«

»Dann bist du also bereit für die Transformation! Sie beginnt genau in dem Moment, in dem wir wollen, dass unser Leben sich weiterentwickelt. Sobald uns bewusst wird, dass wir uns selbst in ein Gefängnis gebracht haben, das wir jederzeit verlassen können, brauchen wir nur noch den Schlüssel dazu. Das wird Jason dir morgen erklären.«

Langsam fielen uns allen die Augen zu. Ich hätte das Gespräch gerne fortgeführt, aber wir gingen besser schlafen. Shanti füllte kochendes Wasser in meine Aluminiumflasche. »Nimm das mit in den Schlafsack, es wird eine eisige Nacht.«

Matteo begleitete mich bis zu meiner Tür. Er sah mich intensiv an und schien in meiner Seele zu lesen. Mein erschöpfter Körper fing erneut Feuer. Matteo küsste meine Hand, wünschte mir süße Träume und hauchte mir einen Kuss auf die

Wange. Unsere Blicke lösten sich erst, als ich die Tür hinter mir schloss.

Zum Schutz vor der Kälte in mehrere Schichten gepackt, schlüpfte ich in meinen Daunenschlafsack. Dann blieb ich bewegungslos liegen und belauschte seine Bewegungen auf der anderen Seite der dünnen Trennwand, wo sein Bett an meines grenzte. Dann schlief ich mit unseren letzten geflüsterten Worten ein.

»Buona notte, Maëlle.«

»Gute Nacht, Matteo.«

VON JETZT AN …

Nimm die erste Stufe voller Zuversicht.
Du brauchst nicht die ganze Treppe zu sehen,
mach einfach nur den ersten Schritt.
Martin Luther King

Es hatte die ganze Nacht über gestürmt. Als ich erwachte, war mir leicht ums Herz. Meine steifen Glieder aber verlangten auch nach neun Stunden Schlaf noch nach Ruhe. Ich lugte durch die Vorhänge: Es schneite immer noch. Dichter Nebel verhüllte die Berge. Aus dem warmen Schlafsack herauszukriechen war wie jeden Morgen eine Qual, aber ich wollte schnell wieder bei den anderen sein, allen voran bei meinem schönen Italiener. Ich spitzte die Ohren Richtung Zwischenwand: nichts zu hören. Ob er noch schlief?

Ich riss mich zusammen und stellte mich der Kälte, wusch mich rasch, schlüpfte in frische, wenn auch steifgefrorene Kleidung und fand Shanti im Gemeinschaftsraum. Alle waren schon aufgestanden. Mein Guide setzte sich mit einem Kaffeebecher neben mich. Jason erwarte mich im Haus nebenan, Matteo und Ayati seien schon bei der Arbeit. Mir verging der Appetit. Tatsächlich war ich ein wenig eifersüchtig!

Der Wind hatte sich etwas gelegt, doch die Wege waren immer noch gefährlich. Mir machte die Möglichkeit weiterer Schneefälle Sorgen. Shanti sagte, ein Abstieg sei ausgeschlossen. Es wäre besser, erst am nächsten Tag aufzubrechen, gleich nach Sonnenaufgang, wenn die Routen wieder frei wären. Außerdem drohten Erdrutsche uns weiter aufzuhalten. Er habe gerade versucht, dem Weg zu folgen, war aber auf fünfzig Metern drei Mal hingefallen. Er deutete auf seinen aufgeschürften Arm.

»Hast du dich verletzt? Du musst die Wunde desinfizieren!«

»Das ist nicht weiter schlimm, alles nur oberflächlich. Für die nächsten zwei Tage sind keine weiteren Schneefälle angekündigt. Die unwegsame Eisschicht sollte innerhalb der nächsten vierundzwanzig Stunden in der Sonne schmelzen.«

»Komm mit, Jason hat sicher Material dabei, um dich zu verarzten.«

Mit einiger Mühe konnte ich Shanti dazu überreden, mich zu begleiten. Dächer, Wege und Steine waren mit einem makellosen Schneemantel bedeckt, der Ecken und Kanten abrundete. Alles war ruhig und gedämpft, kein Laut hallte in den Bergen wider, nur unsere dumpfen Schritte auf dem wattigen Schnee widersetzten sich der Stille.

Jason unterhielt sich mit fünf Tibetern. Er nickte uns durchs Fenster zu. Als das Gespräch beendet war, kam die kleine Gruppe heraus und grüßte respektvoll im Vorübergehen. Der Amerikaner bat Shanti, sich zu setzen. Er desinfizierte den Arm mit Alkohol, strich eine entzündungshemmende Salbe darauf und wickelte Mull um die Wunde. Dann drehte er sich zu mir um und fragte, ob ich gut geschlafen hätte. Mit einem Wink lud er mich ein, neben Shanti Platz zu nehmen, und setzte sich rittlings, die Arme auf der Lehne, uns gegenüber.

»Ja … also … ich muss zugeben, dass das alles sehr neu für mich ist und mich ziemlich verwirrt! Ich würde gern mehr darüber erfahren.«

»Das ist gut! Dann bist du bereit, das Feld aller Möglichkeiten zu erreichen!«

»Die Transformation, ja?«

»Ja. Schöpfung beginnt immer mit einem Gedanken in einem bestimmten gegenwärtigen Moment. Tief in unserem Innern wissen wir, dass dieser Gedanke ein Echo findet und der Traum nicht fern ist. Aber es ist oft schwer, zur Umsetzung zu kommen. Warum? Weil das Ego uns bremst und entmutigt. Seine Argumente scheinen so vernünftig, dass wir anfangen zu zweifeln und unsere Sehnsüchte lieber vergessen.«

»Ja, nun … Wir haben eben Verpflichtungen im Leben, die uns an der Verwirklichung unserer Träume hindern!«

»Nein! Nur das Ego kann einen Wunsch bremsen, der tief aus unserem Herzen kommt. Es ist überaus geschickt und weiß genau, wie es uns ›zur Vernunft‹ – seiner Vernunft – bringt. Damit beginnt der innere Konflikt: ›Ich weiß, dass sich etwas ändern muss, aber ich habe ja keine andere Wahl, als weiterzumachen wie bisher, ich will meinen Kindern, meinem Partner, X oder Y nicht wehtun und außerdem … ich habe halt kein Glück, ich kann das eh nicht, besser, ich lasse es einfach …‹ ›Natürlich weiß ich, was ich will, aber es ist zu spät oder zu früh …‹. Die Transformation selbst umfasst zwei Phasen. Die erste besteht darin, dass wir entschlossen sind, die Dinge anders zu sehen.«

»Die Dinge anders zu sehen?«

»Ja. Durch Erziehung, Kultur und Erfahrungen werden Glaubensmuster geschaffen und verstärkt. Wenn wir einen Satz immer wieder hören, halten wir ihn für die Wahrheit, die wir verinnerlichen: ›Das Leben ist schwer und ungerecht‹, ›Es ist ein einziger Kampf‹. Wir handeln durch Konditionierung. Wir fürchten uns vor der Zukunft und wiederholen immer wieder alte Muster. Unser Verstand versetzt uns in eine Zeit, die gar nicht da ist.«

»In dem Moment, in dem du dir all dessen bewusst wirst, bist du frei«, warf Shanti ein. »Dann betrittst du den Raum, in dem du deine Entscheidungen aus einem neuen Blickwinkel heraus treffen kannst, ohne sie mit dem Gewicht der Vergangenheit zu belasten, ohne Schuldgefühle und ohne die Zukunft vorwegzunehmen.«

»Das stimmt«, fuhr Jason fort. »Sobald du dich von der Angst löst, gewährst du dir selbst die Freiheit, andere Menschen und Situationen so zu sehen, wie sie wirklich sind. Dann hören die unbewusst aufsteigenden Gedanken auf, und du bist im gegenwärtigen Moment, dem Moment, der mit deinen Träumen in Verbindung steht. Eigentlich ist es ganz einfach: Sobald wir unsere Glaubenssätze hinter uns lassen, beginnt der Prozess ganz von selbst.«

»Kannst du mir einen solchen Glaubenssatz nennen?«

»›Ich habe Angst zu versagen‹ zum Beispiel.«

»Aber … das ist die Realität! Wer hat denn davor keine Angst? Hattest du das nie?«

»Versagen gibt es nur in der Welt des Ego, weil das Ego die Quelle jedes Urteils ist. In Wahrheit sind es einfach Erfahrungen, an denen wir wachsen und aus denen wir lernen können. Wenn wir die Herausforderungen annehmen, kommen wir unseren Träumen näher. Meinst du, wir hätten je laufen gelernt, wenn wir nicht zuvor zigfach hingefallen wären? Das Gleichgewicht erreicht man erst nach mehreren Stürzen. Das ist kein Versagen, es ist ein normaler Lernprozess.«

»Wenn Forscher jedes Mal aufgegeben hätten, sobald sie in einer Sackgasse waren, gäbe es keine Wissenschaft«, fügte Shanti hinzu.

»Sich zu irren ist ein notwendiger Schritt auf dem Weg zum Erfolg. Wenn wir den Irrtum nicht mehr so fürchten, können wir die Schranken der Angst überwinden und mit der Transformation beginnen. Der Kreislauf wiederholt sich so lange, wie wir ihm Nahrung geben. Ist es dir noch nie passiert, dass du zu einem bestimmten Zeitpunkt im Jahr immer wieder dieselben negativen Dinge erlebst?«

Ich überlegte und lächelte, als mir ein Beispiel in den Sinn kam.

»Ich habe jedes Jahr in den ersten Januartagen Schnupfen.

Das ist mir so sehr zur Gewohnheit geworden, dass ich inzwischen schon vorsichtshalber Medikamente mitnehme, wenn ich aus dem Haus gehe.«

»Du erlebst, was du erschaffst. Jedes Jahr visualisierst du deine Erkältung, noch bevor sie da ist, und dann kommt sie.«

»Äh, nein! Ich werde doch nicht absichtlich krank!«

»Das bezweifle ich nicht, aber du hast diese Krankheit in dein Denksystem einprogrammiert. Wenn du diesen Prozess aufhalten möchtest, musst du auf dein Denken achten und diesen Gedanken aufgeben. Wenn dir ein Gedanke nicht gefällt, verdränge ihn nicht, sondern hebe ihn durch einen gegenteiligen Gedanken auf und bekräftige die Veränderung, indem du sie aussprichst. Also wenn du dich zum Beispiel an den letzten Schnupfen erinnerst und denkst, dass du ihm dieses Jahr wieder nicht entgehen wirst, dann nimm diesen Gedanken und programmiere ihn um. Du könntest dir vorstellen, dass du gesund bist, und erklären: ›Ich bin vollkommen gesund, wenn das neue Jahr beginnt. Kein Virus kann mir etwas anhaben. Ich lasse alle Medikamente im Schrank.‹«

»Und du meinst, das reicht?«

»Ja«, schaltete sich Shanti ein, »das ist das positive Denken, über das wir gesprochen haben.«

»Deine Glaubenssätze reproduzieren diesen Schnupfen jedes Jahr, warum gehst du also nicht einfach davon aus, dass es auch in die andere Richtung funktioniert? Wenn du fest zu etwas entschlossen bist, dann bekommst du es auch. Willst du positive Dinge anziehen, sei positiv in deinen Gedanken, Worten und Handlungen. Kennst du niemanden in deinem Umfeld, der auffallend viel Glück hat?«

»Doch, einen Mitarbeiter, dem die unglaublichsten Dinge passieren. Er ist immer im richtigen Moment zur Stelle.«

»Beklagt er sich, urteilt oder kritisiert er?«

»Das wäre ja noch schöner! Er hat alles! Eine Frau, die ihn

liebt, wunderbare Kinder, einen tollen Job, in dem er völlig aufgeht … Wenn irgendwem etwas Gutes widerfährt, dann ihm. Wie sollte er sich beklagen?«

»Niemand ist glücklicher als der, der an sein Glück glaubt. Alle Menschen erleben Enttäuschungen und Leid, aber du wirst feststellen, dass diejenigen, die das Glück anziehen, eine positive Einstellung zum Leben haben. Es ist eine Erfolgsspirale, die jeder anstoßen kann. Sie wird umso wirksamer, je mehr Selbstvertrauen wir mit jedem Erfolg entwickeln, je mehr wir Furcht ablegen und etwas wagen. Genauso hat jeder die Möglichkeit, sich in negativen Gedankenmustern zu verbarrikadieren, die sich aus seinen vergangenen Erfahrungen speisen. Angst lähmt uns und hält uns in einem Teufelskreis gefangen. So ziehen wir genau das an, was wir fürchten. Dein aktuelles Denken löst den ständigen Prozess deiner Realität aus. Das ist es, was ich das Gesetz der Anziehung nenne. Du ziehst das an, was du bist.«

»Ich bin mir nicht sicher, ob diese Theorie für jeden passt. Ich denke da an einen Freund, der wahnsinnig nett ist, immer zur Stelle, wenn jemand Hilfe braucht, aber selbst nur Pech hat. Wenn das Gesetz der Anziehung so funktionieren würde, wie du es mir gerade erklärt hast, dann hätte er Frieden und Harmonie verdient, aber genau das hat er nicht.«

»Das Gesetz funktioniert, wenn deine Gedanken, deine Handlungen und deine tiefsten Wünsche im Einklang sind. Wenn dein Freund aus Pflichtgefühl handelt, weil er keine Bitte abschlagen kann, dann sind seine Handlungen nicht im Einklang mit seiner Absicht, und der Zauber wirkt nicht.«

»Warum sollte er das tun?«

»Vielleicht, weil er geliebt werden möchte. Er hat womöglich eine tiefsitzende Verletzung und glaubt, anderen helfen zu müssen, um geliebt zu werden, worüber er seine eigenen Bedürfnisse vergisst. Glaubst du, dass sein Handeln seinen Träumen entspricht?«

»Nein, er hat mir nämlich schon oft gesagt, dass er nicht nein sagen kann, was zu Spannungen in seiner Ehe führt. Seine Frau und seine Kinder werfen ihm vor, dass er nie da ist, sondern seine ganze Zeit damit verbringt, anderen zu helfen.«

»Weil er nicht nein sagen kann, wird er immer wieder um Hilfe gebeten, davor fürchtet er sich. Und am Ende vergisst er sich selbst.

Der Prozess ist leicht zu verstehen, aber schwer umzusetzen, weil wir Unbewusstes nicht erkennen. Deswegen müssen wir uns mit unseren Wünschen und Enttäuschungen auseinandersetzen und auf unsere innere Stimme hören, bis wir gelernt haben, unsere Energien zu harmonisieren, und tatsächlich das anziehen, was wir in unserem tiefsten Inneren wollen. Wünschst du dir das wirklich?«

»Ja, ich bin bereit, aber ich weiß nicht, wie ich es anstellen soll.«

»Zunächst solltest du das, was du dir wünschst, so formulieren, als wäre es bereits Realität. Versuch es! Beginne deinen Satz mit: ›Von jetzt an …‹«

Ich stand auf und ging zum Fenster, um meine Gedanken zu sortieren. Die Landschaft schien unter der Schneedecke zu schlafen. Die Worte, die aus meinem Herzen emporsprudelten, widmete ich der Seele des Himalaja: »Von jetzt an vertraue ich dem Leben und ergreife die Gelegenheiten, die es mir bietet. Von jetzt an akzeptiere ich, dass ich mich irren kann, denn Fehler gehören zur Veränderung. Ich ziehe an, was ich denke: Wenn meine Gedanken positiv sind, kommt alles Positive zu mir, sind meine Gedanken negativ, kommt das Negative zu mir. Von jetzt an ist mir bewusst, dass ich zwischen zwei Wegen wählen kann. Von jetzt an bin ich nur noch ich selbst!«

Jason schwieg einen Moment und sagte dann: »Nun bist du aufgebrochen und hast den Weg der Transformation eingeschlagen!« Mein Gesicht erhellte sich. Es klarte gerade auf, und die

Sonne schien ins Zimmer. Genauso fühlte es sich an: Jason hatte mein inneres Licht entzündet. Nach und nach tauchten die Berge aus den abziehenden Wolken auf wie … was eigentlich? Ich wusste es nicht … Jedenfalls war es so schön, dass ich es am liebsten aufschreiben wollte. Jason wartete, bis ich ihm wieder meine Aufmerksamkeit zuwandte, und fuhr dann fort:

»Die zweite und letzte Phase der Transformation besteht darin, dein Potenzial zu entfalten. Als Menschen sind wir alle auserwählt, unsere Kräfte sind unbegrenzt. Doch oft verlieren wir uns unterwegs, lassen uns von Belanglosigkeiten ablenken und finden nicht zurück auf den Weg des Schöpferischen. Dann vergessen wir, was wir in Wahrheit sind, hören unsere eigenen Signale, unsere eigene Stimme nicht mehr, segeln alleine durch dichten Nebel und folgen der Werbung, die unserem Leben einen Sinn gibt, mag er auch noch so flüchtig sein. Doch in unserem Inneren brennt eine kleine Flamme, die uns mahnt, uns nicht täuschen zu lassen. Wenn wir in den Spiegel schauen, wissen wir, dass wir uns belügen, aber wo ist der Weg, den wir verloren haben? Wie soll ich mir eingestehen, dass ich in all den Jahren in die Irre gegangen bin, dass ich gegen Windmühlen gekämpft habe, um zu bekommen, was ich jetzt habe, dass mein ganzer Kampf aber zu nichts geführt hat?«

Ich zuckte mit den Schultern. Was sollte ich darauf antworten.

»Das Wichtigste ist, niemals zu urteilen. Alles, was ich tun konnte, hilft mir beim Verständnis. Transformation und Veränderung anzunehmen heißt, auch die Vergangenheit wohlwollend zu betrachten. All unsere Kämpfe waren ein nicht zu unterschätzendes Training. Ich bin, was ich bin, ich kenne meine Stärken und Schwächen, wenn ich ein neues Ziel anstrebe. Es ist sinnlos, sich als Opfer zu fühlen oder etwas zu bereuen. Wir haben in Übereinstimmung mit unseren Zielen gelebt, nur dass es früher eben andere waren.«

»Du hattest Angst, dich zu verlieben, deshalb bist du allein geblieben«, sagte Shanti. »Du wolltest Geld verdienen und hast dafür gesorgt, indem du verbissen gearbeitet hast. Nun möchtest du etwas anderes, und auch das ist möglich, wenn du dich dafür entscheidest.«

»Es stimmt, dein Potenzial ist grenzenlos, Maëlle.«

Aber wie sollte ich dahin kommen? Ich musste den Weg zu diesem kleinen inneren Raum wiederfinden, den ich vergessen hatte.

»Leite mich! Ich kann nachvollziehen, was du sagst: dass ich vor dem davonlaufe, was ich mir wünsche, weil ich Angst davor habe. Ich bin es leid, wie ein Roboter zu leben, aber ich kann nicht unterscheiden zwischen dem, was ich in meinem tiefsten Inneren bin, und den Erwartungen der anderen. Wie soll ich meine Wünsche von meinen Verpflichtungen trennen und von meinen Ängsten, von denen mir einige gar nicht bewusst sind?« Ich hätte nie gedacht, dass ich so etwas jemals zugeben würde.

»Nimm es an, wie es ist: dass du in deinem tiefsten Inneren nicht weißt, was du willst.«

»Aber dann wird sich doch nichts ändern?«

»Im Gegenteil, wenn du annimmst, was ist, lädst du die Wahrheit zu dir ein.«

»Das verstehe ich nicht. Vorhin hast du gesagt, dass wir unser Leben erschaffen, indem wir uns dessen weiteren Verlauf vorstellen, indem wir das, was wir wollen, im gegenwärtigen Moment als vorhanden visualisieren.«

»Anzunehmen, was ist, erlaubt dir erst, diesen Veränderungsprozess anzustoßen, denn damit befreist du dich von der Last der Vergangenheit, von der Angst, dem Urteil und der panischen Furcht vor der Zukunft. Du möchtest etwas verändern, dich selbst kennenlernen und aufhören, automatisch zu reagieren. Damit bist du bereits auf dem Weg zu deiner inneren Flamme. Achte auf die Zufälle in deinem Leben und lass das

Universum machen, es wird nach den Gesetzen der Anziehung handeln. Je achtsamer du beobachtest, was ist, ohne zu urteilen, umso weniger wird sich deine Wahrnehmung einmischen und umso schneller wird der Zauber wirken.«

»Willst du damit sagen, dass Gefühle meine Reaktionen verfälschen?«

»Natürlich, Projektionen, die auf unseren Gefühlen, unserer Erziehung, sozialen und kulturellen oder auch religiösen Prägungen beruhen, zerstören das Sosein jeder Sache und jeder Situation. Was für die einen ein Problem darstellt, ist für andere vielleicht eine Herausforderung, ein Spiel oder auch nur eine Erfahrung. Wenn es uns gelingt, unsere Wahrnehmung von dem Ereignis zu entkoppeln, können wir besser über eine Lösung nachdenken. Wir alle haben in uns einen Ort unbegrenzten Wissens, einen Teil, der uns daran erinnert, was wir sind, etwas, das über unsere äußere Erscheinung hinausgeht und verbunden ist mit etwas, das weitaus größer ist als wir selbst.«

»Das heißt, mit … Gott?«

»Nenn es, wie du willst, ich möchte dem Unendlichen keinen Namen geben. Es zu benennen, heißt zu begrenzen, was per Definition unbegrenzt ist. Verbinden wir uns mit dieser inneren Quelle, haben wir Zugang zu unserem gesamten schöpferischen Potenzial.«

»Wenn ich annehme, was ist, kann ich das, was ich möchte, erschaffen?«

»Ja, denn dann hörst du diese leise Stimme in deinem Inneren. Hattest du noch nie eine Eingebung? Folgst du deiner Intuition?«

»Nicht immer, aber das bereue ich oft, denn am Ende behält sie meist recht.«

»Wir geben lieber die Verantwortung ab und fragen andere um Rat. Dann habe ich wenigstens einen Schuldigen, falls ich scheitern sollte!«

Die Ironie in Jasons Stimme entging mir nicht.

»Ich folge nicht immer meinem Instinkt, aber ich stehe für meine Entscheidungen ein. Ich rechne mir aus, wie wahrscheinlich es ist, dass ich Erfolg habe, und dann entscheide ich, ob ich es mache oder nicht.«

»Rationalisieren ist eine andere Art, die Intuition zu umgehen. In der westlichen Welt lassen wir Zufälle außer Acht, genauso wie alles, was sich in der rechten Gehirnhälfte abspielt: Kreativität, künstlerisches Talent und allgemeine Intelligenz. Wir konzentrieren uns auf die linke Gehirnhälfte, auf Logik und Verstand, und halten das für das einzige Mittel, Probleme zu lösen. Deshalb sind wir Krankheiten gegenüber hilflos, weil uns die gewohnten Strategien dabei nicht weiterhelfen. Wollen wir zum Wesen aller Dinge vordringen, müssen wir über den Verstand hinausgehen. Heilung heißt zu verstehen, dass es in uns einen vollkommenen Raum gibt. Wir müssen ihm nur nachspüren, um ihn sofort zu finden.«

»Versteh ich nicht! Von was für einem Raum sprichst du?«

»Jede Störung ist eine äußere Form, Heilung ist innerer Frieden, und beides entspringt dem Denken, bevor es sich im Körper manifestiert. Krankheit entsteht aus der Wahrnehmung eines äußeren Mangels. Gesundheit ist das perfekte Zusammenspiel zwischen Zellen und Umwelt. Je bewusster wir werden, umso höher wird die Frequenz unserer Schwingungen und umso stärker wird unser Immunsystem.«

»Während der Übung, die du gestern mit mir gemacht hast, habe ich einen anderen Schwingungszustand verspürt, meinst du das?«

»Das weiß ich nicht. Was hast du gefühlt?«

»Ich habe etwas gespürt, was viel größer ist, eine besondere Kraft, eine größere Dimension, die ich nicht erklären kann.«

»Das ist die richtige Bezeichnung: ein anderer Raum, zu dem wir in unserer dreidimensionalen Vorstellung keinen Zugang haben. Wir verbarrikadieren uns in unserer beschränkten Wahrnehmung und glauben, dass dies alles ist, was existiert. Das emotionale Gehirn bestimmt unsere Reaktionen, die automatisch sich wiederholenden Kreisläufen folgen, und der Verstand nimmt den ganzen Raum ein. Es fällt uns schwer, Zugang zur universellen Energie zu erlangen, die uns das Feld der unbegrenzten Möglichkeiten öffnet. Allerdings wird uns allmählich bewusst, dass Parallelwelten existieren, die wir nicht sehen, aber spüren können. Daraus entsteht die Intuition. Wir treten in eine ganz neue Ära ein, die Ära der reinen Energie, das Feld höherer Schwingungen. Dies ist der Raum, wo unsere Seele die Konditionierungen überwindet und allmählich die Programmierung unserer Zellen auslöscht, um ihnen einen neuen Code einzuschreiben, der uns von belastenden Erinnerungen befreit. So gelangen wir zu einem ganz neuen Verständnis: Wir erfahren die Einheit in einer einzigartigen energetischen Dimension und begreifen, dass Dualität nur eine Illusion ist. Wir beginnen eine innovative Form der Kommunikation auszuprobieren: die Intuition, wo Gedanken sich im Einklang mit der universellen Energie manifestieren.«

»Kann man dort sofort hin?«

»Sie ist da, und wir sind schon dort, auch wenn wir es nicht sehen, aber wir können es spüren, wenn wir den Vorgängen in unserem Inneren lauschen. Wie bereits gesagt: Achte darauf, was dein Herz dir sagt, wenn du anderen Menschen begegnest, wenn du an Orten bist, die dich beruhigen, wenn Bemerkungen dich verletzen, hör darauf, was es dir mitteilt, und nimm seine Hinweise ernst. Wenn du begreifst, dass dein Schicksal weit größer ist als du selbst, dass du Teil eines großen Ganzen bist, dann wirst du erkennen, dass alles, was geschieht, die Frucht dessen ist, was du in der universellen Matrix gesät hast. Das Universum antwortet in jedem Moment auf deine Erwartungen.«

»In der Welt, in der ich lebe, ist es nicht so einfach, dem, was geschieht, zu vertrauen. Da muss ich Dinge im Voraus planen, da kann ich nicht die Kontrolle abgeben und Schwäche zeigen.«

»Nimm das Risiko in Kauf. Das Ego bietet dir keinerlei Schutz, nur haufenweise Illusionen, die dich bedrücken und lähmen. Leg die Rüstung ab, und das Licht wird sich seinen Weg durch jede deiner Schwachstellen bahnen.«

»Hast du Zugang zu dieser Dimension?«

»Ich bemühe mich, ich bin achtsam und formuliere diesen Wunsch. Tag für Tag wiederhole ich dieselben Affirmationen: ›Ich glaube an mich und spüre meine grenzenlose Kraft‹, ›Ich achte auf die Zeichen, die mich führen‹, ›Ich bekomme, was ich will, und ich verdiene nur das Beste‹. Diese Sätze helfen mir dabei, nicht nachzugeben, wenn mein Ego sich einschalten will. Dann stelle ich mir die wertvollste aller Fragen: Was möchte ich in meinem Leben erschaffen?«

»Hast du das in dem Manuskript gefunden, das ich Romane mitbringen soll?«

»Es ist komplizierter. Besser, sie erzählt es dir selbst.«

Matteo klopfte und trat ein. Halb eins. Das Mittagessen war fertig. Der Vormittag war so schnell verflogen, wie mich Amors Pfeil ins Herz getroffen hatte.

Die dichten Wolken hatten sich aufgelöst und einem strahlend blauen Himmel Platz gemacht. Eine selbstverständliche Zufriedenheit machte sich in mir breit. Und Hunger.

KILOMETER NULL

Nichts auf der Welt ist so mächtig
wie eine Idee, deren Zeit gekommen ist.
Victor Hugo

Während des gemeinsamen Mittagessens suchte Matteo immer wieder meinen Blick. Gelegentlich lächelte ich ihm schüchtern zu. Dann ging ich hinaus, um meinen Kaffee in der Sonne zu trinken. Ich war beeindruckt von diesen Bergen, deren weiße Gipfel den blauen Himmel wie Zähne in Panoramaabschnitte zerlegten. Shanti war mir gefolgt. Ich gestand ihm, dass mich Jasons Behauptungen über die Paralleldimensionen irritiert hatten.

»Glaubst du, dass es das gibt?«, fragte ich ihn.

»Ich spüre die Grenzen unserer Vorstellungskraft und dass es etwas gibt, was über unseren Horizont hinausreicht. Beantwortet das deine Frage?«

»Sind Träume womöglich Teil dieses Universums? Ich erinnere mich fast nie an Träume, aber heute Nacht habe ich so seltsam geträumt, dass ich es mir gemerkt habe: Du, Nishal, Thim, Matteo und ich sind gemeinsam von hier aufgebrochen, um im Himalaja nach einem Schatz zu suchen.«

Ich erzählte ihm meine nächtlichen Erlebnisse in allen Einzelheiten. Shanti wurde nachdenklich. Er schwieg lange und sagte dann nur, dass es milder würde. »Der Schnee wird sich nicht halten. Wir können im Morgengrauen wie geplant ins Tal absteigen. Ruh dich jetzt aus, morgen wird ein harter Tag.« Er erhob sich und ging ins Haupthaus. Meine offenen

Fragen verflüchtigten sich, während ich die Sonnenwärme in mich aufsog.

Thim und ein ungefähr fünfzehnjähriger Junge namens Yeshe kamen an mir vorbei. Sie wollten zu Yeshes Bruder, um Gebetsfahnen zu kaufen und an dem Pfahl zu befestigen, der dreißig Meter von den Wohnhäusern entfernt aufgestellt war. Hunderte bunte Stoffgirlanden hingen an der Spitze und bildeten ein riesiges Zelt.

Ich begleitete sie zu der tibetischen Gemeinde mit dem Geschäft und wurde mit tiefen Verbeugungen empfangen. Thim fühlte sich dort heimisch, und die Tibeter betrachteten ihn als einen der Ihren. Das Geschäft befand sich in einer Bruchbude am Ortsrand. Am Ende eines verwitterten Flurs trafen wir im hintersten Zimmer auf einen etwa dreißigjährigen Mann. Verwundert über meine Anwesenheit, befragte er seinen Bruder, nickte mir dann beruhigt zu und verbarg die tintenbefleckten Hände hinter dem Rücken.

Bis zur Decke gestapelte Kartons nahmen etwa die Hälfte des nur knapp zehn Quadratmeter großen Raums ein, in dem der schwere Duft von Räucherwerk hing. Auf einem Tisch lagen kleine farbige Rechtecke bereit, um durch die Presse gezogen zu werden: Loungtas, was im Tibetischen so viel bedeutet wie »Windpferde«. Das in der Mitte aufgedruckte Pferd trug die drei Juwelen des Buddhismus: Buddha, den Erwachten, Dharma, die Lehre, und Sangha, die Versammlung der Praktizierenden.

Vier weitere übernatürliche Kreaturen, die auf den Loungtas zu sehen waren, eilten dem Windpferd zu Hilfe: Garuda, der Himmelswächter, Drache, Löwe und Tiger. Diese fünf Wesenheiten verkörperten die Mitte und die vier Himmelsrichtungen. Zur Veranschaulichung zeigte Yeshe mir nacheinander die Stoffe. Ich reichte sie an Thim weiter, der gebannt zuhörte. Yeshes großer Bruder stand reglos daneben, die Hände immer noch auf dem Rücken. Die Fahnen gab es in fünf verschiedenen Farben, die jeweils eine eigene Bedeutung hatten: Blau stand für den Raum oder den Himmel, Weiß für die Luft oder den Wind, Rot für das Feuer, Grün für das Wasser und Gelb oder Orange für die Erde. Diese Symbole stellten die Elemente und die Buddhas der fünf Familien dar.

Ich strich mit dem Daumen über den letzten Wimpel, den Yeshe mir gereicht hatte. Die sogenannten Gebetsfahnen enthielten göttliche Mantras, die dem Windgeist übergeben wurden. Nach Ansicht der tibetischen Buddhisten verteilt der Wind, der über die aufgedruckten heiligen Formeln streicht, diese im Raum und bringt sie zu den Göttern und allen, die er auf seinem Weg berührt. Zur Herstellung der Fahnen wurden Holzschnittklötzchen auf Baumwollstoffe gedrückt. Auf jedem dieser Stempel waren der Gott, sein Mantra, die Wunschgebete und Glück verheißende Symbole eingeprägt.

Yeshe kommentierte jeden Handgriff seines Bruders, der sich wieder an die Arbeit gemacht hatte. »Der Stoff wird auf die mit Tinte bestrichene Platte gelegt. Dann presst man sie mit der Rolle fest, damit sie gut anliegt. Die bedruckten Fahnen werden anschließend nebeneinander an ein Band genäht, eingerollt und verpackt.« Er klopfte zweimal auf einen vollen Karton, um anzudeuten, dass er mit seinem Bericht fertig war, dann machte er ein geheimnisvolles Gesicht und senkte die Stimme. »Jetzt sind sie bereit, ihre Geheimnisse dem Wind anzuvertrauen oder dem Menschen, der sie befreit …« Darüber mussten wir beide lächeln, Thim und ich.

Ich kaufte zehn Rollen für 250 Rupien, also knapp 2 Euro, gab eine Thim, eine weitere Yeshe und bat den Künstler um die Ehre, uns zu dem Pfahl zu begleiten, um sie dort gemeinsam aufzuhängen. Er lächelte und stimmte erfreut zu. Dann wühlte er in seinen Kartons und zog eine wunderschöne Fahne heraus: in der Mitte ein majestätisches Pferd, das mit Fäden in den fünf Farben gestickt und von aufgedruckten schwarzen Mantras umgeben war. Yeshe übersetzte, was sein Bruder auf Tibetisch sagte: »Dies ist ein Geschenk für dich, es wird dir Glück bringen.« Gerührt schaute ich zu, wie er die Fahne in Zeitungspapier einschlug.

Trotz der Nachmittagssonne war es so kalt, dass die dicke Schneeschicht, die in der Nacht gefallen war, liegen blieb. Wir umrundeten die Häuser und gingen zu dem Gebetsmast. Von dem unter uns liegenden Platz rief Matteo uns zu: »Wartet auf mich!« Mit wenigen Schritten hatte er uns eingeholt und begrüßte die drei Jungs.

»Ich habe dich gesucht«, sagte er und schaute mich liebevoll an. Er strich sich mit der Hand durch sein schwarzes Haar. Ein Dreitagebart bedeckte das Grübchen an seinem Kinn. Seine hohen Jochbeine ließen das Gesicht eckig wirken. Ich konnte den Blick nicht von ihm lösen. Jedes Mal, wenn er in meine Nähe kam, ließ dieser Mann mein Herz höherschlagen. Ich hielt ihm eine Gebetsrolle hin: »Kommst du mit?«

Wir stiegen den Hang hinauf bis zu der heiligen Stätte, wo uns eisige Windböen ins Gesicht peitschten. Die Aussicht war hier überall fantastisch. Ich beobachtete, wie Yeshe und sein Bruder die Wimpel vorsichtig entrollten und dem Wind überließen. Ich betrachtete die einzelnen Fähnchen meines Spruchbands mit dem Pferd in der Mitte von allen Seiten und tat es ihnen gleich, genauso wie Thim und Matteo.

Einer nach dem anderen befestigten wir unsere Bänder an den bereits hängenden, ineinander verschlungenen Girlanden, während sich die beiden Tibeter schweigend ins Gebet vertieften. Nach einer kurzen Sammlung beauftragte ich mein Pferd, zu Romane zu fliegen, um sie zu heilen und allen, denen es auf seinem Weg begegnete, Ruhe und Gelassenheit zu bringen. Ich spürte, wie mein Brustkorb sich öffnete und die Liebe freigab, von der mein Herz überfloss – eine überwältigende Empfindung. Als ich die Augen wieder aufschlug, sah ich die vier Männer mit gefalteten Händen. Ich war nicht gläubig, aber etwas

Seltsames geschah, ein Gefühl von Unendlichkeit und innerem Frieden erfüllte mich. Ich sah, wie meine Gebete sich mit ihren zu einer gemeinsamen Symphonie verbanden, in der sich unsere Lebenswege kreuzten, die unterschiedlicher nicht sein konnten. Es war ein Moment tiefer Einheit. So standen wir hier, hoch oben im Himalaja, am selben Ort, zur selben Zeit, und schenkten der Welt in vollendetem Einklang unsere schönste Energie. Die Männer öffneten die Augen. Schweigend sahen wir einander an und spürten unsere tiefe Verbundenheit.

»Wir müssen weiterarbeiten«, sagte Yeshe und verabschiedete sich, wie auch sein Bruder. Thim schloss sich den beiden an.

Matteo zog mich hinter den Gebetsmast. Unsere Füße versanken im Schnee wie in weichem Torf. »Schau nur all diese Steinmännchen, lass uns gemeinsam eins bauen«, sagte er. Um uns herum standen etwa zehn Steintürmchen jeglicher Größe, einige direkt auf dem Boden, andere auf den Felsen, wieder andere leicht versetzt um den Mast. Sie symbolisierten eine Opfergabe, eine Hoffnung, einen Wunsch, einen Dank …

Matteo hob zwei große, flache Steine auf und lehnte sie auf einem Felsen aneinander. »Die sind das Fundament. Jetzt du!« Ich suchte mir einen Stein aus und legte ihn zwischen seine. So errichteten wir abwechselnd unser Bauwerk. Mein Herz hüpfte vor Freude über dieses gemeinsame Projekt. Als wir ungefähr zwanzig Steine aufgetürmt hatten, schlug Matteo vor, dass wir uns etwas wünschen sollten, jeder für sich.

Er schloss die Augen und konzentrierte sich. Ich tat es ihm gleich. Aber was sollte ich mir wünschen? All diese Gefühle der letzten Tage … Mir fiel nichts mehr ein, worum ich bitten konnte. Ich holte tief Luft und spürte den Wind durch meine Nasenlöcher streichen. Mein Kopf war leer, und ich ließ Ruhe einkehren. Wie selbstverständlich stieg in mir der Wunsch auf, den Weg ins Glück zu finden. Ich öffnete die Augen, Matteo lächelte mich an, und ich lächelte zurück. Der Himmel wechselte allmählich die Farbe. Ein Schauer lief mir über den Rücken. Matteo legte mir seinen Schal um die Schultern, sein Duft umschmeichelte meinen Hals. Er rieb mir den Rücken, und ich ließ es geschehen. Dann legte er die Arme um mich, ich schlang meinen um seine Taille. Ach, hätte er mich doch geküsst! Aber nein, er führte mich nur auf den Weg zum Haupthaus, wo Shanti uns schon mit zwei Decken erwartete, in die er uns einhüllte. Nachdem wir uns am Ofen aufgewärmt hatten, traten wir alle drei vor die Tür und beobachteten, wie die Sonne in der Mitte des Annapurna-Heiligtums unterging. Es waren immer die gleichen Farben, die gleichen Gefühle, und doch war jeder Abend einzigartig.

*

Der Duft der frittierten oder dampfgegarten Momos vermischte sich mit dem der Gemüsesuppe. Matteo füllte unsere Schalen und setzte sich zu mir auf die Holzbank. Jason, der uns gegenübersaß, reichte mir einen Teller mit kleinen Pasteten. Schweigend ließen wir uns das Abendessen schmecken. Ich war zufrieden und freute mich meines Lebens. Doch dann riss Shanti mich brutal aus meiner friedlichen Stimmung. Er hatte Jason von meinem Traum erzählt! Das war wie ein Messerstich ins Herz. Ich verschluckte mich und wäre fast erstickt. War ich gerade noch glücklich gewesen, fühlte ich mich jetzt der Lächerlichkeit preisgegeben. Ich blickte meinen Meister böse an und hoffte, er würde seinen Fehltritt gleich wieder gutmachen.

Da sagte Jason in vollem Ernst: »Maëlle, ich glaube, du hast den Schlüssel, der uns fehlt. Lass mich das erklären: Wir haben von einem Weisen gehört, der vor einiger Zeit hier im Himalaja Zuflucht gesucht haben soll. Er hat sich intensiv mit menschlichen Beziehungen beschäftigt. Die Geschichten, die über ihn erzählt werden, scheinen zu bestätigen, dass wir mit unseren Überzeugungen vielleicht falschliegen. Seine Theorien könnten jedenfalls unsere Verbindungen verändern und der Menschheit eine völlig neue Sicht der Dinge nahebringen.«

»Was ist das jetzt wieder für eine Geschichte? Wer ist denn dieser Weise?«

Ich ließ meine gewohnten Sarkasmen vom Stapel, doch Jason blieb ungerührt und schaute mich ernst an: »Das wissen wir nicht, aber wir hatten alle denselben Traum.«

»Welchen?«

»Denselben wie du.«

Überrascht schaute Matteo mich an.

»Du auch? Du hast seinen Ruf auch gehört?«

»Hey, ich weiß überhaupt nicht, wovon ihr redet. In viertausend Meter Höhe träumt mir, dass ich mit dir, Shanti, Thim und Nishal auf Schatzsuche gehe. Das ist doch absurd! Wo sollen hier Schätze sein? Dann bin ich heute Morgen aufgewacht. Das ist alles! Mehr nicht! Es ist totaler Quatsch, da irgendwas hineinzuinterpretieren!«

»Seltsam ist nur, dass Matteo, Shanti und ich in derselben Nacht ebenfalls diesen Traum hatten. Dabei suchen wir den Mann schon seit Monaten. Shanti hat mir Einzelheiten aus deinem Traum erzählt. Mit unseren zusammengenommen, könnten uns diese Traumsplitter den Weg zu dem Ort weisen, an dem der Weise zu finden ist.«

Ich zögerte. Nun ergriff Shanti das Wort: »Ich habe geträumt, dass wir uns auf dem Weg nach Chomrong befanden, Annapurna I im Westen, Annapurna II rechts von uns. Jason hat die Brücke über den Kimrong Khola gesehen und Matteo die Hirsefelder gegenüber dem Machapuchare …«

»Ich weiß wirklich nicht, was ich dazu beitragen könnte!«

»Du hast geträumt, dass wir gebadet haben.«

»Die heißen Quellen!«, rief Matteo. Jason breitete eine Bergkarte auf dem Tisch aus, nachdem er ein wenig Platz geschaffen hatte. »Shanti und ich sind zu der Schlussfolgerung gelangt, dass zwei Orte infrage kommen: einer in der Nähe von Sinuwa, zwei Tagesmärsche von hier entfernt, und ein anderer etwas weiter im Osten.« Alle Köpfe beugten sich über die Karte.

Ich hüstelte. »Verzeiht, wenn ich so drauf rumreite, aber meint ihr nicht, dass unser inbrünstiger Wunsch nach Veränderung der Vater dieses Gedankens sein könnte? Der Kerl ist eine Legende, ihr kennt ihn nur vom Hörensagen, niemand hat ihn je gesehen, und ihr vermutet umwälzende Erkenntnisse bei ihm … Kommt mal in die Wirklichkeit zurück … oder wie ihr sagen würdet, in die ›Gegenwart‹!«

Keine Reaktion. Kaum zu glauben, dass diese drei überdurchschnittlich intelligenten Männer so einen Schwachsinn ausbrüten konnten!

»Ich bin überzeugt, dass wir über das Sichtbare hinausgehen müssen. Wie ich dir ja schon heute Morgen erklärt habe, ist die Intuition Teil dieser Dimension, sie könnte sich schon ganz bald als unsere zuverlässigste Führung erweisen. Wir haben bestimmt nicht zufällig alle in derselben Nacht das Gleiche geträumt.« Jason verstummte und fügte dann nachdenklich hinzu: »Ich kann es nicht beweisen, aber das wird noch kommen.«

»Gehen wir hin!«, schlug Matteo vor. »Was riskieren wir schon?«

»Okay, wenn ihr unbedingt eure Zeit vergeuden wollt … Ich muss auf jeden Fall nach Hause!«

Die Stimmung wurde frostig. Ihr Idealismus nervte mich. Shanti brach das Eis. »Ich schlage vor, wir verbinden uns morgen früh bei Sonnenaufgang und entscheiden dann, in welche Richtung es gehen soll«, verkündete er mit der größten Selbstverständlichkeit. Seine Augen lachten schon wieder vor Freude. Jason und Matteo sprudelten von der gleichen Energie über. Mir verschlug es vollends die Sprache. Wie vor den Kopf gestoßen blickte ich von einem zum anderen. Anscheinend erwarteten sie eine Antwort von mir.

»Wärst du bereit, dich auf das Experiment unserer vereinten Intuition einzulassen?«, fragte Matteo. »Wir setzen uns bei Sonnenaufgang zusammen, konzentrieren uns und versuchen zu hören, was unsere leise innere Stimme über den Weg sagt. Anschließend vergleichen wir die Ergebnisse.«

Ich atmete tief aus und machte meiner Empörung Luft, auch wenn sie mich deshalb vielleicht für ein schlichtes Gemüt hielten: »Ich brauche euch wohl nicht zu sagen, dass ihr mich dabei vergessen könnt! Macht eure Experimente doch allein.«

»Deine Anwesenheit ist wichtig, Maëlle«, drängte Jason. »Was kann passieren, wenn du es versuchst?«

»Es ist auch egal, ob du etwas spürst oder nicht«, sagte Matteo besänftigend und nahm meine Hand.

Ein Stromschlag durchzuckte mich. Die Wärme seines Blicks und seiner Finger, die meine Hand umschlossen, holten mich auf den Boden der Tatsachen zurück: Ich hatte mich in einen Erleuchteten verliebt!

»Du stehst doch ohnehin jeden Morgen auf, um den Sonnenaufgang nicht zu verpassen. Und hier im Annapurna-Heiligtum entfaltet er eine ganz besondere Magie. Du musst nichts weiter tun, als ihn dir anzusehen«, fügte Shanti hinzu.

»Drei gegen eine … das ist nicht fair! Ich gebe auf. Ihr habt gewonnen, ich komme morgen, aber ich gehe auf keinen Fall mit. Ich muss nach Hause.«

Vorsichtig entzog ich Matteo meine Hand. Shanti beruhigte mich: Er würde sich meiner Entscheidung beugen und mich wie vereinbart zum Flughafen nach Kathmandu bringen.

Der Mond stieg auf, und ich ging schlafen.

*

Im Morgengrauen überschlugen sich meine Gedanken. Ich hielt es für unwahrscheinlich, dass das Experiment zu einem eindeutigen Ergebnis führen würde.

»Zerbrich dir darüber nicht den Kopf«, sagte Shanti. »Versuche alles, was dir begegnet, mit dem Herzen zu sehen, und mach dir keine Gedanken darüber, was in der nächsten Minute passieren wird. Konzentriere dich auf die Schönheit dessen, was du siehst, als wäre es unser letzter Moment. Wenn ein Gedanke in deinem Geist auftaucht, dann verwirf ihn nicht, lass ihn vorbeiziehen wie eine Wolke über der Landschaft. Kehre in die Wirklichkeit zurück. Genieße die Pracht dessen, was ist. Nimm diese wunderbare Energie in dich auf.«

Allmählich wich das Dunkel dem Licht. Leuchtende Orangetöne lösten die verschneiten Gipfel der Annapurna aus der nächtlichen Kälte, und die vereisten Hänge wirkten wie ein Spiegelkabinett, das mehrere Sonnen zurückwarf.

Plötzlich sah ich Romane vor mir. Und die entsetzliche Ungerechtigkeit dieser Krankheit, die mir diesen stillen Moment vergällte. Ich dachte an Shantis Worte und ließ den Gedanken vorüberziehen, bis er sich im Tal verflüchtigte. Dann wandte ich mich wieder dem Licht zu und ließ mich davon ergreifen, was mich mit einer ungeheuren Freude erfüllte. Bilder aus meinem Traum durchbrachen diesen Moment, in dem die Zeit stillstand, und setzten sich in meinen Gedanken fest: Als wir mit unseren Trägern ins Tal hinunterstiegen, entdeckte ich ein Holzbrett, das an einen Pfahl genagelt war, darauf stand in weißen Buchstaben »Tshong«. Von diesem Ort hatte ich noch nie gehört. Aber warum verfolgte mich dieser Traum so sehr? War es ihnen gelungen, mich mit ihren Spinnereien einer Gehirnwäsche zu unterziehen? Nein! Ich musste zurück in die Wirklichkeit, dreihundert Angestellte warteten darauf, dass ich von meinem kleinen Ausflug heimkehrte. Auch dieser Gedanke verflog wie die davor. Ich schaute mich heimlich um. Die drei Männer saßen vollkommen konzentriert und reglos da. Vor uns erhob sich die Sonne und hüllte uns in das Licht ihrer sanften Strahlen. Ich ließ ihre Magie wirken und konzentrierte meine ganze Aufmerksamkeit auf diese Pracht. Ich weiß nicht, wie lange das dauerte, die Zeit schien vollkommen aufgehoben zu sein. Meine Gefährten lösten sich aus ihrer Erstarrung und wandten sich mir zu.

»War das nicht ein herrlicher Sonnenaufgang?«, fragte Shanti mit seligem Lächeln.

»Äh … ja, wunderbar!«, stotterte ich.

Einen Moment lang hüllte sich die erwachende Natur in Schweigen. Ich lauschte den Geräuschen des schmelzenden Schnees und des Windes, der sich leise über dem Tal erhob und einen Duft von Kaffee und verbranntem Holz zu mir trug.

Jason erhob sich. Er schlug vor, uns beim Frühstück zu treffen, und ging. Shanti folgte ihm. Als Matteo auf mich zukam, begann mein Herz schneller zu schlagen. Er trat hinter mich, nahm mich in die Arme und richtete seinen Blick parallel zu meinem auf die Feuerkugel. Ich wagte nicht, mich zu rühren. »Ich halte dich lieber fest«, flüsterte er mir ins Ohr. »Bei dir weiß man nie … Womöglich fällt dir wieder mal ein, ohnmächtig zu werden.«

Ich lächelte und hielt die Luft an. Als er meine Schläfen küsste, spürte ich seinen warmen Atem. Ich holte tief Luft, um mein inneres Feuer zu zähmen, und drehte mich langsam um, um in seinen Augen zu lesen. Als seine Lippen meine berührten, ging mein glühender Körper in Flammen auf.

Seit Langem hatte ich so etwas nicht mehr empfunden. Ich schmiegte mich kurz in seine Arme und war darüber erschrocken, wie heftig ich mich von ihm angezogen fühlte. Er küsste mich noch einmal, schaute mir tief in die Augen und legte mir den Arm um die Schultern, um mit mir ins Haus zurückzukehren. Shanti machte kein Hehl daraus, dass er sich über unsere Annäherung freute. »Na, ihr Turteltäubchen, Nachbesprechung?« Unter den verständnisvollen Blicken der Anwesenden wurden wir beide rot. Matteo wirbelte mich herum und machte eine Verbeugung. Der Applaus ließ nicht auf sich warten. Dann setzte er sich neben mich und reichte mir eine Tasse kochend heißen Tee. Der Ofen verströmte den Duft von getoastetem Brot und warmem Honig. Miria tischte frisch gebratene Pfannkuchen auf.

Während wir die erste Mahlzeit des Tages zu uns nahmen, gestand ich betrübt: »Ich habe versucht, die Übung heute Morgen so gut wie möglich zu machen, aber mir ist keines der beiden Ziele erschienen.«

»Mir auch nicht, mein Herz war anderswo«, seufzte Matteo.

»Ich habe einen Pinienwald gesehen, glaube ich, aber nichts Konkretes, an dem wir uns orientieren könnten«, sagte Jason und kratzte sich am Kopf.

»Mein Gefühl sagt mir, dass das erste Dorf das richtige ist«, bemerkte Shanti. »Aber fragt mich nicht, warum, ich habe keine Ahnung.«

Mir fiel das Holzschild mit dem Namen »Tshong« ein, das ich in meinem Traumbild gesehen hatte. Jason und Shanti sahen einander fragend an. Keiner schien das Wort zu kennen. Jason ging kurz hinaus und kam mit einem jungen Tibeter zurück, der eine sehr detaillierte Karte vor uns ausbreitete. Der Name sagte ihm etwas, aber er wusste nicht, was.

Wir erforschten die Umgebung der beiden Orte, von denen wir am Vorabend gesprochen hatten, und durchforsteten jeder für sich zentimeterweise die Karte, die wir im Geiste unter uns aufgeteilt hatten. Nichts erinnerte an das Schild, das ich gesehen hatte. Als ich aufblickte, hatte der junge Tibeter die Augen fast geschlossen und war in Gedanken versunken. An den vertikalen Linien auf seiner Stirn konnte man höchste Konzentration ablesen. Bis sein Triumphschrei die Stille zerriss.

Er hatte es gefunden. »Tshong« bedeute »Versammlung« in einem alten tibetischen Dialekt. Die Sherpas gebrauchten den Begriff für Treffen, bei denen sie sich über die hinter ihnen liegenden Reisen austauschten, bevor sie sich wieder zerstreuten.

Und auch ein paar Anwesen in der Gegend um den Everest würden so bezeichnet. Er verstummte, verbarg sein Gesicht in den Händen und rieb sich die Augen. Dann sprach er weiter, und Shanti übersetzte: In der Nähe von Sinuwa sei eine Lodge zu Ehren dieser Nomaden errichtet worden.

Die Männer stürzten sich auf die Karte und fanden die Stelle problemlos. Sie war nur wenige Kilometer von uns entfernt. Alle Blicke richteten sich jetzt auf mich. Ich wich zurück. Jason strahlte mich an. »Danke, Maëlle«, rief er begeistert, »ich glaube, wir sind jetzt ganz nah am Ziel.«

Zögernd drehte ich mich zu Matteo um, der mich mit seinen großen braunen Augen fixierte und mich eindringlich bat mitzukommen. »Wir brauchen dich für die Veränderung.«

Plötzlich schwindelte mich, ich zog den Mantel an und ging mit meinem Tee an die frische Luft. Matteo wollte mir folgen, doch Shanti, der spürte, dass ich einen Moment für mich brauchte, hielt ihn zurück. Ich setzte mich auf einen Felsen und schaute in die Sonne. Ich wusste nicht mehr, woran ich war. Mein Herz schlug wie wild für einen Mann, den ich kaum kannte, aber in Frankreich wartete mein Leben auf mich. Das Handbuch für Romane, dessentwegen ich hierhergekommen war, hatte ich. Warum einem Schatz nachlaufen, den sich ein paar Männer auf der Jagd nach ihrem Ideal ausgedacht hatten. Ja, diese Träume waren seltsam. Alles war so verwirrend, dass ich nicht mehr wusste, was ich tun sollte. Meine Wünsche verhedderten sich in meinen Ängsten. Ich sollte nach Hause fliegen, aber irgendetwas reizte mich an diesem absurden Abenteuer. Dabei hatte die Liebe mich schon in der Vergangenheit geblendet. Und wozu hatte das geführt? Zu einem acht Monate langen Burn-out. Das wollte ich nicht noch einmal erleben! Also ging es wie vorgesehen zurück nach Paris!

Shanti kam mir entgegen. Aber ich ließ ihm nicht die Zeit, mich umzustimmen, sondern verkündete mit fester Stimme meinen Entschluss: »Ich habe nachgedacht, ich muss nach Hause.«

»Du entscheidest«, sagte er.

Überrascht, dass er so schnell aufgab, starrte ich ihn an. Schweigend und fasziniert folgte er dem Schauspiel um uns herum, als sähe er die schimmernden Berge zum ersten Mal.

»Was würdest du an meiner Stelle tun?«

»Woher soll ich das wissen? Nur du bist an deiner Stelle!«

»Das ist nicht sehr hilfreich! Ich glaube nicht an Fügung. So was macht mir Angst. Außerdem muss ich zurück, weil die Arbeit wartet.«

»Wo ist dann das Problem?«

»Ich spüre, dass irgendetwas mich hier hält.«

»Etwas oder jemand?«

Ich lächelte nervös. »Matteo natürlich, aber ich will meine früheren Fehler nicht wiederholen. Die Vorstellung, mich mit Leib und Seele in eine Lovestory zu stürzen, versetzt mich in Panik.«

»Matteo kommt aus Mailand, er kehrt in ein paar Tagen nach Italien zurück. Ihr lebt nicht weit voneinander entfernt. Nichts hindert euch daran, euch nach der Rückkehr wiederzusehen. Nutz diese Zeit der Trennung, um nachzudenken, wenn es dir nicht zu schnell gehen soll.«

Ich trank meinen inzwischen lauwarmen Tee in großen Schlucken und spürte, wie er die kalte Speiseröhre entlang in den Magen strömte. Ich sah Shanti an. »Auf dieses hypothetische Treffen zu verzichten, fände ich traurig. Die Vernunft sagt mir, dass ich nach Hause fliegen soll, aber eine leise Stimme in meinem Inneren bittet mich zu bleiben. Ich weiß nicht, wie ich es dir erklären soll!«

Shanti stand auf, klopfte mir auf die Schulter und schloss zufrieden: »Da hast du deine Antwort!« Und ließ mich allein.

Welche Antwort? Was meinte er? »Hör auf, mich zu verleugnen«, vernahm ich klar und deutlich. Verblüfft sprang ich auf und drehte mich um. Aber da war niemand. Wurde ich langsam verrückt? Ich spürte jedoch eine beruhigende Präsenz, und so verflog meine Angst schnell. In meinem tiefsten Innern wusste ich, dass diese leise innere Stimme, von der Jason mir am Vortag erzählt hatte, immer für mich da gewesen war. Ich war vor ihr davongelaufen, weil ich mich davor fürchtete, die Folgen meiner Entscheidungen zu tragen. Heute wollte ich ihr folgen, auch wenn es mir unvernünftig erschien. Zum ersten Mal sehnte ich mich danach, ihr zu vertrauen. Eine Kraft schob mich vorwärts, es war an der Zeit, etwas Neues auszuprobieren: Ich musste meinem Traum folgen.

Diese Gedanken beruhigten mich. Shanti hatte mich gelehrt, auf meinen Körper zu hören, also nahm ich mir einen Moment und horchte in mich hinein. Mein Körper war entspannt, ich fühlte mich erleichtert. Es war die richtige Entscheidung.

Shanti erwartete mich mit Thim und Nishal, die die letzten Dinge zusammenpackten. »Seid ihr bereit, das Abenteuer fortzusetzen?«, fragte ich meinen Guide, der mich an sich drückte.

»Mehr denn je!«

Es war das erste Mal, dass wir einander derartige Vertraulichkeiten gestatteten. Ich löste mich von ihm und suchte nach den beiden anderen. Matteo packte, Jason blieb noch, um eine junge Tibeterin zu versorgen. Goumar wollte später mit ihm zusammen nachkommen. In einer Viertelstunde ging es los. Bis Tshong lag ein langer Fußweg vor uns.

Ich spürte, wie der Druck zurückkehrte, und verzog das Gesicht. Plötzlich war ich mir meiner Ziele nicht mehr sicher.

»Du hast die richtige Entscheidung getroffen«, beruhigte mich Shanti.

»Was, wenn diese Bilder nur Illusionen waren?«

»Genieße den Weg und denk nicht an das Ergebnis. Glück ist eine innere Haltung. Es hängt weder von äußeren Umständen ab noch von etwas, was vielleicht eintritt oder nicht. Glück beginnt hier und jetzt.«

»Aber wenn wir diesen Weisen nicht finden, Shanti, dann haben wir all diese Anstrengungen umsonst auf uns genommen.«

»Alles hängt davon ab, welches Ziel wir verfolgen. Willst du diese Person treffen oder willst du glücklich sein?«

»In diesem speziellen Fall hängt das eine vom anderen ab. Wir machen den Umweg doch nur, weil wir auf der Suche nach einer besonderen Lehre sind. Wenn wir ihn also treffen, bin ich zufrieden, also … falls es ihn gibt!«

»Das ist das ewige Problem in unserer modernen Welt, das Ergebnis! Sich eine Richtung zu geben, kann nützlich sein, aber wenn wir uns nur auf das Ziel fokussieren, vergessen wir den Weg dorthin. Die Ergebnisbesessenheit erzeugt die Angst vor dem Versagen. Und darunter leiden wir bis zum Schluss. Entweder erreichen wir unser Ziel, dann nehmen wir uns gleich das nächste vor, nur um uns wieder dieser Ungewissheit auszusetzen, oder wir erreichen es nicht, dann quält uns unser Scheitern und bestärkt uns im Glauben an unsere Minderwertigkeit. So wird das Ziel zum Trauma. Dabei ist das Ergebnis nur ein Punkt, ein kurzer Moment zwischen zwei Reisen. Glaubst du wirklich, dass Glück von einem winzigen Augenblick abhängt?«

»Nein, aber … ich finde es schwierig, Handeln und Denken von meinem Ziel zu trennen. Außerdem möchte ich dich daran erinnern, dass du behauptet hast, man könne Wünsche verwirklichen, indem man sie visualisiert.«

»Ja, aber nur, um dein Handeln zu harmonisieren, nicht, damit schädliche Gedanken auf dem fruchtbaren Boden der Angst wuchern können. Ist dir klar, dass du ständig in Furcht vor dem lebst, was passieren wird? Das Glück ist anderswo. Es ist offen für alles, was geschieht. Es nährt sich von der Magie des gegenwärtigen Moments, von der Vollkommenheit des Augenblicks, dem Schritt, den du machst in Übereinstimmung mit der

Knospe, die erblüht. Wenn du zulässt, dass deine Ängste dich an die Zukunft fesseln, wirst du kein Glück erleben. Das Ziel ist nur der Punkt, an dem du ankommst, es gehört genauso zur Reise wie der Punkt, von dem du aufbrichst, aber es ist nicht die Reise.«

»Willst du damit sagen, es ist egal, ob wir diesen Weisen finden oder nicht?«

»Es ist sinnlos, sich nur auf den Ausgang zu konzentrieren, das wollte ich sagen. Es gibt keine Gewissheit, was diese Begegnung angeht. Der beste Weg dahin besteht in der Achtsamkeit für alles, was geschieht. Was auch immer das Ergebnis sein wird, es geht darum, jede Sekunde zu genießen, dann wird die Reise ein Erfolg. Das Glück liegt nicht im Ziel, sondern im Kilometer null, der jeden Moment neu beginnt.«

Ich lächelte. Shanti hatte recht, meine Bewunderung für ihn ließ mich erschauern. Ich malte mir immer verschiedene Szenarien aus und schuf mir damit selbst Probleme: Was, wenn es die falsche Entscheidung war? Was, wenn wir den Weisen nicht fanden? Was, wenn Matteo nicht der Richtige war? Wenn, wenn, wenn … Lasst uns den Augenblick genießen! Erleichterung machte sich breit.

»Eigentlich ist es ganz einfach, man muss nur den Druck rausnehmen, was das Ergebnis angeht, und nicht mehr darüber nachdenken!«

»Oder du definierst es anders. Wenn du dir das Ziel setzt, glücklich zu sein, kommst du irgendwann darauf, dass jede Sekunde zählt. Und es keinen Unterschied gibt zwischen dem Weg und dem Ziel.«

»Praktisch! Dann ist ja das Ergebnis schon im Weg enthalten.«

»Ja. Ob wir diesen Mann treffen oder nicht, hat keinerlei Auswirkung auf unsere Zufriedenheit. Dein Glück wurzelt in dir, am Kilometer null. Vergiss das nicht, es ist das ganze Geheimnis.«

Shanti hatte ein Talent dazu, mir die Verantwortung zuzuschieben! Ich verstand, dass nichts meine Zufriedenheit beeinträchtigen konnte, wenn ich nicht zuließ, dass meine Gedanken mich vergifteten. Ich musste mich nur dafür entscheiden und entsprechend handeln. Ich wollte ohne Angst leben. Ganz gleich, ob wir am Ende des Weges jemanden antrafen oder ob Matteo der Mann meines Lebens war. Ich wollte glücklich sein, diese Momente genießen und nicht an das Ergebnis denken. Jede Sekunde auskosten, in der Freude am Augenblick, in der Entdeckung dessen, was ich war, ohne von der Zustimmung anderer abhängig zu sein oder mein Scheitern zu fürchten. Ich wollte sehen, was es in Tshong gab. Ich ging dorthin, weil mein Herz mich dorthin führte, weil ich diese Erfahrung erleben wollte, den Weg, das Vertrauen ins Leben.

Ich holte meine restlichen Sachen und schloss mich unserem Grüppchen an, das mich auf dem kleinen Platz vor dem Eingang erwartete. Ich schaute Matteo lange in die Augen und bedankte mich bei Jason und Goumar, die ich innig umarmte.

INTUITION

Die Intuition ist ein Blitz,
den Gott uns schenkt.
Anne Barratin

Der Abstieg führte über einen langen, steinigen Weg an einer Bergflanke entlang. Unter uns breitete sich eine atemberaubende Landschaft aus. Tief hängende Wolken verhüllten diskret die Kurven und Schluchten des Tals. Shantis Blick verlor sich am Horizont. Er zeigte auf Sinuwa, wo wir Rast machen würden.

Meine Augen suchten nach dem winzigen Dorf, das unerreichbar schien. Mit einem leichten Hüftschwung und den Händen an den Trägern zog Shanti seinen Rucksack höher auf den Rücken. Er sog die Luft so tief ein, als wollte er das gesamte Universum in sich aufnehmen. Er lächelte zwei Gelbbauchammern zu und schob einen Zweig zur Seite, der ihn am Ohr kitzelte. Von seiner Energie angesteckt, wollte ich die neue Art zu reisen ausprobieren, von der er gesprochen hatte. Ich warf Matteo einen Blick zu, seine Anwesenheit tat mir gut, und seine Aufmerksamkeit berührte mich. Ich spürte unsere Herzen im selben Rhythmus schlagen. Nishal und Thim gingen vor uns. Worte und Gelächter flogen durch die Luft, die Anstrengung schien ihnen nichts auszumachen. Und ich nutzte diese wunderbare Energie.

Als wir zu einer langen Hängebrücke kamen, zwinkerte Shanti mir zu und ging los. Ich folgte ihm, ohne nachzudenken. Im Licht meines Bewusstseins schwand meine instinktive Angst. Die Brücke schwang unter den Bewegungen der Mannschaft hinter uns immer stärker nach rechts und links, aber ich ließ mich vom rhythmischen Gleichklang ihrer Schritte tragen. Was mir noch vor einer Woche unmöglich war, war fast zur Routine geworden.

Shanti lächelte, als ich bei ihm ankam. Nachdem wir alle beisammen waren, nahmen wir unseren Weg wieder auf, der nun etwas weniger steil bergab führte. Matteo legte mir den Arm um die Schultern. Er wollte alles über mich wissen, alles, was ich ihm preisgeben könnte.

»Das ist der falsche Zeitpunkt, ich tappe selbst im Nebel! Shanti hat mir klargemacht, dass ich keinerlei Anhaltspunkte besitze. Jetzt fällt es mir schwer, dir zu sagen, wer ich bin. Es ist alles so verwirrend.«

»Willkommen in der Welt der Transformation!«

»Ja … klingt vielversprechend! Noch letzte Woche hatte ich ein paar Gewissheiten, aber sie haben sich eine nach der anderen in Luft aufgelöst. Alles ist so schnell ins Wanken geraten, dass ich es selbst nicht fassen kann. Paradoxerweise fühle ich mich verletzlich, aber auch stabiler.«

»Keinerlei Gewissheiten und dennoch zuversichtlich?«

»Ja, genau … Ich verliere die Kontrolle, aber ich habe das Gefühl, dass alles sich ordnet. Weißt du, in diesem Moment, in dem ich mit dir spreche, frage ich mich, welche Kraft mich dazu bewegt, auf chaotischen Wegen durch den Himalaja zu laufen, um ein fragliches Ziel zu erreichen, und trotzdem gehe ich weiter in diese Richtung, allen Gewissheiten zum Trotz, die ich in vierunddreißig Jahren erlangt habe. Es ist verrückt!«

Matteo hörte schweigend zu, als verstünde er, dass dieser Monolog heilsam war und mir die Möglichkeit bot, an einer Kreuzung meines Lebens Bilanz zu ziehen, und ließ mich weiterreden.

»Ich könnte dir zur Beruhigung meine Diplome von hoch angesehenen Universitäten aufzählen, mit meinen beruflichen

Erfolgen, meinem sozialen Status, meinem Gehalt angeben, dann bekämst du aber nur die Schichten zu sehen, die mich vor dem schützen, was ich bin. Wie die Markenkostüme, die mir nur zur Verkleidung dienen, der leistungsstarke Motor meines Wagens, der mir eine schnellere Flucht erlaubt, oder mein Bankkonto, das mir scheinbar Respekt verschafft. Tatsächlich war mir gar nicht klar, dass ich unfähig war, mir selbst den Respekt entgegenzubringen, den ich von anderen erwartete. Nach und nach wird mir bewusst, dass ich mich an diesen Äußerlichkeiten festhalte, aus Angst davor, dass irgendjemand erkennen könnte, wer ich bin. Du siehst, ich gehe das Risiko ein, dich in die Flucht zu schlagen, aber heute fühle ich mich anders, meine Wünsche sind so weit entfernt von dieser Oberflächlichkeit. Ich habe keine Ahnung, wie es für mich weitergehen wird, aber ich weiß, was ich nicht mehr möchte.«

»Und all das in einer einzigen Woche?«

»Ja, es ist unglaublich! Mir wird klar, wie blind ich war!«

»Du bist sehr streng mit dir. Alles, was du erlebt hast, hat dich dazu befähigt, das, was dir jetzt bewusst wird, zu erkennen. Du bist dieselbe, dein Herz schlägt wie immer, du hast nur dein Gesichtsfeld erweitert. Dein außergewöhnlicher Lebensweg hat dich auf das, was geschieht, vorbereitet. Ich bin kein Hellseher, aber ich kann das sagen, weil es mir ähnlich geht. Ich ahne die Veränderung, von der du sprichst, und ich bin bereit. Ich gebe die Kontrolle auf und vertraue dem Universum. Wir sind genau da, wo wir sein sollen. Es reicht, wenn wir aufmerksam sind, wir müssen nicht suchen oder an die Zukunft denken, zumal ich glaube, dass wir gar keine Vorstellung von der Größe dessen haben, was uns erwartet.«

Er nahm meine Hand. Wir gingen schweigend weiter und sogen die Schönheit der Landschaft in uns ein. Ich genoss das Leben, das mich streifte, kostete jede Szene, jeden Ton, jeden Duft, jedes Gefühl zum ersten Mal richtig aus. Eine ungeahnte

Energie strömte in mein Herz und erfüllte es mit Glück. Es gab nichts, über das ich mir noch Sorgen machte. Matteos Hand vermittelte mir Sicherheit, doch zugleich spürte ich eine Kraft, die weit darüber hinausging und mich auf meinem neuen Weg führte.

»Halb eins!«, verkündete Thim und schaute auf den Stock, den er in den Boden gerammt hatte. Shanti entfaltete eine Karte und schlug vor, noch bis Doban zu gehen, um zu Mittag zu essen; wenn wir unsere Geschwindigkeit beibehielten, wären wir in einer halben Stunde dort. Tatsächlich brauchten wir nur zwanzig Minuten.

Im Dorf angekommen, fragte Shanti vor einem bescheidenen Häuschen, ob wir Lust auf ein vegetarisches Dal Bhat hätten. Wir waren so hungrig, dass wir begeistert zustimmten. Der Mann, der unsere Bestellung entgegennahm, schlug uns vor, im Garten zu sitzen. Thim legte sich ins Gras und spielte mit einer Heuschrecke. Von dem am Hang gelegenen Garten schweifte der Blick über die terrassierten Gemüsekulturen und Hirsefelder. Nach der felsigen Gipfelregion war hier in den mittleren Höhenlagen wieder das ganze Spektrum der Grüntöne vertreten.

In der Mitte des Gartens stand eine selbst gebaute Schaukel, die mein inneres Kind lockte: ein Rundholz in zwei Y-förmigen Pfählen mit einem dicken Seil daran. Das war alles. Ich setzte mich darauf und schaukelte gen Horizont. Nishal setzte sich auf einem dunkelgrünen Plastikstuhl neben Shanti an einen Holztisch, von dem aus man das ganze Tal überblickte, drehte sich eine Zigarette und plauderte mit seinem Freund. Matteo lag im Gras. Ich bettete den Kopf auf seine Brust und überließ meinen Körper der Erde. Zärtlich legte er den Arm um mich. Die Zeit schien stillzustehen. Oder meine Gedanken waren auf Stand-by. Ich war einfach nur hier, und es gab nichts außer den Bildern vor meinen Augen, der Freude in meinem Herzen, der milden Wärme der Sonne und der Kraft der Berge, die uns erfüllte.

Mein Magen knurrte so laut, dass alle es hörten und lachten. Ich wurde knallrot und drückte mir die Hände auf den Bauch. Selbst die Köchin schien alarmiert zu sein und beeilte sich, die dampfenden Teller zu bringen. Nishal stand auf und gab Thim den Wink, ihm zu folgen. Ich hielt die beiden zurück und lud sie an unseren Tisch ein. Nishal lehnte höflich ab. Ich beharrte. Er warf Shanti einen fragenden Blick zu und wartete auf dessen Erlaubnis. Angesteckt von dieser Kühnheit, gestand Thim mit rührender Aufrichtigkeit, er würde gern mit uns essen, habe aber nie gelernt, mit einer Gabel umzugehen.

»Und ich kann nicht mit den Fingern essen. Bringst du es mir bei?«, erwiderte ich. Thim sah mich verwundert an. »Das ist ganz leicht, ich zeige es dir.«

Shanti beugte sich zu Nishal und sagte, er könne sich gern zu uns setzen. Matteo, dem klar war, dass auch Nishal sich mit Besteck nicht wohlfühlte, schlug vor, es ebenfalls mit den Fingern zu versuchen. Nachdem wir unsere Hände sorgfältig unter dem eiskalten Strahl eines improvisierten Waschbeckens gereinigt hatten, begann Thim mit dem Unterricht. Er nahm seine Rolle als Lehrer sehr ernst und korrigierte aufmerksam unsere unbeholfenen Bewegungen. Geschickt formte er kleine Reisbällchen, die er in die heißen Linsen tauchte und anschließend zum Mund führte. Nishal und Shanti beherrschten diese Technik natürlich ebenfalls. Matteo und ich gaben uns Mühe, aber die Ergebnisse ließen zu wünschen übrig, was meinen Mentor und seinen Freund zum Lachen brachte. Thim warf ihnen böse Blicke zu und gebot ihnen mit einer Handbewegung Einhalt, während er uns hartnäckig zu weiteren Versuchen ermutigte.

Die Szene war wie aus der Zeit gefallen. Unser Lehrer verfügte über eine vergessene Wahrheit, beispielhafte Geduld und Großzügigkeit. Er war mit seiner ganzen Aufmerksamkeit bei der Sache, setzte seine Ehre darein, meinem Wunsch zu entsprechen, und vergaß darüber sogar sein eigenes Essen. Ich bemühte mich, seine Anweisungen sorgfältig zu befolgen, um ihn nicht zu enttäuschen, und gab mir trotz schmerzhafter Verbrennungen bis zum letzten Reiskorn größte Mühe. Auch Matteo leerte schließlich seinen Teller in einem berührenden Akt der Wertschätzung. Thims Lächeln belohnte uns für unseren Erfolg. Ich dankte ihm für sein Geschenk. Er hatte uns eine Lektion in Hingabe erteilt. Für ihn war es ganz natürlich, doch mich bewegte diese seltene Gabe.

Meine Kleider hatten auch etwas vom Essen abbekommen, also säuberte ich mich am Waschbecken, bevor Matteo mich zu einer Siesta in die Sonne zog, wo ich in seinen Armen einschlief. Eine halbe Stunde später weckte er mich mit einem Kuss auf die Stirn und flüsterte mir ins Ohr, dass wir aufbrechen müssten. Nishal und Shanti ließen sich den Weg vom Hausherrn bestätigen. Der zeichnete noch einige Details in die Karte ein und gab uns die Adresse einer alten Tante mit auf den Weg, die etwa zwei Stunden entfernt in der Nähe von Tshong lebte.

In dieser Höhe kam auch das Leben wieder zu seinem Recht. Der Wind fegte durch die Hirsefelder und brachte die Halme in Wellen zum Tanzen. Das Atmen fiel uns leichter, was alles weniger anstrengend machte. Von etwas weiter unten wehte Kindergeschrei herauf und weckte unsere Neugier. Ein Schäfchen, das vor einer Schule auf Streicheleinheiten wartete, hatte die Aufmerksamkeit der Grundschüler in den marineblauen Uniformen erregt. Sie feierten den neuen Spielkameraden, der vor Freude kleine Luftsprünge vollführte. Shanti genoss lächelnd das Schauspiel, und Thim machte mit, hopste begeistert herum und stieß kleine Schreie aus, um das Tierchen noch weiter anzustacheln.

Wie hatte ich nur das Wichtigste vergessen können? Wieso hatte ich mich von Oberflächlichkeiten so sehr vereinnahmen lassen und dicke, schwere Schichten nutzloser Dinge auf meine Schultern geladen? Meine Augen füllten sich mit Tränen.

»Urteile nicht über dich«, sagte Shanti und nahm mich am Arm.

»Wie konnte ich mich so sehr verirren?«

»Du hast dich nicht verirrt, du hast nur in die falsche Richtung geschaut.«

»Wie kommt es, dass wir meinen, wir müssten diesen Zustand hinter uns lassen und uns in Konventionen fügen?«

»Weil wir glauben, erwachsen zu werden bedeutet, alles mit dem Verstand durchdringen zu müssen. Darüber vergessen wir zu leben. Das Kind lebt in der Erfahrung, es beurteilt sie nicht. Was würdest du tun, wenn du deinem inneren Kind gestatten würdest, sich zu zeigen?«

Ohne meine Antwort abzuwarten, lief Matteo voran und zog mich an der Hand hinter sich her. »Wir würden zu dem Schäfchen hinunterlaufen und mit ihm spielen, denn das Einzige, was uns glücklich macht, ist, Momente der Liebe zu teilen!«

An die andere Hand nahm er Thim, der sein Gepäck fallen ließ und neben uns hergaloppierte. Dann stürzten wir uns zu dritt in die Schlacht, was die Ausgelassenheit der Schulkinder weiter anfachte. Unsere Kinderseelen mischten sich unter die Kleinen, in deren Mitte sie übersprudelten und zurückfanden zu einer unglaublichen und doch so wohlbekannten Freude.

Matteo war es gelungen, das Schäfchen kurz festzuhalten, bevor es ihm wieder entschlüpfte. Er lag am Boden, auf ihm wuselten zehn Kinder herum, während zwei kleine Mädchen meine Arme streichelten. Unser Lachen sauste mit den Sekunden davon, die sich in Luft auflösten. Das war kein Lächeln, sondern herzhaftes Gelächter, reine Emotion, in der Berechnung keinen Platz mehr hat, wo jeder Gedanke dem Instinkt weicht und die Angst sich auflöst in dem einzig verströmten Gefühl: der Liebe. Ein ungeschliffener Diamant, ein einzigartiger Moment.

Irgendwann befreiten wir uns vorsichtig aus der Umklammerung, Matteo stand auf, und ich warf mich in seine Arme. »Du bist verrückt, aber ich liebe deine Verrücktheit«, sagte ich und küsste ihn. Thim schlug in die Hand meines Italieners ein, dann legte er mir den Arm um die Schultern. Flankiert von den beiden Männern, die ich um die Taille fasste, kehrten wir verstaubt und glücklich wie gute Freunde zu den anderen zurück.

Als wir durch einen Kiefernwald kamen, wurden wir von einem über uns hockenden Affen begrüßt, der uns die Reste seines Mittagessens an den Kopf warf.

Wir gingen eine Stunde bergab, bis das Schild mit dem geheimnisvollen Wort »Tshong« vor uns auftauchte. Mein Herz schlug schneller. Genau dieses Bild hatte ich in meinem Traum gesehen. Ich wurde blass, alle schauten mich an. »Wir könnten weiter in diese Richtung gehen bis zu dem Haus, das unser Gastgeber heute Mittag erwähnt hat«, schlug Shanti vor und deutete auf den Weg, der sich den Hang hinaufschlängelte.

Das taten wir und gelangten zu einer verlassenen Schutzhütte. Der Panoramablick über das Tal war beeindruckend. Eine Ansammlung von ungefähr zehn Häusern zu unseren Füßen zeigte, dass dort das gesuchte Dorf lag. Shanti ging voraus. Ein Träger, den er nach dem Weg fragte, deutete auf ein Haus etwas weiter unten. Obwohl die Sonne noch immer recht hoch stand, lag das Dorf, das sich an den Hang schmiegte, im Schatten.

Als wir unser Ziel erreicht hatten, begegneten wir einer alten Frau, die mich lange anstarrte, bis sie sich als Gu-Lang vorstellte. Wie hypnotisiert erwiderte ich ihren eindringlichen Blick, in dem unendliche Weisheit lag. Shanti erklärte mir, dass ihr Name »Beschützerin der Mütter und Kinder« bedeute.

Gu-Lang bedachte jeden der Nepalesen mit besonderer Aufmerksamkeit, dann wandte sie sich erneut Matteo und mir zu. Sie nahm unsere Hände, legte sie auf ihre und beugte sich darüber, um ein Gebet zu sprechen. Dann richtete sie sich auf und schenkte uns ihr Lächeln. Diese Frau schien in unseren Herzen lesen zu können! Sie öffnete eine kleine Holztür und bat uns hinein. Sie ging etwas wackelig am Stock, aber mit entschlossenem Schritt.

Im Haus war es dunkel, nur durch zwei schmale Fenster fiel etwas Licht. Der gestampfte Erdboden ließ das Zimmer noch düsterer wirken. Mit unseren Köpfen streiften wir die niedrigen Deckenbalken. Im hinteren Bereich lag eine Küche, wie an einer Reihe ineinandergestapelter Töpfe und einem Herd mit einem glühenden Holzscheit darunter zu erkennen war. Gu-Lang führte uns hinkend bis zu einer Leiter links neben der Küche, die in die obere Etage führte. Dort sollten wir unser Gepäck ablegen und uns einrichten. Das offene Zimmer war ebenso groß wie der untere Raum und darauf ausgelegt, ungefähr zehn Personen zu beherbergen. Als Lager dienten ein paar Matten auf dem Boden.

Unangenehm berührt, kratzte Shanti sich am Kopf und fragte mich, ob es mir lieber wäre, wenn er uns eine andere Herberge suchte. Alles hier war sehr einfach, aber es strahlte eine beruhigende Großzügigkeit aus. Ich fühlte mich wohl. »Mach dir keine Gedanken, es ist eine Erfahrung, die mir gefällt!« Ich dachte daran, wie schrecklich mir Mayas Hotel in Kathmandu vorgekommen war. Wer hätte ahnen können, was mich erwartete, und dass ich sogar Gefallen daran fand!

Ich stellte meine Tasche auf eine der Matten unterhalb eines kleinen Dachfensters. Ich schaute Matteo an und deutete mit meinem Blick auf die Matte gleich neben meiner. Er ließ sich nicht lange bitten. Shanti räumte seine Sachen auf die andere Seite des Lagers und platzierte seine Begleiter neben sich. Thim war begeistert von der Aussicht, dass wir alle in einem Raum schlafen würden. Nishals Blicke geboten ihm Schweigen. Mich berührte sein natürliches Verhalten.

Wir richteten uns schnell ein, Matteo schlug vor, das Dorf zu erkunden, ich wollte mich lieber ausruhen. Nachdem sie sich vergewissert hatten, dass es mir gut ging, verließen die Männer das Haus, und ich nickte ein.

Thi Bah, die Nichte von Gu-Lang, weckte mich, indem sie von unten heraufrief, ob ich gern ein heißes Getränk hätte. Ich schaute auf die Uhr: Ich hatte eine gute Stunde geschlafen. Freudig nahm ich die Einladung an und fragte, ob sie etwas von meinen Begleitern gehört habe. Nein, sie seien noch nicht zurück. Es gebe da eine Bar, in der Männer gern mit den Damen flirteten, fügte sie lachend hinzu. Eifersucht durchzuckte mich. Außerdem, dachte ich verärgert, hatte Matteo im Gehen versprochen, spätestens in einer halben Stunde zurück zu sein.

Gu-Lang saß auf einem Holzstamm und sah mir starr in die Augen. Ich zwang mich zu einem Lächeln, aber sie blieb konzentriert und sagte etwas auf Tibetisch zu mir. Ich blickte fragend zu ihrer Nichte, die für mich übersetzte: »Meine Tante sagt, dass er auf dich wartet.«

»Wer? Matteo?«

»Nein, der Mann, den du finden wolltest«, sagte Gu-Lang nachdrücklich, was die junge Frau im selben Ton übersetzte.

»Woher weißt du das?«

»Weil du mir heute Nacht erschienen bist.«

Langsam machten mir diese Träume Angst. Ich wusste nicht, was ich sagen sollte.

»Das Unsichtbare existiert in einer Welt, die den Augen entgeht, aber sich manchmal als wirklicher erweist«, fuhr Gu-Lang fort. »Deine Intuition hat dich hierhergeführt, du bist deinem Instinkt gefolgt. Es ist eine besondere Kraft, die dich seinen Ruf vernehmen hat lassen.«

»Ich habe das Gefühl, seit zwei Tagen einem Phantom hinterherzulaufen.«

»Nein, es ist kein Phantom, sondern eine andere Art der Kommunikation. Ich habe nicht das nötige Wissen, um es dir zu erklären, und vielleicht lässt es sich auch gar nicht in Worte fassen. Aber ich kann es erleben, so wie du, wie jeder Mensch.«

Ich war ängstlich und voller Zweifel. Meine Finger umklammerten die Tasse und wärmten so meinen Körper.

»Du musst zu ihm gehen«, sagte sie leise und eindringlich. »Er erwartet dich, es ist wichtig.«

»Kennst du ihn? Hat er von mir gesprochen?«

»Nein, aber er hat mir in meinen Träumen die Richtung gewiesen, meine Nichte bringt dich hin, es ist ganz in der Nähe.«

»Wovon hast du geträumt? Was hat er mir zu sagen?«

»Ich weiß nicht, was er von dir will, ich bin nur die Botin, die dich zu ihm führt.«

»Das ist doch lächerlich!«

»Vielleicht. Aber du bist hier. Möchtest du nicht wissen, was er zu sagen hat?«

Sie nickte ihrer Nichte zu. Ich zögerte. Sollte ich nicht die Rückkehr der Männer abwarten? Ach was! Sie amüsierten sich, ohne einen Gedanken an mich zu verschwenden. In einer Aufwallung von Zorn beschloss ich, Thi Bah gemäß den Weisungen ihrer Tante zu folgen.

Unsicher und von Eifersucht zerfressen brach ich auf. Ich war wütend auf Matteo, aber auch auf Shanti. Was hatten sie sich dabei gedacht, mich einfach zurückzulassen? Männer! Ein wippender Rock, und schon haben sie alles um sich herum vergessen! Was war in mich gefahren, dass ich all meine Pläne über den Haufen geschmissen hatte? Ich sollte eigentlich nur ein Buch abholen, und jetzt lief ich allein im Himalaja herum, ohne Handyempfang, total abgeschnitten von der Welt. Wie leichtsinnig ich doch war, wie verantwortungslos, meine Firma und meine Mitarbeiter so im Stich zu lassen!

Küchengerüche mischten sich in den Rauch, der aus den Kaminen des kleinen Weilers aufstieg. Auf der Suche nach Matteo blickte ich verstohlen in die strohgedeckten Hütten, an denen wir vorbeikamen. Vergebens. Wir bogen rechts ab und nahmen einen Weg querfeldein, der durch dichtes Buschwerk führte, mussten über Zweige und kleine Wasserläufe steigen. Allmählich wurde es dunkel und ich immer ängstlicher, je weiter wir in die Berge vordrangen. Außerdem spürte ich das Gewicht des langen Tages schon in den Beinen.

An einer Wegkreuzung blieb Thi Bah stehen. Ihr Zögern zeigte mir, dass sie nicht weiterwusste. Die vier Wege sahen alle gleich aus, es war unmöglich, sich für einen zu entscheiden. Und das Fehlen eines Wegweisers rief zur Vernunft.

»Lass uns zurückgehen, es ist schon fast dunkel und die Kälte wird unerträglich. Wir können es ja morgen früh noch einmal versuchen«, sagte ich und drehte um. Thi Bah ergriff meine Hand und schlug vor, um Hilfe zu bitten. Ich lachte nervös. »Ja, klar!«, spottete ich in meiner Muttersprache. »Ich überlege nur noch, ob ich einen Freund anrufe oder den Fifty-fifty-Joker wähle!« Ich nahm mein Handy heraus und fuhr im selben Tonfall fort: »Oh nein, kein Empfang, sieht nicht gut aus für die Million!«

Sie hatte kein Wort verstanden und blickte mich fragend an. Ich fuhr auf Englisch fort: »Hier ist kein Netz, und seit unserem Aufbruch sind wir keiner Menschenseele begegnet. Wen sollen wir denn um Hilfe bitten? Komm, lass uns vernünftig sein und umkehren«, drängte ich und zog sie am Ärmel. Doch sie blieb störrisch.

»Wenn du dich konzentrierst, können wir es schaffen«, sagte sie und blickte mir fest in die Augen.

»Wenn ich mich konzentriere? Worauf denn?«

»Auf die Kreuzung hier vor uns. Wir schließen die Augen und fragen uns eine Minute lang, welcher von diesen Wegen uns ans Ziel führt.«

Ihr klarer, fester Tonfall duldete keinen Widerspruch. Thi Bah verstummte, holte tief Luft und blickte hoch aufgerichtet zum Himmel. Das war doch völlig verrückt! Die waren alle infiziert! Und zu allem Überfluss war die Krankheit auch noch ansteckend. Ein Teil von mir war wie verhext. Ich spürte eine außergewöhnliche Kraft. Ich beobachtete sie und schloss die Augen, um mich auf jeden der drei infrage kommenden Wege zu konzentrieren, wobei der vierte der einzig vernünftige gewesen wäre. Ich versuchte irgendetwas zu fühlen, was hilfreich sein könnte. Aber da war nichts.

Ein Rauschen über unseren Köpfen holte uns aus der Versenkung. Verblüfft sahen wir in die Richtung und erblickten einen Adler, der nun in geringer Höhe dem nach links führenden kurvenreichen Weg folgte. Dann setzte er sich auf einen Stein und drehte sich noch einmal zu uns um, bevor er abhob und zwischen den Bäumen verschwand.

Fasziniert beobachtete ich die Szene, sprachlos. Thi Bah dagegen sagte ganz selbstverständlich: »Dort entlang also!«

Ich suchte den Horizont nach dem Vogel ab, doch er war bereits weit fort. Wir gingen nebeneinanderher, bis der Pfad steiler und schmaler wurde. Wir mussten über hohes Gestrüpp steigen, das sich in unseren Kleidern verhakte. Der Weg schien kaum je benutzt zu werden. Hatten wir uns verirrt?

Nach einer Serpentine schnüffelte Thi Bah wie ein Tier, das Witterung aufnimmt, und fragte: »Riechst du das?« Ich hielt die Nase in den Wind und atmete tief ein.

»Nein. Wonach riecht es?«

»Nach Rauch, in der Nähe ist ein Haus!«

Sie ging mit schnellen Schritten weiter. In einigen Metern Entfernung stand ein kleines Haus. Ein starker Geruch nach verbranntem Holz lag in der Luft. Mein Herzschlag beschleunigte sich. Thi Bah deutete auf den hölzernen Türklopfer und verkündete strahlend: »Wir sind da!«

Ich hatte da meine Zweifel.

COCKTAIL

Oft verengen wir bei der
kleinsten Klippe unsere Sicht.
Tenzin Gyatso,
der 14. Dalai Lama

Gerade als ich zitternd an die Tür klopfen wollte, öffnete mir eine alte Frau. Sie wirkte nicht erstaunt. Dem Aussehen nach stammte sie wohl aus Ostasien, wahrscheinlich China oder Japan. Sie trug einen Haori aus roter Wolle mit gelben Blumen über einem grauen Leinenkimono, zusammengehalten von einem Obi, einem breiten orangefarbenen Stoffgürtel. Sie ließ uns eintreten.

Die Wärme, die von dem Ofen in der Mitte ausging, heizte das ganze kleine Haus. Mit tauben Lippen stellte ich mich und meine Begleiterin vor und erläuterte den Grund meines Kommens. »Mein Mann erwartet dich!«, unterbrach sie mich. Dann rieb sie mir den Rücken und die Hände und gab mir eine Tasse Kräutertee, an der ich meine steifen Finger wärmen konnte. Dasselbe machte sie mit Thi Bah, bevor sie sie auf einem Stuhl an der Wand neben dem Ofen Platz nehmen ließ.

Anschließend führte sie mich in ein Nebenzimmer, das kaum größer war als der erste Raum. Ein älterer Mann erhob sich mühsam aus einem Sessel. »Guten Abend, Maëlle, so hast du also hergefunden, nicht wahr?«

»Woher kennen Sie meinen Namen? Wer sind Sie? Wie sind Sie mit mir in Kontakt getreten? Was wollen Sie von mir? Warum machen Sie das alles?« Meine Stimme wurde immer schriller. Die unsortiert heraussprudelnden Fragen verrieten die Angst, die in mir aufstieg. Ich konnte mich kaum noch auf den Beinen halten.

Der Mann nahm mich an der Hand und führte mich zu einer Art Ohrensessel, den er kurz abstaubte. Er lächelte mitfühlend, holte aus seinem Schreibtisch eine Tabakdose, machte es sich in seinem Sessel bequem und stopfte sich eine Pfeife. Er beobachtete mich eine Weile, bis ich mich beruhigt hatte, dann beantwortete er meine Fragen. »Woher ich weiß, wie du heißt? Ich habe gehört, wie du gekommen bist und dich meiner Frau vorgestellt hast! Wer ich bin? Das möchte ich nicht so einschränkend beantworten.« Er schaute zur Decke und überlegte. »Ich bin, das ist alles, und das ist schon mal nicht schlecht, nicht wahr?«

Mir fielen fast die Augen aus dem Kopf. Furchtsam hörte ich zu, ohne ihn zu unterbrechen. Schnell fiel mir auf, dass der Mann den Tick hatte, seine Sätze mit »nicht wahr« und einem nervösen Zwinkern zu beenden.

»Was ich von dir will? Du bist doch hergekommen, um Antworten zu erhalten? Also, was ist deine Frage?«

»Wie bitte? Sie locken mich mit allen möglichen Tricks hierher, und wenn ich dann hier bin, fragen Sie mich, was ich von Ihnen will? Ich habe Sie nie gesehen, ich weiß nicht, wer Sie sind … diese Geschichte ist völlig irre!«

Ich sprang auf. »Genug Zeit verloren!« Meine Angst verwandelte sich in Wut. Vielleicht war das Ganze nur ein Trick, um an das Päckchen mit dem Buch zu kommen, das ich für Romane holen sollte. Fest drückte ich meinen Rucksack an mich und machte Anstalten, den Raum zu verlassen.

Schroff rief mich der Mann zurück: »Beruhige dich! Setz dich, dann versuchen wir gemeinsam zu verstehen, nicht wahr?« Seine Stimme wurde sanfter, und er öffnete die Augen wieder, die er in einem nervösen Anfall geschlossen hatte. Er fuhr sich mit der linken Hand über das Gesicht und strich sich über das Ziegenbärtchen, das sein Kinn verlängerte.

»Lass uns noch einmal anfangen. Ich heiße Chikaro und lebe in Japan, in der Nähe des Berges Fuji. Mein Leben habe ich der Forschung geweiht. Als ich vor drei Monaten erfuhr, dass mein Urgroßvater hier in Nepal, in einem Nachbardorf, zur Welt kam, beschloss ich, eine Weile lang hierherzuziehen. Vor sieben Tagen habe ich geträumt, dass zwei Europäer an meine Tür klopfen, deswegen habe ich dich erwartet. Und jetzt bist du hier, nicht wahr?«

»Zwei Europäer?«

»Ja, ein Mann und eine Frau.«

»Ich habe einen Freund, der denselben Traum hatte wie ich.«

»Dann haben wir uns alle drei etwas zu sagen, nicht wahr? Wo ist er?«

Ich verdrehte die Augen.

»Er amüsiert sich lieber!«

»Gut … da wir beide nun schon mal hier sind, wiederhole ich meine Frage: Wie kann ich dir heute helfen?«

Chikaro wirkte aufrichtig. Meine Anspannung ebbte etwas ab. »Ich weiß es nicht. Ich verstehe seit einigen Tagen überhaupt nichts mehr.« Ich erzählte ihm, was ich erlebt hatte, von den Prioritäten, über die Shanti mich hatte nachdenken lassen, den neuen Begriffen, die ich gelernt hatte, den körperlichen Erfahrungen, meiner Begegnung mit Jason, dann mit Matteo, die meine schöpferischen Gedanken zu bestätigen schienen, und dann meine Enttäuschung.

»Jetzt weiß ich nicht mehr weiter«, schloss ich verzweifelt.

Chikaro antwortete nicht gleich. Er war damit beschäftigt, seine Pfeife mit einem widerspenstigen Feuerzeug anzuzünden.

»Du bist auf dem richtigen Weg. Dem Weg zum Glück. Das ist es doch, was du dir wünschst, nicht wahr?«

»Das suchen wir doch alle!«

»Nein, viele Menschen wollen es haben, aber nur wenige bemühen sich, es zu finden. Es ist nur dem zugänglich, der es ausprobiert und erfährt.«

»Bisher bestand mein Glück in einem gut eingespielten Job, mit dem ich meine materiellen Wünsche befriedigen konnte. In den letzten Tagen habe ich erkannt, dass es um etwas ganz anderes geht. Ich habe neue Gefühle entdeckt. Dass ich sie wollte, hat schon gereicht, damit es funktionierte. Aber ich habe mich in meinen Illusionen verfangen. Der Mann, von dem ich dachte, ich sei in ihn verliebt, ist nicht genauso in mich verliebt, er ist lieber mit seinen Freunden oder sonst wem was trinken gegangen. Wobei ich mich da vielleicht auch reingesteigert habe, er hat mir ja nichts versprochen!«

Chikaro dachte eine Weile nach und ließ ein Rauchwölkchen aufsteigen. »Weißt du, warum so viele leidenschaftliche Liebesbeziehungen mit grausamen Verletzungen enden?« Ich zuckte mit den Schultern.

»Wir erwarten, dass der andere unsere Lücken füllt, nicht wahr? Solange wir nicht selbst an unseren unbefriedigten Bedürfnissen arbeiten, projizieren wir unsere Erwartungen auf den geliebten Menschen, den wir damit idealisieren. Er übernimmt die Rolle, auf unsere Fehlfunktionen zu reagieren und sie zu füttern. So entsteht eine gegenseitige Abhängigkeit, die häufig in einer Katastrophe endet, sobald die Magie verblasst.«

»Anziehung lässt sich nicht erklären. Auf einmal ist man verliebt und weiß nicht warum.«

»Nicht ganz. Unsere Vorstellung von unserem idealen Partner ist durch unsere Erziehung, unsere ersten Lieben, die Menschen, mit denen wir zu tun hatten, und unsere persönliche Geschichte beeinflusst. Liebe auf den ersten Blick bedeutet, sich in einen Unbekannten zu verlieben, dessen äußere Erscheinung diesem Ideal entspricht. Entgegen unserem Eindruck, dass das alles vom Herzen kommt, entsteht unsere Freude in Wahrheit im Gehirn. Die elektrische Spannung, die wir spüren, wenn wir verliebt sind, ist eine Verkettung chemischer und biologischer Reaktionen, die wir mit den verschiedenen Sinnen wahrnehmen. Das Gehirn ist überwältigt und schüttet erst Neurotransmitter und dann Hormone aus, nicht wahr?«

Seine Ticks und sein starker Akzent machten es mir schwer, ihm zu folgen, zumal das Thema ziemlich neu für mich war. Sichtlich bemüht, jedes Wort deutlich auszusprechen, versuchte Chikaro, meine Aufmerksamkeit zu behalten. »Was geschieht mit unseren Sinnen, wenn wir uns verlieben? Der Sehnerv übermittelt dem Kortex das Bild unseres Gegenübers und löst damit unterschiedliche Symptome aus wie Herzklopfen und Erröten. Unsere Sprache wird vernebelt, wir beginnen zu stottern. Die Pheromone, die das Objekt unserer Begierde ausschüttet, steigen uns in die Nase und aktivieren die Geruchsrezeptoren bis in unser emotionales Gehirn. Der Geruch prägt sich ein, nicht wahr?« Ich nickte und konzentrierte mich auf seine Worte.

»Von den Klangwellen seiner Stimme vibriert das Trommelfell. Sie klingt verführerisch und aufregend. Die ersten Berührungen lösen einen Stromschlag bis in die Nervenenden aus, der vom Rückenmark bis zum Großhirn wandert. Dabei werden Endorphine freigesetzt, die Neurotransmitter der Freude. Wenn wir uns verlieben, werden zwölf Gehirnregionen stimuliert, die euphorisierende chemische Moleküle freisetzen – ein magischer Cocktail, der Drogen wie Heroin oder Opium ähnelt. Deswegen haben wir das Gefühl, dass uns Flügel wachsen.«

»Ein magischer Cocktail?«

»Ja, diese Überproduktion von Hormonen ist aufputschend wie Amphetamin, das Schlafbedürfnis und Hunger hemmt, oder Dopamin, das mit Hyperaktivität und Rauschzuständen in Verbindung gebracht wird. Phenethylamin wirkt euphorisierend, der Nervenwachstumsfaktor NGF erhöht sich am Anfang einer

Beziehung, was bestenfalls ein Jahr lang anhält, und Gonadoliberin ist das Hormon des Begehrens, nicht wahr?«

»Na so was! Ich kannte diese Substanzen gar nicht, aber jetzt verstehe ich besser, warum ich so eine wilde Freude empfunden habe!«

»Das Gehirn empfängt starke positive Signale beim Anblick des Objekts unserer Begierde. Dessen Fehler verblassen und lassen nur ein strahlendes Ideal übrig. Das geliebte Wesen zieht uns so stark in seinen Bann, dass es zum Mittelpunkt der Welt wird.«

»Ja, genau so ist es! Ich habe mich blenden lassen.«

»Dank der Lust beim Geschlechtsakt werden noch mehr Hormone freigesetzt. Das Glücksgefühl erreicht seinen Höhepunkt und führt zu einer vorübergehenden Betäubung aller psychischen oder körperlichen Leiden sowie dazu, dass man diese Erfahrung unbedingt wiederholen möchte, nicht wahr?«

Hierzu konnte ich nichts sagen, ich hatte noch keine Zeit gehabt, es mit Matteo auszuprobieren …

»Doch mit der Zeit gewöhnt sich das Gehirn an diese Substanzen. Die Rezeptoren, die auf unsere Neuronen ausgerichtet sind, verlieren ihre Sensibilität für verschiedene Hormone. Wenn der Zaubertrank nach sechs Monaten bis zu drei Jahren seine Wirkung verliert, sehen wir die geliebte Person plötzlich in ihrer Gesamtheit. Die anfängliche Leidenschaft verfliegt, und es kommt zu einer vernünftigen, aufrichtigen Liebe.«

»Oder zur Trennung bei denen, die auf diesen Aufruhr der Gefühle nicht verzichten wollen.«

»Das ist richtig, Frustration und Enttäuschung tauchen auf, nicht wahr?«

»Wie romantisch! Da glaube ich lieber an Seelenverwandtschaft!«

»Liebe entsteht daraus, dass wir aufrichtig an uns selbst arbeiten, dass wir annehmen, was wir sind und was der andere ist, und einander unterstützen. Solange du Angst hast, kannst du nicht lieben. Dann nährst du den Zorn und bleibst Gefangene deines Ego, das dich daran hindern wird, zärtlich zu lieben und wertzuschätzen.«

Chikaro erhob sich, öffnete die Schublade einer Kommode aus lackiertem Holz, nahm eine Streichholzschachtel heraus und zündete eine Kerze an, die er auf ein kleines Tischchen neben seinem Schreibtisch stellte. Das Kerzenlicht schuf einen kleinen gemütlichen Raum in dem dunklen Zimmer.

»Und wie mache ich das? Oder bin ich dazu verdammt, allein zu bleiben? Ich fühle Angst und Zorn. Ich kann mein Ego nicht vertreiben. Finde ich dann nie die wahre Liebe?«

»Du musst sie nicht finden, sie ist überall vorhanden. Du siehst sie nicht, aber sie ist immer bei dir. Sie korrigiert jede Unvollkommenheit. Die Liebe ist der einzige wirkliche Seinszustand, ohne sie könnte nichts existieren, nicht wahr?«

»Aber wie soll man etwas Unsichtbares wahrnehmen?«

»Fang damit an, es zu spüren. Um dich geliebt zu fühlen, ist es unabdingbar, dass du dich selbst wertschätzt. Um etwas geben zu können, musst du es besitzen. Du kannst nichts geben, was du nicht hast, nicht wahr? Du kannst nichts bekommen, was nicht dieselbe Schwingung hat wie du selbst. Um Liebe zu erfahren, musst du dich von allem befreien, was diese Liebe hindert, sich auszudrücken, also von negativen Emotionen. Um Liebe zu leben, musst du erst einmal verstehen, was Liebe ist. Für viele ist Liebe eine Anziehungskraft zwischen zwei Personen, die so groß ist, dass man nur noch an die andere Person denkt.«

»Ja, genau. Ich denke nur an ihn.«

»Damit erlebst du nur eine begrenzte Form der Liebe, die nie stabil sein wird. Du versuchst einen Mangel zu beheben und deine Einsamkeit zu stillen, indem du das Objekt deiner Begierde besitzen willst. Bis der andere einen falschen Schritt macht. Wenn er deine Erwartungen nicht mehr erfüllt, verwandeln sich deine Gefühle in Hass. Du schenkst oder entziehst deine Zuneigung, setzt sie als Belohnung oder Bestrafung ein. Mit Liebe hat das nichts zu tun. Liebe ist bedingungslos. Sobald du deine Wunden geheilt hast, wirst du geben und teilen können, was du bist. Es ist ein Irrtum zu glauben, irgendetwas außerhalb von dir könnte dich glücklich machen. Du wirst es sein, weil das Glück dich völlig ausfüllt.«

»Was muss ich dafür tun?«

»Liebe ist überall. In allem, in jedem Wesen, in jedem von uns. Unsere Angst rührt daher, dass wir das nicht wissen. Die Welt scheint ein unsicherer Ort zu sein, und wir fühlen uns angegriffen. Dabei bewegt sich die Erde seit Jahrmilliarden im Universum, ohne mit anderen Planeten zusammenzustoßen. Wie erklärst du dir, dass wir seit so langer Zeit überlebt haben? Eine organisierte Intelligenz schützt uns. Zu verstehen, dass Lebewesen trotz aller Bedrohungen ringsumher überdauern, ist bereits der Anfang der Bewusstwerdung. Zu akzeptieren, dass wir Teil eines Ganzen sind und dass uns nichts weiter geschehen kann, als in Vollkommenheit zu leben, heißt wahrhaft zu begreifen, dass wir vollkommen sicher sind und zutiefst geliebt werden, nicht wahr? Wir haben überhaupt keinen Grund, uns Sorgen zu machen.«

Chikaros Blick lenkte meinen zur Kerze.

»Lass uns die kleine Flamme spüren, die in unserem Inneren leuchtet, und uns auf die der anderen konzentrieren.«

»Die Vergangenheit hat mich gelehrt, vorsichtig zu sein, um nicht dieselben Fehler zu wiederholen.«

»Ich will dir drei Schlüssel geben, mit denen ich meine Sicht auf meine Beziehungen ändern konnte: Der erste Schlüssel ist, dass du niemals Opfer der Welt bist, die du siehst. Um inneren Frieden zu finden, musst du die Welt wohlwollend betrachten und nicht als Bedrohung sehen. Bewahre aus deinen vergangenen Erfahrungen nur die Liebe. Der Rest ist unnötig und verstopft unseren Geist mit falschen Glaubenssätzen. Die Vergangenheit verfälscht die Wahrheit durch den Filter der Angst.«

»Das habe ich schon gehört. Wir haben die Wahl, ob wir die Welt mit Liebe oder mit Angst betrachten wollen.«

»Genau, allerdings sind in beiden Fällen wir diejenigen, die handeln und verantwortlich sind. Wir werden nicht unterdrückt, nicht wahr?«

»Ich habe auch gelernt, dass es die Angst nicht gibt.«

»Das ist richtig, und deswegen sage ich mir jedes Mal, wenn ich mich zum Prügelknaben mache, dass nur mein Blick und meine mit Liebe erfüllten Gedanken wirklich sind. Alles andere ist es nicht.«

»Glauben Sie, dass ich mich in Bezug auf Matteo in die Opferrolle begebe?«

»Natürlich. Deine Opferhaltung lässt dich glauben, dass du gute Gründe dafür hast, wütend auf ihn zu sein.«

»Aber Sie müssen doch zugeben, dass sein Verhalten enttäuschend ist! Er hat mich wegen der Erstbesten vergessen.«

»Bist du sicher?«

»Ich vermute es«, sagte ich so hoffnungslos, als wäre es bereits klar.

»Damit gibst du mir die Gelegenheit, gleich zum zweiten Schlüssel zu kommen: Gib jede Vermutung auf! Als mir bewusst wurde, dass ich alles, was andere taten oder dachten, interpretierte, begriff ich, dass ich einen Großteil meiner Energie verschwendete. Ich glaubte an meine Vermutungen wie an eine Wirklichkeit und schuf so Probleme, die es gar nicht gab. Ich war wütend auf die Protagonisten meiner Inszenierungen, die ich lieber verfluchte, als die Situation zu klären. Hast du Matteo mit einer anderen Frau gesehen?«

»Nein, aber die Frauen im Dorf stehen anscheinend in dem Ruf, gern mit Männern anzubandeln.«

»Es ist also nur eine Vermutung, nicht wahr? Warte lieber, bis du die Wahrheit kennst, statt daran herumzudeuteln. Der menschliche Verstand ist faszinierend: Es fällt uns leichter, unser Unbehagen zu rechtfertigen, indem wir die Schuld im Verhalten des anderen suchen, als Ungewissheit auszuhalten.«

Ich senkte den Blick.

»Wie komme ich da raus?«

»Das ist der dritte Schlüssel. Ich habe mich von diesem Rechtfertigungsbedürfnis befreit, als ich aufhörte, alles, was geschah, zu beurteilen. Immer habe ich alles bewertet: Das ist gut, das ist schlecht. Auch über andere Menschen, ihre Qualitäten und Defizite befand ich. Alles, was mich störte oder frustrierte, sah ich mit kritischem Blick. Wenn du deinen inneren Frieden finden möchtest, dann ist es unerlässlich, die Welt wohlwollend zu betrachten, frei von jedem Urteil, nicht wahr? Damit überwinden wir das Bedürfnis, recht haben zu wollen.«

Ich nahm meinen Kopf zwischen die Hände und massierte mir die Schläfen. Es erschien mir unmöglich, ohne Urteile auszukommen.

»Das ist eine Übung für jeden Augenblick. Wenn du dich beim Kritisieren ertappst, dann ersetze diesen Gedanken durch einen anderen, wohlwollenden. Wenn jemand dir gegenüber aggressiv ist, so erkenne darin seinen Hilferuf und beruhige ihn, indem du ihm liebevolle Gedanken schickst, statt ihn anzugreifen. Unsere tiefste Natur ist es, einander zu lieben, nicht wahr?«

Die Flamme der Kerze begann knisternd zu tanzen.

»Ach«, sagte Chikaro verwundert, »wir bekommen Besuch.« Amüsiert senkte er den Kopf und rieb sich mit Daumen und Zeigefinger die Mundwinkel. Ich schaute ihn erstaunt an und horchte ins Nebenzimmer. Nichts.

Nach einer kurzen Pause sagte er: »Ein japanischer Zen-Meister, Shunryu Suzuki*, verglich einmal das Verhalten zweier

* Er war einer der bedeutendsten und am meisten respektierten Zen-Meister Japans (1904–1971), der den Buddhismus in den Vereinigten Staaten geprägt hat, wo er sieben Meditationszentren gründete.

Personen, die eine schöne Blume betrachteten: Die erste wollte sie pflücken, in eine Vase stellen und besitzen, die zweite mit ihr verschmelzen und selbst zur Blume werden.«

Ein lautes Klopfen an der Tür unterbrach seine poetischen Ausführungen.

DER SPIEGEL

Wer von uns, du oder ich,
ist kühn genug, in mir oder
dir das genaue Gegenteil einer
Bedrohung zu sehen?
Patrick Bruel

Ich hörte Matteo nach mir fragen. Als er hereinkam, seufzte er erleichtert und nahm mich in die Arme. Er rang nach Luft, und ich spürte sein Herz gegen die Rippen schlagen.

»Geht es dir gut?«, fragte er. Er drückte mich so fest, dass ich kaum atmen und nicht antworten konnte. Chikaro machte hüstelnd auf sich aufmerksam. Matteo ließ mich los. »Ich hatte Angst um dich«, sagte er und atmete tief ein. »Gu-Lang hat mir erzählt, dass ihr allein aufgebrochen seid, und es wurde ja schon dunkel. Ich bin bis hierher gerannt.«

Er hat sich Sorgen um mich gemacht. Dieser Gedanke besänftigte mich. Mein unterdrückter Zorn löste sich bei seinen Worten in Luft auf. Verstohlen suchte ich nach Lippenstiftspuren auf seinem Hals und schnüffelte an ihm, aber er war nur ein wenig verschwitzt vom Laufen und hatte keinen fremden Duft an sich. Ich blieb ein wenig distanziert, zeigte meinen Ärger aber nicht. »Nishal ist von einem Hund gebissen worden. Wir haben ihn zu einem Arzt im Nachbardorf gebracht. Die Wunde war nicht tief, aber wir haben befürchtet, dass der Hund vielleicht Tollwut hatte.«

Betreten drehte ich mich zu Chikaro um, der uns beobachtete. »Du bist nicht das Opfer der Welt, die du siehst«, sagte er. »Hör auf, alles zu interpretieren … und beurteile nicht, was geschieht … Unter der peinigenden Aufregung wirst du den Frieden finden, der in dir ist, nicht wahr?« Dann wandte er sich an Matteo: »Ich freue mich, Sie kennenzulernen, ich habe Sie erwartet. Wie kann ich Ihnen helfen?«

Matteo sah mich fragend an. Chikaro deutete auf einen Stuhl weiter hinten im Zimmer und bat ihn, sich zu uns zu setzen, bevor er sich erklärte. Matteos Überraschung legte sich schnell. Vertrauensvoll berichtete er von den Ergebnissen seiner zehnjährigen Forschungstätigkeit mit Jason: der Wandlungsfähigkeit des Gehirns, der Möglichkeit, höhere Schwingungsebenen zur Schöpfung und Heilung zu erreichen, dem wissenschaftlichen Nachweis der Einheit … Chikaro hörte aufmerksam zu, diese Überlegungen schienen ihm vertraut zu sein. Beifällig kommentierte er das Gehörte aus mathematischer und physikalischer Sicht. Dank Jasons Erläuterungen und meinen Erfahrungen der letzten Tage konnte ich dem Gespräch halbwegs folgen. Im Kern drehte sich alles ums Einssein, wofür die Männer Nachweise jeglicher Form fanden.

Aber wie könnte man diese Wahrheit allen zugänglich machen und menschliche Beziehungen in diese Richtung verändern?

»Wir können diese Erkenntnisse nur durch eigene Erfahrung in unseren Alltag integrieren«, sagte Chikaro.

»Haben Sie eine Lösung gefunden?«, fragte Matteo.

»Wir leben in einem ständigen Dilemma. Wissenschaftlich ist es längst bewiesen, dass wir verbunden sind. Doch unbewusste Denkmuster sorgen dafür, dass wir überall nach Unterschieden suchen, was dann die Illusion erschafft, in der wir uns entwickeln. Wir sollten uns nicht mehr mit anderen vergleichen, sondern uns unserer Gleichheit bewusst werden. Unser Individualismus bietet alle möglichen Tricks, uns mit anderen zu messen und uns Respekt zu verschaffen. Das gilt für Geld, Größe,

Gewicht, Geschlecht, Hautfarbe, Herkunft, Alter, Bildung und Erziehung oder die Art, wie wir uns kleiden, wie wir denken, argumentieren, uns bewegen usw. Die Liste ist unendlich, denn wir verbringen unsere Zeit damit, sie immer weiter zu verfeinern. Dabei ist es eigentlich unmöglich, zwei Dinge zu vergleichen, die vollkommen gleich sind, weil sie eine Einheit bilden, nicht wahr? Der Vergleich führt dazu, dass wir felsenfest an Mangel glauben. Diese Sichtweise ist fehlerhaft! Die Einheit hingegen schenkt uns Überfluss und Vollkommenheit und die Erkenntnis, dass wir bereits alles haben und es uns an nichts mangeln kann, weil wir grenzenlos und vollständig sind.«

Chikaro sprach langsam, damit wir ihm folgen konnten; wir waren wie hypnotisiert.

»Seit Jahrhunderten leben wir in diesem Getrenntsein, nicht wahr? Wenn wir verstehen, dass wir anders denken und reagieren können, dann können wir einen vergessenen Raum in uns selbst erreichen. Der Zugang zu diesem Raum setzt ein radikales Umdenken in unserem Verständnis und unserer Sprache voraus. Wenn wir mit dieser neuen Welt in Verbindung treten wollen, müssen wir damit aufhören, alles automatisch einzuteilen, um unsere Verbindung mit allem und jedem zu spüren und zu verinnerlichen. Der Schlüssel zur Veränderung beruht auf einer einfachen Idee: Denken wir in Begriffen der Gemeinsamkeit! Üben wir, die Suche nach Unterschieden durch die Suche nach Ähnlichkeiten zu ersetzen! Und fragen wir uns: Was sind die Ähnlichkeiten in dem, was uns als Unterschied erscheint? Statt zuzulassen, dass unser Ego andere kritisiert und seine Sicherheit aus den Unterschieden bezieht, die es zu erkennen meint, sollte es unser Ziel sein, nach Gemeinsamkeiten zu suchen und Übereinstimmungen zu finden, nicht wahr?«

»Warten Sie!«, unterbrach ich ihn. »Damit bin ich nicht einverstanden, wir ticken doch alle unterschiedlich, oder? Auf einige Menschen reagiere ich ganz anders als auf andere, und das geht doch jedem so! Es gibt Bemerkungen, die mich verletzen, Ihnen aber gar nichts ausmachen würden, weil Sie eine andere Vergangenheit, andere Erfahrungen haben, weil Sie eine andere Sensibilität besitzen und auch Ihr Umfeld sich von meinem unterscheidet!«

»Wir müssen lernen, das, was uns verletzt, als einen ungelösten Schattenbereich in unserem Inneren zu lesen. Wenn ich meine Probleme gelöst habe, kann nichts, was außerhalb von mir ist, mich verletzen. Nur das Ego kann sich angegriffen fühlen und zurückschlagen, nicht wahr?«

»Wie weiß ich denn, wann mein Ego handelt?«

»Das Ego ist leicht zu erkennen: Es wird dir immer recht geben. Es urteilt und verurteilt. Wir alle folgen derselben Dynamik: Wenn ich jemanden angreife, dann leide ich selbst unter dem Angriff. Was du anderen antust, fügst du dir zu. Wir sind alle ein und dasselbe Eine.«

»Das klingt wie im Katechismus-Unterricht: ›Liebe deinen Nächsten wie dich selbst!‹ Ich bin Atheistin und kann mit diesem Bezug auf Gott nichts anfangen!«

»Du musst nicht an Gott glauben, um Physik zu verstehen. Wenn wir zwei miteinander verbundene Elektronen weit voneinander entfernen und dann auf eines davon einwirken, so wird das andere genau dieselbe Reaktion zeigen. Dafür gibt es nur zwei mögliche Erklärungen: Entweder überträgt sich die Information in unendlicher Geschwindigkeit, was ich nicht in Betracht ziehe, oder die beiden Elektronen bleiben trotz der Entfernung verbunden. Vor dem Big Bang vor vierzehn Milliarden Jahren war alles eins, nicht wahr? Ich bin der Ansicht, dass sich nichts daran geändert hat und alles miteinander verbunden ist. Der Raum zwischen uns ist nur eine Illusion unseres Geistes. Definitionsgemäß kann das Ego nur überleben, wenn es von allem anderen getrennt ist. Wir glauben an diese Trennung, doch das ist nur ein Eindruck. Wir haben die Einheit nie verlassen. Die Physik beweist es uns. Wir sind reine Energie, eine Konzentration von Atomen, die alles zu einer intelligenten Schwingung machen. Deswegen hat jede unserer Handlungen Auswirkungen auf unsere Umwelt und uns selbst.«

Matteo bat Chikaro, genauer zu erläutern, was er mit dem ungelösten Schattenbereich meine. Der Japaner schob sich die Pfeife zwischen die Zähne. Während sein Blick der Kerzenflamme folgte, antwortete er sanft und bedächtig: »Immer wenn ich Angst habe, wenn ich urteile, wenn ich lästere, hat das Ego mich in der Hand, nicht wahr? Dann wende ich mich vom Verbindenden ab. Weil ich einzigartig sein will.«

Chikaro sah uns nacheinander an und fuhr mit erhobener Stimme fort: »Um die Harmonie zwischen den Menschen wiederzufinden, genügt es, den anderen als Geschenk zu betrachten, denn er gewährt mir Zugang zu einem tieferen Verständnis, indem er mir als Spiegel dient.«

Matteo fuhr sich gegen den Strich über den Bart.

»Sie meinen, wenn wir uns von jemandem verletzt fühlen, dann ist das eine Illusion? Der andere ist nur ein Spiegelbild dessen, was wir nicht gelöst haben?«

»Genau! Ich rege mich nie aus dem Grund auf, den ich meine. Früher dachte ich, dass meine Gefühle von äußeren Ereignissen beeinflusst würden und die Welt schuld an meiner Verfassung wäre. Ich lebte nur in Reaktion auf das, was außen geschah. Wenn die Sonne schien, war ich froh, regnete es, war ich betrübt. Wurde ich angelächelt, fühlte ich mich geliebt, verhielt sich mein Gegenüber reserviert, war ich verletzt. Machte mir ein Mitarbeiter ein Kompliment, freute ich mich und mochte ihn, wenn er mich kritisierte, ging ich zum Gegenangriff über.«

Das ist bei mir genauso, dachte ich.

»Also habe ich mich gefragt, ob womöglich mein Ausgangspunkt falsch war. Was wäre, wenn die äußeren Ereignisse nur ein Spiegelbild dessen wären, was ich bin? Wenn wir in uns ruhen und glücklich sind, erscheint die Welt uns freundlich, alles gelingt uns, und das Glück ist auf unserer Seite. Wenn wir hingegen in unseren Befürchtungen feststecken, dann halten wir die Welt für schlecht und die Menschen für böse und haben das Gefühl, dass sich alles gegen uns verschworen hat, nicht wahr? So habe ich begriffen, dass mein Alltag ein Spiegelbild meiner Gedanken und meiner inneren Haltung war. Wichtig ist, dass wir in beiden Fällen feststellen können, wie wir in der einen oder anderen Weise mit einer Sache oder Person verbunden sind. Im ersten Fall sind wir passiv, wir reagieren, erdulden und errichten ein Verteidigungssystem, indem wir davon ausgehen, dass die äußeren Umstände dafür zuständig sind, wie unser Leben aussieht. Im zweiten Fall sind wir aktiv und übernehmen die Verantwortung für das, was uns zustößt, uns wird bewusst, dass unsere Zufriedenheit von uns abhängt und nicht von äußerlichen Situationen. Es gibt keinen Schuldigen mehr, der anderswo zu suchen ist.«

»Wenn ich lächle, aufmerksam und liebevoll bin, wenn ich in mir ruhe, dann fühlen die anderen sich in meiner Gegenwart sicher und beruhigt. Dann greifen sie nicht mehr an, um sich zu verteidigen, sondern lächeln freundlich zurück«, fügte Matteo hinzu. »Wenn ich abweisend bin, besorgt, zornig, traurig oder eifersüchtig, dann wirft mir die Unsicherheit des anderen ein hässliches Bild zurück. Mein innerer Zustand spiegelt sich in meinem Verhalten.«

»Aber gibt es nicht auch Menschen, die uns absichtlich verletzen?«, fragte ich.

»Doch, natürlich, wenn du es mit den Augen des Ego betrachtest!«, sagte Chikaro.

»Lasst uns den wissenschaftlichen Nachweis als gegeben nehmen: Der andere ist ein Teil von uns und umgekehrt. Es gibt also keine anderen mehr, es gibt nur eines, ist es so?«, fasste Matteo zusammen.

Chikaro nickte. »Wir können der Wahrheit nur näher kommen, wenn wir das Prisma, durch das das Ego blickt, aufgeben, denn es hält uns in der scheinbaren Trennung fest. Und genau das ist es ja auch, was wir erleben, nicht wahr? Wenn ich die Annahme der Trennung aber aufgebe und davon ausgehe, dass wir die vollkommene Einheit nie verlassen haben, so wie es uns auch die Forschung zeigt, dann werden alle anderen zu Geschenken, zu Spiegeln, die mich mit meinen Schatten konfrontieren. Dann kann ich an meinen Ängsten und Defiziten arbeiten.«

»Was bedeutet, dass wir seit Jahrtausenden in Unwissenheit leben. Der Begriff der Einheit erscheint verrückt, das ist so weit entfernt von dem, was wir wahrnehmen. Ich verstehe die wissenschaftliche Herleitung, aber kann man wirklich Gewohnheiten ablegen, die seit so langer Zeit verankert sind?«

»Die Fragen, die wir jetzt beantworten müssen, sind: Bin ich bereit, die Dinge anders zu sehen? Möchte ich nicht mehr ich im Sinne eines Individuums sein? Statt durch den Filter der Liebe schaue ich durch das Prisma meiner Besonderheit, wie kann ich diese Wahrnehmung aufgeben? Ist das mein Wunsch? Wollen wir in der Angst leben, einschließlich aller damit einhergehenden Reaktionen, oder wollen wir wieder in Frieden leben?«

Ein besorgniserregender Gedanke durchzuckte mich.

»Sind wir dazu verdammt zu sterben, um diese neue Dimension zu erfahren?«

»Wenn du morgens aufwachst, stirbst du ja nicht, sondern wirst dir bewusst, dass dein Traum ein Teil von dir ist, du aber nicht dein Traum bist, nicht wahr? Dasselbe gilt für die Wahrnehmung: Wenn du erwachst, erkennst du, dass du im Einssein bist. Was du in der Trennung für Realität gehalten hast, war nur ein Albtraum. Du musst nicht sterben, um aufzuwachen, es reicht, dir des Einsseins bewusst zu werden und deine Sicht daran anzupassen.«

Matteo wandte sich mir zu und schlug dabei den Bogen zu Jasons Arbeit. »Wenn wir durch die Tür der Angst treten, dann ist es, als wären wir in der vollkommenen Einheit eingeschlafen und bewegten uns in einer Welt der Illusion. Wir erleben einen Traum, halten ihn aber für die Wirklichkeit.«

Ich sah erst Matteo an, dann Chikaro. Wie war das möglich?

»Wenn wir träumen, erscheint uns unser Traum wirklich, oder? Erst wenn wir aufwachen, erkennen wir, dass wir geträumt haben, nicht wahr? Realität auf der einen, Illusion auf der anderen Seite. Wir nehmen nur Erscheinungen wahr, denn das Ego hat einen Schleier vor unsere Augen gelegt. Es hält uns von der Realität fern. Wir sind ganz einfach eine verstreute Einheit mit der gleichen DNA. Jedes Ärgernis lehrt uns etwas darüber, woran wir arbeiten müssen. Das Ego reagiert auf Probleme, indem es gleich mal einen Schuldigen sucht. Es hat unrecht, aber wir folgen ihm. Deswegen bleibt der Schmerz bestehen. Er zeigt sich jedes Mal, wenn eine ähnliche Situation auftaucht. Allerdings führt der Weg ins Glück nie über den anderen, denn der Wunsch, ihn zu verändern, dient nur dazu, die Primärbedürfnisse des Ego zu befriedigen: Kontrolle und Dominanz. Wenn etwas nicht so ist, wie ›ich‹ will, bin ›ich‹ frustriert. Daraus schließt das Ego, das sich selbst für perfekt hält, dass das Problem nur von außen kommen kann.«

»Wenn jemand mich angreift oder verletzt, dann kommt das Problem ja doch von ihm.«

»Geh davon aus, dass der andere genauso perfekt ist wie du selbst. Wenn du unter etwas leidest, dann gibt es einen inneren Konflikt, und den musst du lösen, nicht wahr? Das ist so wie bei einer Panne auf der Autobahn, wenn du versuchst, Gründe dafür zu finden, die außerhalb des Fahrzeugs liegen. Du könntest das Wetter verantwortlich machen, den Straßenzustand, die Fahrweise deiner Frau oder deines Mannes, die Mitfahrenden, den Autovermieter oder wen auch immer, aber wenn du dich nicht um deinen Wagen kümmerst, wird er auch nicht wieder fahrtüchtig. Was ist das Ziel? Geht es darum, das Problem loszuwerden, indem wir uns für nicht zuständig erklären, oder wollen wir den Wagen wieder zum Laufen bringen? Wenn mich die Bemerkung eines anderen verletzt, kann ich diesen Stachel entfernen, indem ich den Schmerz mit anderen Augen sehe und mich auf das konzentriere, was mich mit meinem Gegenüber verbindet, auf unsere Ähnlichkeiten statt auf unsere Unterschiede. Dadurch, dass ich mir diese Ähnlichkeit bewusst mache, beende ich das Spiel zwischen Herrscher und Beherrschtem, zwischen überlegen und unterlegen. Wenn ich das, was ist, einfach nur betrachte, ohne zu urteilen, dann erkenne ich darin einen Spiegel, der mir zeigt, was ich in mir entwickeln möchte.«

»Es fällt mir schwer, nicht zu urteilen. Wenn ich jemanden kennenlerne, spüre ich gleich, ob es passt oder nicht. Ich weiß, dass es nicht lohnt, mit manchen Menschen meine Zeit zu vergeuden.«

»Das könnte man auch anders ausdrücken, nicht wahr? Manche Menschen zeigen mir meine ungelösten Probleme. Sie holen mich aus meiner Komfortzone, während andere mich neu zentrieren. Beim Kennenlernen gibt es drei Spontanreaktionen: Anziehung, Abneigung oder Gleichgültigkeit, wobei die ersten beiden meist deutlicher ausgeprägt sind. Wer uns unsympathisch ist, erinnert uns an etwas in uns, das zu erkennen mühsam ist. Angenommen, ich könnte Menschen nicht ertragen, die mich von oben herab behandeln und die immer alles wissen und kennen. Vielleicht liegt es daran, dass ich meinen Minderwertigkeitskomplex noch nicht bearbeitet habe, vielleicht fällt es mir auch schwer zuzugeben, dass ich mich in Gesprächen gern mit Leichtigkeit durchsetzen würde, so wie sie. Oder ich mag ungenierte Menschen nicht. Was ist so schlimm daran, mir einzugestehen, dass ich der Gefangene meiner Rigidität bin? Dass ich mir gern mehr Freiheiten erlauben würde, aber meine Erziehung es mir verbietet. Mit der Anziehung verhält es sich genauso. Was uns bei anderen anzieht, ist etwas, was in uns selbst schon angelegt ist und das wir wachsen lassen möchten, wofür wir aber noch keinen Weg gefunden haben. Das, was in mir ein Echo auslöst, ist ein Ausdruck dessen, was ich mir in meinem tiefsten Inneren wünsche. Menschen, denen wir Respekt entgegenbringen, dienen uns häufig als Vorbild. Wenn uns bewusst wird, dass das, was uns an ihnen anzieht, ein Teil unserer selbst ist, dann wissen wir auch, welche Richtung wir einschlagen müssen, um unsere Ziele zu erreichen.«

Chikaro schwieg, als wollte er uns Zeit geben, seine Worte zu verarbeiten. Matteo fasste zusammen: »Ich heiße den anderen als wunderbares Geschenk willkommen, denn er bietet mir einen Spiegel. Er zeigt mir mein eigenes Bewusstsein. Was wir für Unterschiede zwischen uns halten, sind in Wahrheit nur Ähnlichkeiten und Schattenbereiche. Meine Handlungen und meine Gedanken finden eine direkte Resonanz im anderen, der sie mir zurückwirft. Ich habe die Möglichkeit, mich so zu sehen, wie ich bin, ohne mich je wieder selbst zu belügen.«

»Für das Ego ist es unmöglich, diese Realität anzuerkennen«, unterstrich Chikaro, »doch ist dies unabdingbar für das Verständnis der Wahrheit.«

Der alte Mann schaute auf die Uhr und erhob sich. »Es ist spät, ihr müsst zurück.«

Inzwischen war es tiefe Nacht. Unsere Taschenlampen führten uns durch die Dunkelheit, Thi Bah war bereits vorausgegangen. Die beißende Kälte zwang uns, schneller zu laufen. Unser Atem kondensierte in zarten Wölkchen, die im Mondlicht glitzerten.

Hell leuchtete unsere Unterkunft in die Nacht. Alle schliefen außer Shanti, der auf uns gewartet hatte. Er war froh, dass wir da waren, und reichte Matteo und mir eine Schale mit Suppe. Ein Schauer überlief mich. Ich fragte nach Nishal. Der Biss habe ihm zu schaffen gemacht, obwohl die Wunde nicht tief sei. Auf dem Weg ins Dorf war ihnen ein Welpe entgegengekommen, Nishal wollte ihn streicheln, hatte aber die Mutterhündin übersehen, die daraufhin nach seiner Wade schnappte. Glücklicherweise fanden sie im Nachbardorf einen Arzt, der einen Impfstoff gegen Tollwut hatte.

Ich erzählte Shanti von Gu-Langs Reden, von meiner Wanderung mit ihrer Nichte, dem Adler und unserem Gespräch mit Chikaro. Darüber wollte er unbedingt Genaueres wissen. Ich senkte den Blick, ich war nicht stolz auf meine kindische Launenhaftigkeit. »Als ihr nicht zurückgekommen seid, bin ich gegangen, weil ich wütend war, vor allem auf dich, Matteo. Ich dachte, du hast eine charmante Begleitung gefunden, das Dorf hat ja einen entsprechenden Ruf.« Verstohlen sah ich zu ihm hin. Er hatte verblüfft die Augenbrauen hochgezogen, lächelte aber ein wenig und nahm meine Hand. Ich holte tief Luft. »Bevor du kamst, hat Chikaro mir einiges über Beziehungen erklärt. Wir verwechseln Liebe gern mit der Illusion des Ego, das den anderen zu seiner Bedürfnisbefriedigung benutzt. Das Ego bedient sich der Gefühle als Belohnung oder Bestrafung. Es ist ständig auf der Suche nach etwas, das ihm fehlt, und das idealisiert es dann bei der geliebten Person. Wenn wir wirkliche Liebe leben wollen, müssen wir unsere Defizite erkennen und uns von unseren Ängsten befreien.«

Die beiden Männer hörten aufmerksam zu. Ich machte eine kurze Pause, um meine Gedanken zu sammeln, und sagte dann meine Lektion auf: »Er hat mir drei Schlüssel gegeben, die uns helfen zu verstehen, wie wir das Leiden beenden können: Erstens sind wir nie Opfer der Welt, die wir sehen. Wenn wir uns unserer Ängste bewusst werden, erkennen wir, dass sie zu einer falschen Wahrnehmung führen, denn sie sind nichts als Illusion. Folglich sind wir Opfer unserer Wahrnehmung. Zweitens müssen wir damit aufhören, Vermutungen über Situationen anzustellen. Bis wir eine belastbare Erklärung dafür haben, sollten wir jede Hypothese vermeiden. Drittens sollen wir nichts, was geschieht, beurteilen. Wenn wir mit jeder Kritik aufhören und den anderen vollständig akzeptieren, kann die Verbindung zwischen uns Menschen von nichts zerstört werden, nicht wahr?«

Matteo lächelte, Shanti nickte. »Und dann bist du gekommen.« Ich nickte Matteo zu und überließ ihm das Wort.

»Ich habe ihm von unseren Forschungen erzählt, er war nicht überrascht, auch er ist sich der absoluten Einheit gewiss. Ausgehend von dem Grundsatz, dass nichts getrennt ist, weder die Wesen noch die Dinge, und dass wir alle ein einziges Ganzes bilden, hat er uns das Dilemma aufgezeigt, in dem wir leben. In der Illusion der Trennung können wir nicht glücklich sein, einfach weil es sie nicht gibt. Wenn wir als Lebewesen harmonisch zusammenleben wollen, müssen wir die Realität anerkennen und entsprechend handeln. Wenn wir davon ausgehen, dass wir eins mit dem Universum sind, dann müssen wir uns darauf konzentrieren, Übereinstimmungen zu suchen, nicht Unterschiede, denn sie sind eine Illusion, Erscheinungen, die vom Ego aufrechterhalten werden, das damit sein Überleben sichert. Wenn wir nach Übereinstimmungen suchen, finden wir unsere Essenz. Der Schmerz, den wir im Kontakt mit anderen verspüren, entspricht unseren ungelösten Problemen. Der andere ist unser Spiegelbild. Er ist ein Geschenk des Lebens, das uns Gelegenheit bietet, unsere Schattenbereiche zu durchdringen.«

Shanti nickte. Er hatte die Hände im Nacken verschränkt und kippelte auf seinem Stuhl. Nur das Knistern des Holzofens durchbrach die Stille, in der wir unseren Gedanken nachhingen, bis Shanti murmelte: »Das ist es, natürlich … Der andere ist unser Spiegel!«

Ich schaute Matteo an und sah mein Spiegelbild in seinen Augen.

SCHATTENSEITE

Wenn du einen Würdigen siehst,
dann trachte ihm nachzueifern.
Wenn du einen Unwürdigen siehst,
dann prüfe dich in deinem Inneren.
Konfuzius

Ich erwachte so, wie ich eingeschlafen war: in Matteos Arme gekuschelt, mein Herz schlug an seiner Brust.

Nishals lautes Schnarchen war in unregelmäßigen Abständen von einem komischen Grunzen unterbrochen worden, bis wir vor lauter Lachen schließlich eingeschlummert waren. Thim hatte neben Nishal den Kopf unterm Kissen vergraben. Shanti hatte über unsere Ruhe gewacht und Nishal von Zeit zu Zeit angestoßen, um ihn zum Schweigen zu bringen.

Matteo wirkte nachdenklich. Ich beobachtete ihn.

»Woran denkst du?«, flüsterte ich. Er tauchte aus seinen Gedanken auf und lächelte mich an. »Ich habe darauf gewartet, dass du aufwachst.« Ich küsste ihn in den Nacken, dann richtete ich mich auf und suchte nach unseren Reisebegleitern. Keiner da. Ich horchte nach unten und erkannte die Stimmen unserer Gastgeber und die von Thim und Nishal.

Matteo rieb seinen Arm, der unter dem Gewicht meines Schädels eingeschlafen war, und bewegte die Finger, um die Durchblutung anzuregen.

»Hast du gut geschlafen?«

»Ich glaube schon«, antwortete ich und rubbelte seinen Arm.

Dann warf ich mich auf ihn, um ihn zu küssen. Er ließ es geschehen, aber ich spürte, dass er in Gedanken anderswo war. Ich sagte es ihm. Er wich aus. »Wir müssen uns fertig machen, der Weg ins Tal ist lang.«

Er trug unser Gepäck zur Tür. Die Sonne war aufgegangen. Thim und Nishal beendeten ihr Frühstück, während Gu-Lang für uns den Tisch deckte. Ich fragte nach Nishals Bein. Er zeigte mir die Bisswunde, die mir gar nicht so oberflächlich vorkam. Aber die Nacht war offenbar heilsam gewesen, und ich war beruhigt.

Shanti, der früh aufgestanden war, klopfte zweimal an die Tür und trat ein, ohne eine Antwort abzuwarten. Er strahlte wie jeden Morgen, wärmte sich aber erst einmal am Feuer auf, weil er völlig durchgefroren war. Er hatte ausprobiert, ob die Abkürzung gangbar war. Am Modi Khola entlang kämen wir schneller nach Gandrung. Alles hing von Nishals Zustand ab.

Unter Thims wachsamen Blicken erneuerte Matteo den Verband. »Wir können sein Gepäck unter uns aufteilen. Ich kann meinen Rucksack selbst tragen«, sagte ich.

»Wir haben ihm die Last schon erleichtert«, erwiderte Shanti. »Thim kann problemlos etwas übernehmen.«

»Ich kann auch ein paar Kilo tragen«, beharrte ich.

Ohne eine Antwort abzuwarten, zog ich Thim nach draußen, um das Gepäck umzusortieren. Ich griff nach meinem Rucksack, der auf Nishals Bündel geschnürt war. Shanti war uns gefolgt und versuchte mich davon abzubringen, doch meine Entschlossenheit entmutigte ihn. Nachdem Thim die übrigen Sachen wieder sorgfältig verschnürt hatte, half er mir, den Rucksack zu schultern. Wir waren bereit. Nishal humpelte aus dem Haus und suchte sein Gepäck, das er auf Shantis Rücken erblickte. Schnell wollte er es sich zurückholen, doch Shanti wehrte ab. »Wenn du meinen Sack nimmst, dann musst du auch die der anderen nehmen, denn auch sie tragen einen Teil deiner Last.«

Nishal sah uns nacheinander an. Wenigstens ich sollte ihm meinen Rucksack geben. Ich weigerte mich standhaft, hielt ihm aber meine Wanderstöcke hin und bat ihn, sie mir abzunehmen. Eine Träne lief über seine Wange. Ich schloss Gu-Lang und ihre Nichte fest in die Arme. Sie verabschiedeten sich und wünschten uns eine gute Reise.

Den ganzen Vormittag stiegen wir über eine Reihe von Treppen an den terrassenförmigen Feldern entlang bergab. Dank kurzer Pausen konnte ich mich langsam an die Last auf meinem Rücken gewöhnen. Matteo versuchte mehrmals erfolglos, mir meinen Rucksack abzunehmen, um es mir leichter zu machen. Nishal litt schweigend. Des Öfteren sah ich, wie er trotz der Schmerzmittel, die Matteo ihm alle zwei Stunden gab, das Gesicht verzog.

In einem kleinen Lokal, das aus vier Holzplanken zusammengezimmert und am Flussufer vertäut war, aßen wir zu Mittag. Zwei Bauern boten für ein paar Rupien Gemüsesuppe mit Reis und Linsen an. Jeder von uns fand einen Stein am Ufer, wo er sitzen und seine Mahlzeit verzehren konnte.

Weiterzugehen fiel uns allen schwer. Nachdem wir den Modi Khola auf einer langen Holzbrücke überquert hatten, führte der Weg steil nach Gandrung hinauf, eines der ältesten Dörfer in dieser Gegend. Dort lebte das Volk der Gurung in schönen, traditionellen Steinhäusern.

Nishal hatte Schweißausbrüche, und Shanti schlug vor, eine Herberge am Dorfeingang aufzusuchen. Ich bestellte kalte Getränke für alle. Matteo legte Nishals Bein auf einen Stuhl und nahm ihm den Verband ab. Die Wunde war rot und durch die Reibung infiziert. Er reinigte sie sorgfältig und behandelte sie mit einem entzündungshemmenden Mittel.

Während er seine Arzttasche wieder zusammenpackte, sagte Matteo zu Shanti: »Wir sollten für heute hierbleiben. Ich möchte nicht, dass die Infektion schlimmer wird.« Shanti nickte. »Wir brechen im Morgengrauen auf, dann kommen wir am frühen Abend in Pokhara an. Der Tag wird lang, aber das sollten wir schaffen.«

Thim und Shanti brachten Nishal in ein Zimmer. Thim blieb bei seinem Onkel. Obwohl Matteo ihn beruhigte, machte er sich Sorgen. Da es erst vier Uhr nachmittags war, beschlossen wir, nach einer belebenden Dusche das Dorf zu besichtigen.

Ein gepflasterter Weg führte zum Dorfkern. Die Gurung, erklärte Shanti, seien eine der bedeutendsten Volksgruppen in der Gebirgsregion Nepals. Aus ihr wurden traditionell die Gurkhas rekrutiert, die als Elitesoldaten in den Armeen Großbritanniens und Indiens dienten. Heute seien sie auch bei der Polizei in Singapur zu finden und weltweit an Missionen der Vereinten Nationen beteiligt.

Matteos Nähe machte mich nervös. Jedes Mal, wenn er meine Hand berührte, schlug mein Herz schneller. Alles an ihm war hinreißend, ich fand ihn sensibel und intelligent … Ganz offensichtlich war ich verliebt!

Wir aßen früh zu Abend. Matteo ging zu Nishal und verarztete ihn ein letztes Mal an diesem Tag, dann kam er zu uns in den Garten. Shanti und ich süffelten einen Hirseschnaps und genossen den Sternenhimmel. Nachdem wir in den Bergen minus dreißig Grad ausgehalten hatten, empfanden wir die paar Grad über null hier geradezu sommerlich.

Es war unsere vorletzte gemeinsame Nacht, einmal noch würden wir in Pokhara übernachten, bevor Matteo am darauffolgenden Tag nach Kathmandu abreisen und am selben Abend von dort nach Europa zurückkehren würde. Vier Stunden später würde Shanti mit mir zu Maya fliegen. Die Trennung von meinem Italiener würde bestimmt hart. Doch ich befolgte Shantis Lehren und untersagte mir jeden Gedanken daran, weil ich mir die letzten Stunden mit Matteo und dem Rest meiner kleinen Sippe nicht verderben wollte.

Ich kehrte in den gegenwärtigen Moment zurück. Shanti wünschte uns eine gute Nacht. Matteos Blick durchbohrte mich. »Wo bist du?«, presste ich mühsam hervor. Er stürzte seinen Schnaps in einem Zug hinunter, nahm mich an der Hand und zog mich ohne ein Wort in sein Zimmer. Ich folgte ihm wie hypnotisiert und brennend vor Leidenschaft, als wäre ich ein Teenager, der von seinem ersten Mal träumt.

Er schloss die Tür hinter mir und küsste mich. Dann legte er seinen Schlafsack auf die Matratze und ließ mich sanft daraufgleiten. Langsam entkleidete er mich, während mein hungriger Körper um die Liebkosungen seiner Hände und Lippen flehte. Trotz der Kälte glühten meine Zellen und mein Herz klopfte zum Zerspringen. Ich riss ihm die Kleider vom Leib und erschauerte, als unsere nackten Körper sich berührten. Während seine Lippen meine Brüste liebkosten, wurde meine Leidenschaft so übermächtig, dass ich mich vollkommen hingab. Jede seiner Bewegungen erregte mich. Wie berauscht hob ich ihm mein Becken entgegen und flehte ihn an, in mich einzudringen. Meine Hände zogen ihn an mich, meine Nägel bohrten sich fordernd in seine Rückenmuskeln. Mein glühender Körper schwitzte vor Liebe. Ich spürte sein Begehren zwischen meinen Beinen. Er bezähmte noch kurz seine Glut, dann drang er sanft in mich ein. Von neuer Energie geflutet, verschmolzen wir miteinander und kamen gleichzeitig zum Höhepunkt. Körper, Zellen und Herzen waren eins. Ich hatte jegliche Kontrolle verloren und versank in einem romantischen Rausch.

*

Ineinander verschlungen und energiegeladen erwachten wir nach einer kurzen Nacht. Ich fühlte mich wie verwandelt und ein bisschen wie im Fieber, nachdem ich so schnell so viel losgelassen hatte. Womöglich verschafften mir die Regeln meines Lehrers Zugang zu unbekannten Dimensionen? Ich wusste es nicht, aber alles war im Fluss.

Matteo befreite seinen Arm und lächelte mich an. Mit den Fingerspitzen zog er den Vorhang zur Seite. Noch war die Sonne nicht aufgegangen, doch es würde nicht mehr lange dauern. Ich setzte mich auf und lehnte mich im Schneidersitz an seinen nackten Körper. Den Blick in die Ferne gerichtet, erwartete ich den Tagesanbruch wie den Beginn eines neuen Lebens. Die ersten Strahlen durchdrangen die Annapurna. Ich legte seine Arme um mich, und unsere ineinander verschlungenen Finger besiegelten die tiefe Verbundenheit zwischen uns. In unserem Schweigen stand die Zeit still.

Shanti rief, dass wir in einer halben Stunde losmüssten, und riss uns so aus unserer Eintracht. Ich wagte mich unter die Dusche, war aber nach einer Minute wieder draußen, da es nur kaltes Wasser gab. Matteo tat es mir gleich. Warm angezogen, nahmen wir einander in die Arme und wärmten uns gegenseitig. Draußen erwartete uns lächelnd der Rest der Truppe. Ihre herzliche Begrüßung erstickte jedes Schamgefühl.

Nishal ging es wieder besser. Matteo wechselte nach dem Frühstück noch einmal seinen Verband und versorgte ihn mit starken Medikamenten für den langen Tag. Dann brachen wir auf und folgten dem Weg nach Birethanti.

Nishal hatte darauf bestanden, meinen Rucksack wieder zu übernehmen. Thim trabte hinter ihm her. Nach stundenlangem Bangen um seinen Onkel, der seine ganze Familie war, hatte er seine Lebensfreude wiedergefunden. Ich ging hinter Matteo, Shanti am Schluss.

Sobald wir unter tausend Meter waren, beschleunigten wir den Schritt. Bis zum frühen Nachmittag ging es bei angenehmen Temperaturen mühelos bergab. Zum Essen kehrten wir in einer Lodge ein.

Gerade als wir wieder loswollten, stürzte der Wassertank vom Dach. Die wacklige Konstruktion hatte nachgegeben und einen Teil der Dachziegel mitgerissen, aber glücklicherweise war niemand verletzt. Shanti, Matteo, Thim und Nishal eilten dem Eigentümer und dessen Sohn zu Hilfe, um den Tank wieder aufzustellen. In diesem Moment stürzte eine etwa fünfzigjährige Europäerin schreiend aus einem Zimmer im Erdgeschoss, gefolgt von ihrem Mann, der vergeblich versuchte, sie zu beruhigen. Er verdrehte die Augen, schob sie in meine Richtung und lief den anderen Männern hinterher, während seine Frau sich an mich klammerte wie an einen Rettungsring.

»Tut Ihnen irgendwas weh?«, fragte ich erschrocken.

»Nein, aber ich will mir gar nicht ausmalen, was alles hätte passieren können«, schluchzte sie.

»Regen Sie sich nicht so auf, es ist ja nur ein Materialschaden!«

»Sie verstehen das nicht, so was passiert immer nur mir!«

Mit den Fingerspitzen tupfte sie ihre Tränen ab, um ihre Wimperntusche nicht zu verwischen. Dann erneuerte sie ihr Make-up, nahm ein Taschentuch heraus und fing wieder an zu schluchzen.

»Gleich ist es nur noch eine schlechte Erinnerung«, versuchte ich es nicht sehr überzeugt.

»Ich hätte niemals herkommen dürfen. Aber mein Mann war so hartnäckig, dass ich wie immer nachgegeben habe! Dabei war es von Anfang an die Hölle. Und das ist jetzt erst unser zweiter Tag. Ich werde das nicht überleben, das weiß ich! Immer habe ich gemacht, was er wollte. Seit dreißig Jahren ertrage ich ihn schon, und nie hört er, was mir vielleicht Freude machen könnte. Ich hatte einfach nie Glück im Leben, schon als Kind hat mich mein Vater …«

Sie sprach immer schneller, ich hangelte mich von Wort zu Wort, um ihrem Englisch zu folgen, doch die Tränen verschluckten ihre kaum hörbare Stimme. Als sie zur nächsten endlosen Tirade anhob, schaltete ich ab und beobachtete erschüttert, wie sie ihr ganzes Leid über mir auskippte. Schließlich beendete sie ihren Monolog mit den Worten: »Sie verstehen mich, das weiß ich, Sie sind wie ich!«

Dabei verstand ich überhaupt nichts und fühlte mich von ihr bedrängt. Gern hätte ich ihr gesagt, wie lächerlich das Ganze war. Ich versuchte ruhig zu bleiben und dachte an Shantis Worte: »Willst du mit anderen in Verbindung bleiben oder recht behalten?« Ich gab den Versuch auf, sie von der Belanglosigkeit des Zwischenfalls zu überzeugen. Sie brauchte jemanden, um sich zu beklagen, und in mir hatte sie die gute Seele gefunden, die ihr zuhörte.

Ich wandte meine Aufmerksamkeit den Männern zu, die mit der Reparatur der Schäden beschäftigt waren. Der Anblick beruhigte mich und ließ mich kurz das Klageweib vergessen, das mich leider schnell wieder an sein trauriges Dasein erinnerte. »Was hat mich bloß geritten, ihm zu folgen? Was für ein Wahnsinn, sich hier begraben zu lassen! Aber egal, ich bin ja da oder dort zu nichts gut!« Damit erhob sie sich, grüßte und ging zurück in ihr Zimmer. Innerhalb von fünf Minuten war es dieser Frau gelungen, mich in eine kolossale Unzufriedenheit zu stürzen. Ich hatte sie reden lassen, ohne sie zu unterbrechen, aber ihre negative Ausstrahlung und ihre Opferhaltung waren unerträglich.

Als Shanti sich zu mir setzte, erzählte ich ihm von dem Gespräch und dessen Auswirkungen.

»Dadurch, dass du nicht versucht hast, recht zu behalten, konntest du bei dir bleiben. Du kannst stolz sein, dass du dir dessen bewusst geworden bist.«

»Aber jetzt bin ich bedrückt, obwohl alles gut war, bis sie angefangen hat, auf mich einzureden.«

»Wenn du dich unwohl fühlst, dann hat ihr Verhalten etwas in dir berührt. Ich habe über euer Treffen mit Chikaro nachgedacht. Er hat recht mit seiner Theorie. Der andere ist unser Spiegel. Wir müssen danach suchen, wo unsere Gemeinsamkeiten liegen, nicht unsere Unterschiede.«

»Das sehe ich anders. Diese Frau hat hemmungslos herumgejammert. Ich glaube nicht, dass ich so bin wie sie. Hast du mich jemals klagen gehört? Für mich ist es eine Frage der Ehre, so etwas nie zu tun.«

»Und warum beklagst du dich nie?«

»Weil es sinnlos ist!«

»Manche Menschen saugen auf diese Weise Energie. Du solltest nur verstehen, warum dieses Verhalten dich so aufregt.«

»Ich weiß es nicht, ich hasse Jammerlappen.«

»Es könnte ein verleugneter Teil von dir sein. ›Der andere ist unser Spiegel‹ bedeutet nicht, dass wir ihm in allen Punkten gleich sind, sondern dass das, was uns an ihm ärgert, eine Schattenzone in uns ist, die wir uns scheuen anzugehen. Wir übersehen sie lieber, weil sie Leid verheißt. Sobald wir damit konfrontiert sind, besteht die Gefahr, dass der Schmerz wieder hochkommt. Hast du vielleicht in jungen Jahren so etwas erdulden müssen?«

»Keine Ahnung.«

»Vielleicht war Klagen in deiner Familie verpönt. Oder eine dir nahestehende Person brauchte es zum Leben und hat damit ihre Unzufriedenheit gerechtfertigt?«

Ich dachte kurz nach.

»Nachdem mein Vater weg war, hatte meine Mutter zehn Jahre lang Depressionen, aber sie hatte gute Gründe, er hat sie ohne ein Wort wegen einer Jüngeren verlassen.«

»Hat sie sich bei dir darüber beklagt?«

»Ja, sie war traurig, das ist ja normal nach so einem Schock!«

»Ich verurteile sie nicht, Maëlle, aber du solltest bedenken, dass du dich damals vielleicht verpflichtet gefühlt hast, ihr zuzuhören und sie zu unterstützen. Wenn dir nun eine ähnliche Situation begegnet, macht sich dieses Pflichtgefühl wieder breit, und du fühlst dich unwohl. Der andere spiegelt uns unsere eigenen Verhaltensweisen und Störungen, dadurch können wir erkennen, was wir zu unterdrücken oder zu verleugnen suchen.«

»Das ist erschreckend!«

»Nein, ganz im Gegenteil, je mehr dir deine Wunden bewusst werden, umso besser kann dein Potenzial sich entfalten. Chikaro hat recht: Der andere ist ein unglaubliches Geschenk, durch ihn können wir erkennen, was wir nicht sehen wollen.«

Es fiel mir ein wenig schwer, es zuzugeben, aber was Shanti sagte, hörte sich richtig an. Vergebens wehrte sich mein Stolz dagegen. Diese Frau hatte mich in meine Jugend zurückversetzt, eine schmerzhafte Zeit, die ich lieber vergessen wollte. Ob es uns mit allen Menschen so erging?

»Wir haben unsere ganze Kindheit, unsere Jugend und unser Erwachsenenleben damit verbracht, ein Idealbild von uns aufzubauen und die dunklen Seiten unserer Persönlichkeit zu unterdrücken. Wenn uns eine Eigenschaft an uns nicht gefällt, verstecken wir sie. So verbannen wir ganze Bereiche dessen, was wir sind, weil wir zutiefst davon überzeugt sind, dass wir nur geliebt werden, wenn wir uns tadellos verhalten. Sobald jemand uns auf einen Fehler hinweist, beschuldigen wir ihn, um nicht entlarvt zu werden. Und von unserem Gegenüber erwarten wir ein ebenso mustergültiges Verhalten. Andernfalls weisen wir ihn durch Urteile, Kritik oder Ablehnung darauf hin. Wir wenden einen Großteil unserer Energie dafür auf, unsere Schwächen zu verstecken. Der Druck, dem wir uns aussetzen, um ein möglichst gutes Bild abzugeben, hindert uns daran, glücklich zu sein. Ständig sind wir auf der Suche nach Anerkennung, der einzigen Sauerstoffquelle, die wir gefunden haben. Dabei werden wir immer intoleranter und kritischer und haben ein immer stärkeres Bedürfnis, anders zu sein. In unserer Empfindlichkeit fühlen wir uns schnell angegriffen, wenn einer etwas sagt oder Dankbarkeit vermissen lässt. Sobald das Verhalten des anderen in Resonanz zu etwas tritt, das wir verdrängen, wird es unangenehm für uns. Dann sehen wir in ihm lieber einen Feind als eine Ähnlichkeit mit einem ungelösten Problem.«

»Das verstehe ich, aber ich weiß ja nicht, was ich alles in mir verbuddelt habe.«

»Möchtest du aus tiefstem Herzen dorthin gelangen?«

»Ja, natürlich.«

»Wie Matteo schon sagte, der Wunsch nach Veränderung ist der erste Schritt zur Transformation.«

»Und du? Wie gelingt es dir, an deinen schmerzhaften Stellen zu arbeiten?«

»Ich versuche ausfindig zu machen, was genau mein Unbehagen hervorruft. Ich erkenne jeden Tag mehr, was mich stört oder kränkt. Welche Bemerkung, welches Verhalten hat mich verletzt? Was kann ich dem anderen nicht sagen? Alles, was ich mir nur schwer eingestehen kann, schreibe ich auf.«

Shanti nahm ein kleines Heft aus seiner Tasche, schlug es auf und zeigte auf eine Spalte. »Hier notiere ich meine Erfolge.« Er blätterte die Seite um. »Was mir noch schwerfällt, schreibe ich hierhin.« Am Ende drehte er das Heft um.

»Und was unmöglich ist, steht hier. Nach und nach werden meine Probleme deutlicher, und ich kann ihnen Aufmerksamkeit schenken und daran arbeiten.«

»Was für eine Aufgabe!«

»Es ist auch nicht schwieriger, als nach Unterschieden zu suchen, die uns trennen, und weit weniger schädlich, als über jemanden zu lästern. Am schwierigsten ist es, automatische Gewohnheiten abzulegen und über unsere Gemeinsamkeiten nachzudenken. Dabei müssen wir uns nur bei jeder Begegnung die richtigen Fragen stellen, zum Beispiel: Was mag ich an ihr, was berührt mich? Was könnte sie mir zeigen? Hat sie vielleicht eine Antwort für mich? Habe ich das Gefühl, dass wir auf derselben Wellenlänge sind? Was kann ich nur schwer an ihr akzeptieren? Habe ich bei anderen schon mal so reagiert?«

»Du hast recht, ich werde es versuchen!«

»Denk daran, deinen Wunsch klar zu formulieren!«

»Von nun an achte ich auf die unangenehmen Gefühle, die der andere bei mir auslöst, und schaue bei mir selbst nach dem, was ich bis dahin nicht sehen wollte. Ich akzeptiere mich vollkommen so, wie ich bin!«

»Gratuliere, Maëlle. Dem habe ich nichts hinzuzufügen!«

Ich fühlte, wie meine Beklemmung leichter wurde und verflog. Chikaro hatte recht, diese Frau war ein Geschenk, sie hatte Licht auf einen Kindheitsschmerz geworfen. Außerdem hatte sie mir die Gelegenheit verschafft, seine Theorie praktisch umzusetzen. Ich lächelte über diesen Zufall.

Sobald die Anlage repariert war, machten wir uns auf den Weg nach Pokhara. Ich kostete die letzten Minuten unserer Reise aus. Hand in Hand betraten Matteo und ich das Dorf über dem Flugplatz. Mein Herz zog sich zusammen bei dem Gedanken, dass ein Flugzeug mich am nächsten Morgen von ihm trennen würde, und ich klammerte mich an den Arm, den er mir um die Schultern gelegt hatte.

Shanti führte uns zur letzten Lodge auf unserem Treck. Sie war kaum komfortabler als die vorigen, aber ich war glücklich, die letzte Nacht im Himalaja mit dem Mann zu verbringen, der mein Herz so viel lauter und schneller schlagen ließ.

Nishal, Thim und Shanti verbrachten den Abend mit Freunden. Sie luden uns dazu ein, aber wir wollten lieber allein sein. Nach einem Abschiedsaperitif bedankte sich Matteo bei Shanti, der früh am nächsten Morgen zu einem Verwandten im Nachbardorf aufbrechen würde. Matteos Flug ging vormittags, er wusste, dass sie sich nicht so bald wiedersehen würden. Sie umarmten einander lange und wechselten einen intensiven Blick, dann drückte ihn Shanti noch einmal und wünschte ihm großes Glück.

Danach zogen wir uns zurück, Matteo und ich.

VERRAT

Erfahrung ist nicht das, was einem zustößt.
Erfahrung ist das, was man aus dem macht,
was einem zustößt.
Aldous Huxley

Als ich erwachte, lag ich mit der Wange auf Matteos Brust; ich betrachtete sein Profil und lauschte seinem Herzschlag. Mein Atem verschmolz mit seinem, während seine Brust sich im Takt der Lunge hob und senkte.

Bis zu seinem Abflug nach Kathmandu blieben uns noch zwei Stunden. Ich wusste, dass mir die kurze Trennung ewig vorkommen würde. Manche Sekunden enden nie! Das nächste Mal wollten wir uns in Europa wiedersehen. Ich klammerte mich an die Zukunft, die vor mir lag.

Ich kostete diesen gestohlenen Augenblick aus, erfüllt von unseren Versprechen, und berauschte mich an der Erinnerung unserer nächtlichen Verschmelzung, bis er lächelte und unsere Blicke sich trafen.

Er küsste mich, und unsere Körper wurden eins. Als ich mich hingab, entdeckte ich völlig neue Empfindungen. Oder waren es andere Universen? Unsere Herzen hatten sich auf denselben Takt eingestimmt. Ein Strudel der Gefühle riss mich fort, und eine Welle des Glücks brach über mich herein. Matteo strich mir über die Haare, küsste mich noch einmal und versuchte sich dann aus meiner Umarmung zu befreien, um sich anzuziehen. Ich wollte ihn zurückhalten, sah ihm dann aber zu, wie er sich von unserem Nest losriss, nur um gleich wieder für einen Kuss zurückzukehren. Sein nackter Körper kämpfte gegen die morgendliche Kälte. Ich kuschelte mich in die von unserer Hitze noch warmen Decken. Er zog Hose und T-Shirt an und ging Richtung Dusche. Ich schwebte, meine Gedanken trugen mich davon.

Plötzlich vibrierte Matteos Telefon. Ich griff automatisch danach und entzifferte eine italienische SMS: *Du hast mir so gefehlt, ich freu mich auf dich. Komm ganz schnell nach Hause. In Liebe Laura,* darunter eine Reihe roter Herzchen. Mir blieb das Herz stehen. Wer war diese Frau? Zitternd starrte ich auf das Handy. Unvorstellbar! Gleich dahinter poppte eine Nachricht von meiner Freundin Romane auf. Mit wachsender Verblüffung las ich ihre Korrespondenz der letzten Tage.

13. November
(Matteo) Unsere erste Begegnung war nicht sehr erfolgreich.
(Romane) Pass auf, sie ist schlau, bleib ein bisschen auf Distanz.
(Matteo) Ich reise morgen früh ab und treffe sie dann oben wieder.
(Romane) Sie hat doch nichts bemerkt?
(Matteo) Ich glaube nicht.
(Romane) Wie geht es ihr? Hält sie durch?
(Matteo) Sie ist stark, sie wird es schaffen.
(Romane) Achte darauf, dass sie das Päckchen bekommt, Jason soll es ihr eigenhändig überreichen.
(Matteo) Keine Sorge, ich werde da sein, ich halte dich auf dem Laufenden!

16. November
(Matteo) Jason hat ihr das Päckchen gegeben, tutto va bene!
(Romane) Perfekt. Ich fahre ein paar Tage weg, hab schlechten Empfang.
(Matteo) Keine Sorge, ich kümmere mich um alles.

Ich hatte genug gelesen und sprang aus dem Bett. Hastig zog ich mich an, rannte mit dem Handy in der Hand zum Bad und donnerte es gegen die Duschwand. »Wie konntet ihr mir das antun?«, schrie ich in meinem Schmerz. Matteo hatte sich gerade eingeseift und starrte mir in die Augen, die vor Tränen schwammen, dann auf das kaputte Handy zu seinen Füßen. »Wie konntest du nur?«, wiederholte ich. Er griff nach meinem Arm.

»Ich kann es dir erklären.«

»Da gibt es nichts zu erklären, ich habe verstanden!«

»Nein, Maëlle, es ist nicht, was du glaubst.«

»Es ist nicht, was du glaubst.« Diesen Satz hatte ich schon einmal gehört, vor ein paar Jahren, als ich meinen Ex mit einer Kollegin im Bett erwischte. Wie eine Idiotin hatte ich mir seine Argumente angehört, nur um drei Monate später wieder reinzufallen!

Aber nicht mit mir! Ich riss mich los und rannte hinaus, weil ich eine weitere Lüge nicht mehr ertragen hätte. Vor Wut schreiend, kletterte ich in meiner Qual über die steilsten Wege, bis ich nach einer Stunde Raserei erschöpft zu Boden sank, stechende Schmerzen in der Brust. Wie hatte ich nur so naiv sein können?

*

Alle möglichen Bilder gingen mir durch den Kopf, während die Sonne langsam höher stieg. Matteos Flugzeug zerriss die Stille. Am Boden zerstört, sah ich zu, wie die zweimotorige Maschine abhob und meine Träume mit sich nahm. Mein Herz ergoss sich in ein Tränenmeer. Jetzt war ich allein und verlassen, ein verletztes Kind, schluchzend und stöhnend, das hilflos versuchte, das Geschehene zu begreifen.

Was war in diesem Paket? In was für eine Falle war ich da getappt? Selbstverständlich dachte ich an illegale Substanzen, konnte mir aber kaum vorstellen, dass Romane mich für so etwas benutzen würde. Oder sollte Matteo die Drogen an sich nehmen? Nein, das passte nicht, ich hatte ja das Paket. Oder?

Wie blöd, dass ich alles im Zimmer stehen und liegen gelassen hatte! Ein Schreck durchfuhr mich. Die Fragen überschlugen sich in meinem Kopf, während meine Füße wie der Wind zur Lodge hinunterflogen. Fast hätte ich Thim übersehen, der an der Brücke auf mich wartete. »Hör zu, Maëlle! Matteo hat mich gebeten, dir diesen Brief zu geben, es ist wichtig!« Ich verlangsamte meinen Schritt, riss ihm das Blatt aus den Händen und hielt kurz inne. Nein, ausgeschlossen, mich noch einmal anführen zu lassen, mir reichte es! Zornig zerriss ich das Papier und ließ die Fetzen in den Gebirgsbach segeln. »Er ist ein Lügner, verstehst du? Ich will nichts mehr mit ihm zu tun haben!«

Thim verzog sein gutmütiges Gesicht und blickte mit offenem Mund den Schnipseln nach, die im Wasser davontrieben. Ich rannte aufs Zimmer und kippte den Inhalt meines Rucksacks aufs Bett. Alles da. Auch das Paket. Ich zerbiss die Schnur, riss mit den Zähnen das Packpapier auf und fand … ein nagelneues orangefarbenes Heft. Auf der Bettkante hockend, blätterte ich durch die Seiten: Sie waren leer. Ich verstand gar nichts mehr. Verwirrt streckte ich mich auf dem Bett aus. Tausend Hypothesen schossen mir durch den Kopf, keine davon war tröstlich. Ich erstickte fast an meinem Zorn und ging hinaus.

Von seinem Familienbesuch zurück, kam Shanti auf mich zu. »Ich will allein sein«, warf ich ihm an den Kopf. Ungerührt setzte er sich neben mich. Ich wiederholte, dieses Mal lauter: »Ich möchte allein sein, kannst du das nicht verstehen?«

»Was ist los? Hat Matteos Abreise dir so zugesetzt?«

»Ich möchte nicht darüber sprechen.«

»Sehr gut. Ich glaube nicht, dass du allein sein möchtest, aber ich glaube, dass du nicht anders kannst, das ist ein Unterschied.«

»Shanti, bitte, hör auf mit deinen Predigten. Lass mich in Ruhe!«

»Dein Zorn zeigt, dass du gefangen bist.«

»Ich bin nicht zornig!«, knurrte ich.

»Ach so?«

»Ich hasse es, wenn man mich zu irgendetwas zwingt. Ich möchte allein sein, und du tust, als würdest du das nicht verstehen.«

»Also ist es meine Schuld?«

Auf frischer Tat mit meinem Ego ertappt, musste ich ungewollt lächeln. Trotz allem, was er mich gelehrt hatte, waren die unbewussten Reaktionen schnell bei der Hand. »Maëlle, ich weiß, dass das Kind in dir Trost braucht. Es findet Entschuldigungen, um weiter Opfer sein zu können. Aber kann ich mit der Erwachsenen sprechen?« Ich senkte den Blick. »Ja, ich bin wütend, aber ich habe meine Gründe, ich bin gerade durch die Hölle gegangen! Meine Freundin hat mich verraten. Ich verstehe nicht, warum sie versucht hat, mich zum Narren zu halten.« Ich erzählte ihm von der morgendlichen Szene, Matteos Handy, der Nachricht von Laura, dem Schriftwechsel mit Romane. Er hörte schweigend zu. Dann überkam mich ein schrecklicher Gedanke.

»Und du? Du wusstest es natürlich!«

»Nein, ich wusste nichts!«

Shanti wirkte aufrichtig. Er sprach kurz mit Thim und Nishal, dann kam er zurück. Er hatte nichts weiter erfahren. Matteo hatte Thim nur den Brief gegeben und ihm das Versprechen abgenommen, ihn mir auszuhändigen.

»Ganz gleich, welche Gründe es dafür gibt, du hast die Wahl, dich aus diesem Zustand zu befreien oder darin zu verharren. Du allein entscheidest, wie lange du unglücklich sein willst.«

»Ich kann nicht, ich wurde betrogen. Mir tut alles weh, mein ganzer Körper rebelliert unter einer Last, die ich nicht schultern kann. Ich leide so sehr, dass ich schreien könnte!«

»Die Schmerzen, die du beschreibst, werden von deinem Zorn und deinen Überzeugungen genährt. Wenn du diese negative Energie loslässt, kommst du wieder zur Ruhe. Es sei denn, du möchtest weiter darin verharren.«

»Natürlich nicht! Aber ich fühle mich gefangen. Ich reiße mich zusammen, um die beiden nicht zu verfluchen. Aber was anderes fällt mir nicht ein, ich kann meine Gedanken gerade genauso wenig kontrollieren wie meine Gefühle.«

»Atme tief ein und geh ein wenig auf Abstand. Du hast keinerlei Gewissheiten über das, was geschehen ist. Warte, bis deine Freundin und Matteo es dir erklären. Wenn du alle Informationen hast, kannst du eine Entscheidung treffen. Was Matteo angeht, wirst du dich gedulden müssen, weil er kein Handy mehr hat und von seinem Brief an dich nichts mehr übrig ist.«

Ich nickte schmollend. Shanti fragte mich, ob ich versucht hätte, Romane zu erreichen. Schnell holte ich mein Handy aus dem Zimmer. Der Akku war schwach, aber immerhin hatte ich Empfang. Doch es war nur ihr Anrufbeantworter dran. Wortlos legte ich auf. Shanti drängte mich, eine Erklärung zu verlangen. Ihre Stimme auf dem Anrufbeantworter zu hören, war für mich unerträglich. Ich seufzte. Nach dem Piep schrie ich: »Du hast mich prima verarscht! Ich weiß von deinen Machenschaften mit Matteo. Hör auf, dich hinter deinem AB zu verstecken. Steh wenigstens zu dem, was du tust. Ruf mich zurück!« Wütender als zuvor legte ich auf.

»Gut, auch wenn dein Ton nicht der beste war, du hast getan, was zu tun war. Jetzt kannst du weiter wütend sein oder damit aufhören. Wie entscheidest du dich?«

»Ich glaube nicht, dass ich in dieser Situation die Wahl habe, aber wenn du eine Idee hast, mich da rauszuholen, höre ich gern auf dich.«

»Die einzige Lösung ist, dass du deine Angriffsgedanken loslässt.«

»Du musst zugeben, dass sie berechtigt sind!«

»Alles hängt davon ab, was du willst: Möchtest du recht haben oder Frieden finden?«

»Ich weiß es nicht mehr …«

»Glaubst du, dass es dich erleichtert, wenn du Matteo und Romane in deiner Vorstellung angreifst? Es ist schwer klarzusehen, wenn man sich angegriffen fühlt. Du bist in deinem Groll gefangen. Angst, Aggression, Zorn – das sind Gefühle, mit denen wir uns verteidigen, das weißt du. Wenn du dir bewusst machst, dass du dich selbst verletzt, indem du den anderen angreifst, kannst du dich aus diesem Gefängnis befreien. Ersetz deine Urteile durch liebevolle Worte.«

»Das ist völlig unmöglich, nach allem, was sie mir angetan haben … Shanti, versuch mich doch zu verstehen!«

»Was haben sie dir angetan? Ist das nicht reine Interpretation? Erinnere dich, wie du mit Thi Bah zu Chikaro gegangen bist und dir vorgestellt hast, dass Matteo bei anderen Frauen wäre.«

»Ja, aber das war nicht dasselbe, das siehst du doch!«

»Nein, ich habe keinerlei Gewissheit und ziehe es vor, keine Vermutungen anzustellen, solange ich keine echten Erklärungen habe!«

»Es ist doch offensichtlich! Ich habe Menschen vertraut und bin wieder einmal verraten worden.«

»Also bist du auf dich selbst wütend?«

»Ja, du hast recht, ich bin einfach zu dumm!«

»Warum beschuldigst du dann also die anderen? Sie haben dich zu nichts gezwungen.«

»Worauf willst du hinaus? Willst du alles mir anlasten? Meinst du nicht, dass es mir auch so schon schlecht genug geht?«

»Du kannst auf die ganze Welt wütend sein, aber der Zorn, den du verspürst, richtet sich gegen dich selbst, weil du Menschen vertraut hast, das hast du gerade selbst gesagt.«

»Ja, ich habe daran geglaubt. Es war magisch. Ich wollte wieder lieben.«

»Es gibt nichts zu bereuen. Du hast tiefe Gefühle erlebt. Wenn es wieder dazu käme, würdest du es dann nicht noch einmal tun?«

»Niemals! Ich leide so sehr, das ist ein zu hoher Preis!«

»Weißt du, was dich so verletzt?«

»Ja, der Verrat.«

»Also ist das einzige Problem, dass dein Ego angegriffen wurde! Du wirst schnell genesen, wenn du dir klarmachst, dass Matteo nicht der ist, den du dir wünschst.« Shanti dachte kurz nach. »In Wirklichkeit trauerst du deinen Illusionen nach, deiner Zukunft, die mit ihm davongeflogen ist.«

Schweigend ließ ich mir die letzten Stunden in den Armen meines Verräters durch den Kopf gehen. »Das stimmt. Wir haben die Nacht Pläne geschmiedet. Wenn ich bedenke, dass er mich belogen hat ... das ist unerträglich!« Ich brach in Tränen aus.

»Die Zukunft ist genauso ein Gift wie die Vergangenheit. Sich an Illusionen zu klammern, die per Definition nicht existieren, führt zu Leid. Du hast Panik, weil die Zukunft, die du dir vorgestellt hast, nicht mehr möglich zu sein scheint. In einer anderen Zeit als der Gegenwart zu leben ist ein Trick des Ego. Du weinst um deine Illusionen. Das ist eine unwirkliche Vorstellung von Liebe. So wie bei Menschen, die sich in Sicherheit wähnen, sobald sie geheiratet haben.«

»Ja, aber ich bin auch der Meinung, dass man mit der Ehe eine Verpflichtung eingeht.«

»Wenn sie aus der Kraft der Gegenwart gelebt wird, nicht als Gewissheit für eine sichere Zukunft. Leider kehren wir meist erst dann in die Wirklichkeit zurück, wenn etwas plötzlich zu Ende ist, wenn wir unsere Arbeit verlieren, der geliebte Mensch sich von uns trennt oder wir schwer krank werden. Der damit einhergehende Schmerz beruht auf Panik, weil wir uns keine Zukunft mehr vorstellen können. Es erscheint uns unmöglich zu leben, ohne dass wir uns in irgendeine Zukunft projizieren können, dabei ist das Jetzt der einzig wirkliche Moment.«

Ich hätte meinen Lehrer mit seinen Patentrezepten am liebsten zum Teufel geschickt, aber ich musste zugeben, dass er bisher immer die richtigen Worte gefunden hatte. Ich wischte mir mit dem Handrücken die Tränen ab.

»Du meinst, mein Schmerz rührt daher, dass ich projiziere und dass meine Hoffnungen zerstört wurden?«

»Ja, während wir uns unsere Zukunft ausmalen, übersehen wir das Glück, das uns umgibt, und nähren Ängste aus hypothetischen Überlegungen: Was, wenn ich jetzt mein Leben lang allein bleibe, wenn ich einfach nicht für die Liebe gemacht bin, wenn ich nie wieder Arbeit finde, wenn ich krank werde, wenn, wenn, wenn …«

»Aber wenn die Gegenwart unerträglich ist? Wie jetzt …«

»Es ist nicht die Gegenwart, unter der du leidest, es ist der Verlust deiner Illusionen. Wenn sich etwas verändert, finden sich auch Mittel, um sich bietende Gelegenheiten am Schopf zu packen und den Weg zu erkennen, der zu uns passt. Wir wissen, dass wir nicht auf den Anschein bauen können, trotzdem halten wir daran fest wie an einer Gewissheit. Das Leben sorgt dafür, dass wir uns daran erinnern, das ist alles. Nicht, um uns für irgendetwas bezahlen zu lassen, sondern weil wir uns nicht ständig belügen können. Ein Teil von uns ist dabei, aufzuwachen und uns an die Wirklichkeit zu erinnern.«

»Na, ich muss sagen, das Leben hat mich nicht gerade geschont! Ich wollte vertrauen, ich habe mein Herz geöffnet und Liebe geschenkt. Ergebnis: Ich werde ohne Erklärung im Stich gelassen, und zu allem Überfluss hat meine beste Freundin das Ganze eingefädelt. Ich hasse sie alle beide!«

»Glaubst du, dass Liebe sich in Hass verwandeln kann?«

»Ja! In genau so einem Fall wie diesem!«

»Solange du die Liebe in der Vergangenheit oder in der Zukunft verortest, wirst du sie nie erfahren, denn sie entsteht nur im gegenwärtigen Moment.«

»Wie soll ich das denn machen? Ohne Hoffnung auf ein besseres Leben gibt es doch gar keinen Grund zu leben.«

»Ganz im Gegenteil, wenn du den gegenwärtigen Moment nutzt, nimmst du das an, was ist. Indem du deine Gedanken, deine Sichtweise, deine Wünsche in die Wirklichkeit verlagerst, wirst du lebendig und kommst in Kontakt mit deinem unbegrenzten Potenzial. Mir ist bewusst, wie schwer es ist, die Zukunft zu tilgen, weil du dann akzeptieren musst, dass dort, wo du dir mit deiner ganzen Energie eine virtuelle Welt aufgebaut hast, einfach nichts ist. Wenn du allerdings die einzige Wirklichkeit betrittst, die es gibt, verbannst du auch die Enttäuschung aus deinem Leben.«

Ich seufzte. Der »gegenwärtige Moment«, die »Zukunft«, die »Illusionen«, die »Ängste« und das »Ego« – wie war ich dieser Phrasen leid. Matteo war ein Schlawiner und meine Superfreundin ein Scheusal, daran gab es nichts zu rütteln. Da half mir auch keine Philosophie!

Ich fasste mir mit beiden Händen an den Kopf, kurz davor loszuschreien, um Shanti endlich zum Schweigen zu bringen. Doch als ich ihn anstarrte, erkannte ich, dass er schwieg und nur meine eigenen, ruhelosen Gedanken so lärmten. Er hatte wohl verstanden, dass seine Vorträge unter diesen Umständen nicht ausreichen würden. »Unser Flug geht in einer Stunde«, sagte er nach einem Blick auf die Uhr. »Wir müssen uns fertig machen ... Es ist schwer klarzusehen, wenn Liebe, Zorn und Leid sich mischen, aber vergiss nicht, dass reines Weiß nur dadurch entsteht, dass wir die Primärfarben miteinander vermischen.«

Ich packte meine Sachen und setzte mich auf die Bettkante. Ich fühlte mich leer, in meinen Gedanken kreiste das Bild von

Matteo, und mein Herz weinte, weil er fort war. Ich hatte keine Kraft mehr. Die einzigen Gedanken, die ich noch hatte, waren jene, die mich an ihn erinnerten. Ich sah sein Gesicht, seine schlanken Hände, seine Blicke, sein Schweigen, sein Seufzen, sein Lächeln, unser geheimes Einverständnis. Jede Zelle meines Körpers sehnte sich nach ihm. Mit leerem Blick schaute ich aus dem Fenster. Shanti klopfte an die angelehnte Tür. »Bist du fertig?«, fragte er sanft. Ich nickte.

»Mir geht es schlecht, Shanti, ich werde diesen Schmerz einfach nicht los.«

»Komm aus deinem Gefängnis! Solange du dich selbst davon überzeugst, dass du ein Opfer bist, kann ich nichts für dich tun. Bring deine Gedanken zum Schweigen, dann können wir reden.«

In meinem tiefsten Inneren wusste ich, dass er recht hatte: Ich war in meinen Gedanken gefangen und erzählte mir immer wieder dieselbe Geschichte. Ich erinnerte mich daran, was Shanti mir erklärt hatte, atmete langsam drei Mal tief ein und wandte mich dann zu ihm um: »Ich bin bereit, ich höre.« Shanti setzte sich neben mich, die Hände in seinem Schoß gefaltet.

»Wenn du Matteo und Romane für deinen Schmerz verantwortlich machst, entfernst du dich von der Lösung, denn du weißt, dass das Problem in dir ist und der Schlüssel ebenfalls.«

»Ich stelle fest, dass ich keine Liebe verdiene.«

»Das heißt, dass du dich nicht liebst.«

»Doch, natürlich! Also ... eigentlich weiß ich es nicht!«

»Du urteilst über dich, wie du über andere urteilst. Solange dir etwas fehlt, kannst du nicht lieben. Du wirst erst wissen, was dir guttut, wenn du dir selbst vertraust. Dann wirst du in Übereinstimmung mit deinen tiefen Wünschen leben, ohne dich vor Zurückweisung zu fürchten. Wenn du mit dir selbst Freundschaft schließt, wirst du keine Angst mehr davor haben, allein zu sein.«

»Das stimmt, ich fühle mich so allein.«

»Weißt du, dass es einen Menschen auf dieser Welt gibt, der dich niemals verlassen wird? Die Einzige, die immer bei dir sein wird, bist du selbst! Pass auf dich auf, schau dich liebevoll an, erkenne deine Schwächen und deine Stärken, ohne über dich zu urteilen. Fang damit an, dich selbst aus tiefstem Herzen zu lieben, dann kannst du auch andere lieben, ohne Angst zu haben. Du fühlst dich allein, weil du dich im Stich lässt. Vertraue dem Leben! Du hast deine Wünsche formuliert, sei gewiss, dass das Universum für dich arbeitet. Du lebst, was du zu leben hast, du triffst die richtigen Personen im richtigen Moment, um deine Ziele zu erreichen. Du wirst geliebt, weit über das hinaus, was du dir vorstellen kannst. Du bist auf deinem Weg.«

Wir schwiegen lange, dann ergriff Shanti erneut das Wort. »Wenn ich mich allein fühle, erinnere ich mich an die Geschichte, die mir mein Großvater gern zum Trost erzählt hat:

Seit fast hundert Jahren ging der alte Mann voran. Er hatte die Kindheit, die Jugend durchschritten, tausend Freuden und Schmerzen, tausend Hoffnungen und Strapazen. Frauen, Kinder, Länder, Sonnen bevölkerten noch seine Erinnerung. Er hatte sie geliebt.

Nun lagen sie weit hinter ihm, waren fast verblasst. Keiner war ihm bis hierher ans Ende der Welt gefolgt, das er nun erreicht hatte. Jetzt stand er allein vor dem weiten Ozean.

Als er die Wellen erreichte, blieb er stehen und wandte sich um. Im Sand, der sich im endlosen Dunst verlor, sah er die Spuren seiner Schritte. Jeder davon war ein Tag seines langen Lebens. Er erkannte sie alle, das Stolpern, die schwierigen Passagen, die Umwege und die Freudensprünge und die schweren Schritte, wenn Schmerz ihn bedrückte. Er zählte sie. Nicht einer fehlte. Er erinnerte sich, lächelte seinem Lebensweg zu.

Als er sich abwandte, um tiefer in das dunkle Wasser zu gehen, das an seinen Sandalen leckte, zögerte er plötzlich. Ihm schien, als hätte er neben seinen Schritten etwas Seltsames erblickt. Wieder schaute er sich um. Tatsächlich war er nicht allein gegangen. Andere Spuren begleiteten seine über den ganzen Weg. Er wunderte sich. Er erinnerte sich nicht daran, dass jemand so nah und treu bei ihm gewesen wäre. Wer das wohl war? Eine vertraute Stimme ohne Gesicht antwortete: ›Ich.‹

Da erkannte er seinen Ahnen, den ersten Vater in der langen Reihe von Männern, die ihm das Leben geschenkt hatten, jenen, den man Gott nannte. Er erinnerte sich, dass dieser Vater aller Väter ihm bei der Geburt versprochen hatte, ihn niemals zu verlassen. Er spürte, wie eine alte und doch neue Leichtigkeit in seinem Herzen aufstieg. Seit Kindertagen hatte er nie Ähnliches empfunden. Er sah noch einmal zurück. Und entdeckte zahllose Spuren, die parallel zu seiner verliefen, mal näher, mal weiter entfernt. Doch manchmal war da nur eine. Er erinnerte sich an diese Tage. Wie hätte er sie vergessen können? Es waren die schrecklichsten, die hoffnungslosesten Tage seines Lebens. In der Erinnerung an diese Stunden der Verzweiflung, in denen er glaubte, es gäbe keine Gnade, weder im Himmel noch auf Erden, wurde er verbittert, melancholisch.

›Sieh diese Tage, wo ich unglücklich war, da ging ich allein meinen Weg. Wo warst du, Herr, als ich weinte, weil du mich verlassen hattest?‹

›Mein Sohn, mein geliebter Sohn‹, antwortete die Stimme, ›diese einzelnen Spuren sind die meiner Füße. An den Tagen, als du glaubtest, blind und allein vorwärtszustolpern, da war ich bei dir. An den Tagen, als du weintest, weil du dich von mir verlassen fühltest, an diesen Tagen habe ich dich getragen.‹«[*]

[*] Gougaud, H., L'Arbre d'amour et de sagesse, Seuil, 1992

Shantis Worte trösteten mich. Ich war wie befreit und fühlte eine Kraft in mir, die irgendwo anders herkam. Fest entschlossen, meine Niedergeschlagenheit hinter mir zu lassen, stand ich auf.

*

Nishal und Thim warteten auf mich, um sich zu verabschieden. Sie legten mir eine Khata um den Hals, einen mit Glückssymbolen und Mantras verzierten weißen Schal, der mir Segen und Glückseligkeit bringen sollte. Ich umarmte sie und bedankte mich für ihre Aufmerksamkeit und die Liebenswürdigkeit, die sie mir während unserer Reise entgegengebracht hatten. Es fiel mir schwer, sie zu verlassen. Ich wusste, dass sie mir fehlen würden. Ich nahm sie noch ein letztes Mal in den Arm, Shanti verabschiedete sich mit einem warmen Händedruck. Dann gingen wir zum Flugplatz.

Thim lief mir nach. »Warte, Maëlle!« Ich drehte mich um. Er löste ein Lederband mit einem kleinen Kyanitsplitter von seinem Hals und legte es mir um.

»Du warst mutig. Ich weiß, dass du keine Angst mehr vor Brücken hast und wie eine Nepalesin mit den Fingern essen kannst. Ich gebe dir meine Kette, denn sie hat mir Glück gebracht und dafür gesorgt, dass es mir nie an irgendetwas fehlte. Wenn es mir schlecht ging, hat sie mich getröstet. Du kannst sie besser gebrauchen als ich.«

»Das kann ich nicht annehmen, Thim. Sie ist das Wertvollste, was du besitzt!«

Shanti hatte mir einmal erzählt, dass dieser Anhänger das Einzige war, was er noch von seiner Mutter besaß.

»Nein, das Wertvollste, was ich habe, ist mein Herz«, erwiderte Thim, »aber das kann ich dir nicht geben. Also gebe ich dir das, was mir erlaubt hat, mein Herz zu erreichen. Wenn ich an meine Mutter dachte, hat mein Herz gezittert. Wenn ich den

Stein fest in der Hand hielt, habe ich gespürt, wie mein Herz vor Freude überfloss. Wenn ich traurig war und ihn in die Hand nahm, wärmte er mein Herz. Wenn ich verloren war und nicht wusste, wohin, musste ich mich nur auf meine Kette konzentrieren, und die Gedanken kamen zu mir. So habe ich verstanden, dass dieser Splitter mir den Weg meines Herzens wies. Mittlerweile finde ich ihn allein und brauche die Kette nicht mehr. Wenn ich dir mein Herz schenken würde, könntest du damit gar nichts anfangen, weil es ja mein Herz ist. Du musst lernen, den Weg zu deinem Herzen zu finden, und dieser Stein wird dich dahin führen.«

Ich konnte meine Tränen nicht länger zurückhalten und drückte ihn fest an mich.

»Danke, Thim, du bist ein einzigartiger Mensch. Ich verspreche, dass ich gut auf den Stein aufpassen werde.«

»Nein, hänge nicht an ihm. Wenn du deinen Weg gefunden hast, gib ihn weiter.«

Zum Dank wollte ich ihm die Uhr geben, die mein Vater mir zum Schulabschluss geschenkt hatte. Thim schob meine Hand zurück.

»Sie ist sehr schön, aber sie nützt mir nichts, weil ich sie nicht lesen kann. Das geht besser mit der Sonne. Behalte die Uhr, du brauchst sie. Ich würde dir gern zeigen, wie man sich an der Sonne orientiert, aber wir haben zu wenig Zeit dazu. Vielleicht beim nächsten Mal?«

»Was kann ich dir geben, um dir zu danken?«

Schweigend, mit glitzernden Augen sah er mich an, wie ein Kind, dem ich den Mond versprochen hatte. Ich wollte unbedingt etwas finden, mit dem ich ihm eine Freude machen könnte. Seine großen Kulleraugen glänzten. »Schenk mir ein Lächeln, du bist so schön, wenn du lächelst!« Das hatte ich nicht erwartet. Meine Augen füllten sich erneut mit Tränen, aber jetzt waren es Tränen der Zärtlichkeit, die jene des Schmerzes ablösten. Dieser

Junge rührte mich. Ich nahm ihn in die Arme, er ließ es geschehen, dann befreite er sich.

»Spürst du, wie dein Herz vibriert?«

»Ja, ich bin glücklich.«

»Das hast du dem Stein zu verdanken«, flüsterte er mir ins Ohr.

Ich küsste ihn auf die Wange, und er sprang davon.

Fest schlossen sich meine Finger um den Kyanit an meinem Hals.

VERGEBUNG

Wenn wir eine große Enttäuschung erleben,
wissen wir nicht, ob das das Ende der Geschichte ist.
Es kann genauso gut der Anfang
eines großen Abenteuers sein.
Pema Chödrön

Ein Zaun trennte uns von der Landebahn. Alles am Flughafen von Pokhara wirkte provisorisch, auch der Gepäckschalter. Ein uniformierter Mitarbeiter inspizierte erst Shantis Rucksack, dann meinen und stellte sie anschließend auf eine Waage aus dem vorigen Jahrhundert.

Mein Lehrer kam als Erster aus der Kabine, in der eine schnelle Leibesvisitation durchgeführt wurde. Nach der Passkontrolle schlug er vor, noch ein wenig nach draußen zu gehen und uns an den Rand der Landebahn zu setzen. Die Luft war mild. Mit geschlossenen Augen, das Gesicht der Sonne zugewandt, fragte ich mich laut, ob wir leiden müssten, um glücklich zu sein.

»Nein«, antwortete Shanti. »Das Leiden kommt aus dem Denken. Ein Ereignis ist eine Tatsache. Wir können es betrachten und uns dann davon lösen.«

»Ich schaffe es nicht, meine Gedanken zu beobachten.«

»Deswegen leidest du. Weil du zulässt, dass sie die Situation vergiften. Beschreib mir, was du gerade fühlst.«

Ich holte tief Luft. »Mein Herz ist schwer, mein Hals ist wie zugeschnürt, ich bekomme kaum Luft. Ich habe keine Kraft mehr, ich möchte weinen, ich bin müde … Dann kommt der

Zorn, ich will, dass dieser Albtraum endet, dass Matteo mich in die Arme nimmt. Ich sehe sein Gesicht, erinnere mich an alles, was wir in den letzten Tagen erlebt haben. Je mehr ich daran denke, umso schmerzhafter wird es.« Ich atmete mein ganzes Elend aus.

»Gut. Nun schlage ich dir vor, eine Minute lang all deine Gedanken aufmerksam zu betrachten, ganz gleich, welche es sind, und sie mir zu beschreiben. Pass sie nacheinander ab wie ein Raubtier seine Beute.«

Ich konzentrierte mich auf die Aufgabe, aber ich stand wie vor einem schwarzen Loch, aus dem nichts herauskam.

»Wie fühlst du dich? Sind die Schmerzen noch da, die du vorhin geschildert hast?«

»Äh … nein, ich muss gestehen, dass ich sie nicht mehr spüre. Oder doch! Mein Herz krampft sich zusammen, wenn Matteos Bild auftaucht.«

»Perfekt, Maëlle. Was schließt du daraus?«

»Dass ich leide, wenn ich an ihn denke, aber das habe ich ja schon verstanden!«

»Ich will dir zeigen, dass du ohne Gedanken nicht leiden kannst, denn das Leiden ist nur eine Projektion deiner Vorstellung. Wenn du deinen Gedanken auflauerst, sind sie weg, genauso wie alle schmerzhaften Gefühle, die mit ihnen einhergehen.«

»Ich kann aber nicht meine ganze Zeit damit verbringen zu beobachten, was mir durch den Kopf geht.«

»Warum nicht? Findest du es bequemer, wenn deine unbewussten Gedanken dein Leben kontrollieren? Du hast die Wahl. Aber ich sage es noch einmal: kein Leiden ohne Gedanken.«

»Du meinst, ich müsste nur jedes Mal, wenn der Schmerz zurückkehrt, meinen Sorgen auflauern, um sie zum Verschwinden zu bringen?«

»Genau das hast du doch gerade erlebt, oder?«

»Und das funktioniert immer?«

»Versuch es einfach, wenn es dir schlecht geht, dann hast du die Antwort.«

Noch einmal versuchte ich meine Gedanken zu beobachten, aber da kam nichts. Sobald meine Aufmerksamkeit nachließ, ergriffen sie wieder Besitz von mir, und mit ihnen kamen die schmerzhaften Gefühle.

»Du weißt jetzt, dass das Denken der Grund dafür ist, wenn du dich unglücklich fühlst.«

Ein Flugzeug landete. Kaum waren die Passagiere ausgestiegen, forderte die Stewardess uns auf, an Bord zu gehen.

Die zweimotorige Propellermaschine verfügte über zwanzig einzelne Sitze rechts und links des Mittelgangs. Auf Shantis Drängen hin setzte ich mich nach rechts. Das ganze Bordpersonal bestand aus einer kleinen zarten Frau in beigefarbener Uniform und hochhackigen Schuhen, die ihr einen wackligen Gang verliehen. Sie leierte die Sicherheitsvorschriften herunter. Die Motoren sprangen an. Das Flugzeug erhob sich über die tief eingeschnittenen Täler und folgte der Bergkette des Himalaja. Erst aus der Luft begriff ich, was Shanti im Sinn gehabt hatte: Der Ausblick war grandios.

*

Karma holte uns vom Flughafen in Kathmandu ab und setzte mich in Bodnath ab, wo Maya mich erwartete. Am nächsten Morgen wollte Shanti mich zum Flieger bringen. Ich bedankte mich, und er schloss mich in die Arme. Dann verabschiedete ich mich von Karma. Der ließ die Gangschaltung krachen, als er sich in den Verkehr einfädelte, und den Motor aufheulen. Ich schaute ihnen nach, wie sie immer kleiner wurden und schließlich in einer meterhohen Staubwolke verschwanden.

Maya breitete erfreut die Arme aus, als ich das Hotel betrat, und ich schmiegte mich an sie.

»Du siehst aus wie ein wildes Tierchen«, sagte sie zärtlich und strich mir über die Haare.

»Wenn du wüsstest, was alles passiert ist in der kurzen Zeit!«

»Dein Zimmer ist fertig, dasselbe wie letztes Mal. Du könntest kurz duschen und mir dann auf der Café-Terrasse beim Tempel Gesellschaft leisten. Dort erzählst du mir alles, ja?«

»Ich freue mich auf dein aufmerksames Ohr!«

Als ich die Tür zu meinem Zimmer öffnete, war alles anders. Dabei hatte sich nicht das Geringste verändert. Ich sah ein großes Bett mit einer echten Matratze, eine Heizung, ein Badezimmer, eine Toilette. Was für ein Luxus! Ich erinnerte mich an meine Gedanken bei meiner Ankunft und fing an zu lachen.

Drei Mal schäumte ich meine Haare mit Shampoo ein und fühlte mich noch immer nicht sauber. Plötzlich fiel der Strom aus. Ein einzelner Sonnenstrahl, der durch einen Schlitz zwischen den Läden des Dachfensters hereinfiel, durchdrang die Dunkelheit und ließ die Staubkörner in seinem Licht tanzen.

Im Halbdunkel genoss ich den warmen Wasserstrahl, der meinen Körper nach all den bitterkalten Stunden wärmte. Ich zog saubere Kleider an und fand Maya, das Gesicht der Stupa zugewandt, vor einem Ingwertee. Sogleich kam eine junge Nepalesin und brachte mir einen dampfenden Becher. Maya richtete sich auf. »Na los, erzähl! Ich will alles wissen!«

Ich berichtete ihr von den elf vergangenen Tagen: Shantis Lehren, dem Team, meinen Bekanntschaften, den Zufällen, meinen Launen, meinen Freuden, Jason, seiner Forschung, Chikaro und schließlich … erzählte ich lang und breit vom Drama des Verrats. Aufmerksam lauschte Maya meinem Monolog. »Ich kenne deine Freundin nicht gut genug, um zu verstehen, warum sie so gehandelt hat, aber sie wird eine Erklärung dafür haben …«

Das Ende des Satzes blieb in der Luft hängen, und Maya versank in Gedanken. In der plötzlichen Stille hörte ich das Leben zu unseren Füßen rumoren. Glöckchengebimmel und Mantragemurmel legten sich in spiralförmigen Windungen um die Buddhastatue. Mayas Gesicht erhellte sich. Sie kramte einen alten Brief aus ihrer Handtasche und sagte: »Jetzt verstehe ich die Nachricht, die mein Großvater mir vor seinem Tod vor über zwanzig Jahren hinterlassen hat. Er lebte in einem indischen Ashram in der Nähe von Puducherry. Als ich einmal zornig auf meinen Vater war, hat er mir wortlos diesen Text gereicht. Auf dem Sterbebett hat mein Großvater mich angefleht, ihn zu lesen, zu lernen und zu lehren. Bis heute hatte ich seine Bedeutung nicht vollständig erfasst, aber nach allem, was du mir erzählt hast, erkenne ich jetzt seinen ganzen Sinn.« Sie entfaltete vorsichtig das vergilbte, brüchige Blatt und legte es vor sich auf den Tisch. Sie brauchte beide Hände, um ihre langen schwarzen Haare nach hinten zu binden. Dann nahm sie eine Hornbrille aus einem Etui, setzte sie auf, las und übersetzte dabei für mich:

»Was könntest du dir wünschen, was die Vergebung dir nicht geben kann? Möchtest du Frieden? Die Vergebung schenkt ihn dir. Möchtest du glücklich und ruhigen Geistes sein, eine Gewissheit über Sinn und Zweck und ein Gefühl für Wert und Schönheit haben, das über diese Welt hinausgeht? Möchtest du immerfort Fürsorge, Geborgenheit und die Wärme eines sicheren Schutzes? Möchtest du eine Stille, die nicht stört, eine Sanftheit, die nie verletzt, ein tiefes, dauerhaftes Wohlbefinden und eine so vollkommene Ruhe, dass sie niemals erschüttert werden kann? All das und mehr schenkt die Vergebung dir. Beim Erwachen funkelt sie in deinen Augen und schenkt dir Freude, mit welcher du dem Tag begegnen kannst. Sie glättet deine Stirne, wenn du schläfst, und ruht auf deinen Augenlidern, damit du keine Träume des Bösen und der Angst, der Arglist und des Angriffs hast. Und wenn du wieder aufwachst, schenkt sie dir aufs Neue einen Tag des Glücks und Friedens. All dies und mehr schenkt die Vergebung dir. (…) Was

wünschst du dir, was die Vergebung dir nicht geben kann? Welche Gaben außer diesen sind es wert, gesucht zu werden? Welch eingebildeter Wert, welche triviale Wirkung oder welch flüchtiges Versprechen, das nie gehalten wird, könnte mehr Hoffnung bergen als das, was die Vergebung mit sich bringt (...)?«[*]

»Ein wunderbarer Text!«, rief ich aus. »Aber vergeben ist gar nicht so einfach!«

»So kompliziert ist es auch wieder nicht! Du hast verstanden, dass wir entweder durch die Brille der Liebe oder durch die Brille der Angst schauen können, dass der andere ein Spiegel unseres Selbst ist, dass wir alle eins sind. Wenn du dich für das Glück entscheidest, ist Vergebung der Schlüssel. Dorthin gelangen wir nur im Frieden, denn das ist die einzig mögliche Wirklichkeit. Wenn wir diesen Zustand verlassen, entstehen zahlreiche von Angst geleitete Gefühle, die unsere Wahrnehmung trüben. Vergebung öffnet die Tür zur Heilung. Sie befreit uns von unserer Blindheit. Wenn wir den Filter des Grolls entfernen, führt uns die Vergebung aus der Verwirrung. Die Gnade lehrt uns, unsere Fehlurteile zu erkennen: Wir tragen die Verantwortung, der andere ist nicht schuldig.«

»Ich würde gern vergeben, aber der Schmerz bleibt.«

»Wie dieser ... hm ... Japaner sagte, von dem du mir erzählt hast, bietet jeder Ärger die Gelegenheit, etwas zu verstehen. Das Ego antwortet immer als Erstes auf alle Probleme, es hat unrecht, aber wir folgen ihm blind. Deswegen bleibt der Schmerz bestehen.«

»Romane und Matteo haben mich aber verraten! Und ich bin nicht dafür verantwortlich. Was hat das mit meinem Ego zu tun?«

[*] Schucman, H., Lektion 122, in: Ein Kurs in Wundern, Foundation for Inner Peace, https://lektionen.acim.org/de/chapters/lesson-122

»Angenommen, es wäre so: Warum geht es dir so nahe? Die Situation ist eine Tatsache. Warum fühlst du dich angegriffen? Was macht dir Angst? Inwieweit ist deine Zufriedenheit davon betroffen?«

Ich sah sie verblüfft an. Sie sprach wie Shanti. Mechanisch rührte ich in meinem Tee, zerdrückte die dünnen Ingwerscheiben und trank in großen Schlucken. Maya verstummte kurz, schloss die Augen, öffnete sie und zeigte mit dem Finger an ihre Stirn. »Horch auf dein Ego, es singt immer dieselben hässlichen Lieder!« Ihre Stimme nahm einen perfiden Tonfall an: »›Ich bin unglücklich, weil es kalt ist, weil der Computer nicht hochfährt, weil ein Kollege durch mich hindurchgeschaut hat, weil ich angegriffen wurde, weil ich nicht eingeladen wurde, weil meine Freundin mich verraten hat …‹ Du siehst, es finden sich immer Gründe, die Schuld auf andere abzuwälzen! Das Ego sucht nach Strategien, um die Situation und die handelnden Personen zu beherrschen. Es misstraut Menschen, die anders sind als es selbst. Hörst du nicht, wie es murmelt: ›Schau dich um, lauter Egoisten, die mir Schlechtes wollen. Ich wäre ja glücklich, wenn die da netter wäre, das Wetter schöner wäre ….‹«

Ich lächelte und blinzelte zustimmend. »Du hast ja recht, Maya, wenn ich so darüber nachdenke, sind die Lösungen, die das Ego anbietet, erschreckend aggressiv und gewalttätig.«

Maya nahm meine Hand und bestellte noch einmal das Gleiche.

»Wenn wir das erkennen, dann begreifen wir, dass wir lieber diese neue Welt ausprobieren wollen, als weiter unter den Mechanismen zu leiden, die wir selbst erschaffen haben. Nichts könnte schlimmer sein als das, was wir erleben! Es ist deine Entscheidung: Du kannst das Ego hinter dir lassen oder ihm folgen. Was möchtest du, leiden oder glücklich sein?«

»Mir reicht's, ich wähle das Glück!«

»Dann ist Vergebung das schönste Geschenk, das du dir machen kannst, denn es ist der Zugang zur Wahrheit. Wir können uns selbst vergeben, dass wir nicht immer die richtige Wahl treffen, und dem anderen im Vorhinein, dass er Angst hat. Wenn wir außerhalb von uns selbst nach jemandem suchen, den wir kritisieren, verurteilen, hassen können, dann nur, um nicht selbst Verantwortung für uns zu übernehmen. Doch wenn wir erkennen, dass Trennung eine Illusion ist, dann gibt es nichts mehr, was zu vergeben wäre.«

»Warte, ich kann dir nicht mehr folgen. Du sagst, wir müssen vergeben, aber in Wahrheit gibt es nichts zu vergeben?«

»Genau! Das hatte ich nämlich nicht verstanden: Der Schlüssel liegt in der bedingungslosen Vergebung. Wenn wir eine einzige Schwingung sind und wenn du durch die Brille der Einheit blickst, dann gibt es keinen Schmerz. Wir suchen an der falschen Stelle und beantworten die falschen Fragen: Warum hat der andere uns Leid zugefügt? Oder: Was hat er Schlimmes getan? Stattdessen geht es darum zu verstehen, was mein Gegenüber in mir anrührt. Was ist es, das in mir noch nicht erlöst ist, sodass sein Verhalten oder seine Worte mich verletzen? Statt uns zum Opfer und den anderen zum Bösewicht zu machen, sollten wir erkennen, dass wir für unseren Schmerz selbst verantwortlich sind, und herausfinden, wodurch unser Gegenüber uns diesen Schmerz spiegelt.«

»Ich verstehe jetzt besser, was Chikaro sagen wollte, als er darauf bestand, dass wir denjenigen, den wir als Feind ansehen, stattdessen als wertvolles Geschenk betrachten sollten. Mit seiner Hilfe erhalten wir Zugang zu den unerlösten Anteilen in uns, die uns am Glücklichsein hindern, und können die Schranken unserer Glaubenssätze überwinden.«

»Siehst du, Vergebung ist keine großzügige Geste gegenüber demjenigen, der uns verletzt hat, sondern die Einsicht, dass gar nichts Schlimmes passiert ist, dass nicht der andere uns Schmerz zugefügt hat, sondern der Schmerz aus uns selbst kommt. Was mit Verurteilung beginnt, endet in Dankbarkeit.«

»Ja, du hast recht: Üblicherweise bedeutet Vergebung, dass dir ein Fehler unterlaufen ist, den ich dir großmütig verzeihe. Der Schlüssel zum Glück liegt in der Erkenntnis, dass Fehler gar nicht möglich sind, das ist nur die verzerrte Sicht meines Geistes, der außerhalb nach einem Schuldigen gesucht hat, richtig?«

»Richtig!«

»Lass mich zusammenfassen, was ich verstanden habe. Erstens: Ich will nicht mehr leiden. Ist mein Problem wirklich durch das Verhalten von Matteo und Romane bedingt? Wenn ich mir darüber klar werde, kann ich die Situation im Licht meiner Verantwortung betrachten. Dann bin ich nicht mehr Opfer, sondern werde zu meines Glückes Schmied. Zweitens: Was ich als Angriff von außen empfunden habe, habe ich mir selbst zugefügt! Sobald ich das Reich der Liebe verlasse, tue ich mir weh. Es ist meine eigene Entscheidung, den Zorn aufrechtzuerhalten. Ich erkenne, dass ich durch meine Vergangenheit und meine früheren Liebesbeziehungen wie erstarrt war. Ich habe mich vor genau diesem Verrat gefürchtet. Drittens nehme ich das Geschenk, das mir überreicht wird, dankend an. Ich kann erkennen, dass es zwei Türen gibt, die sich vor mir auftun. Ich kann das Ego hinter mir lassen, um das Glück, nach dem ich suche, zu erleben. Viertens: Ich komme der Freude, die ich in mir trage, näher und spüre die bedingungslose Liebe, die geteilt werden möchte. Wir können einander nicht verlieren. Nichts, was ich tun kann, wird mich aus diesem Einssein ausschließen. Wenn ich mir selbst vergebe, erkenne ich, dass ich nie aus diesem großen Einen hinausgetreten bin, weil das gar nicht möglich ist. Folglich ist da auch nichts zu vergeben, denn das Einzige, was es gibt, ist die Liebe. Es ist nie etwas Schlimmes geschehen.«

Alles war klar. Ergriffen blickten wir einander an.

Mit den Sonnenstrahlen hatte die Stupa sich in ihr orange leuchtendes Kleid gehüllt. Ich gab mich mit meinem ganzen Körper, mit Herz und Seele diesem wunderbaren Augenblick hin. Freude durchströmte mich. Ich fühlte mich frei, glücklich, lebendig! Ich schloss die Augen und atmete das Leben in vollen Zügen. Ein Lächeln umspielte meine Lippen. »Das ist es also«, murmelte ich. »Das ist der Anfang, der Moment, in dem alles beginnt und alles in Vollkommenheit endet!«

ABFLUG

Seit jeher war es so, dass die Liebe
erst in der Stunde der Trennung ihre
eigene Tiefe erkennt.
Khalil Gibran

Nach einer milden Nacht frühstückte ich auf der Hotelterrasse und lauschte dem Leben, das ein paar Meter weiter dahinrauschte. Ich war ganz ruhig, mein Körper eins mit dem Moment. Dummerweise hatte ich mich betrügen lassen, doch da war keine Verbitterung mehr und auch kein Zorn. Keine Angst, keine Leere. Etwas anderes, das mir weit mehr Sicherheit gab, erfüllte mich: Ich fühlte mich geliebt. Ich fühlte mich wie neu geboren oder als würde ich gerade geboren. Ich hörte das Leben um mich und in mir. Aus den Tempeln ringsum stiegen Töne zum Himmel. In den letzten Tagen waren all meine Gewissheiten verflogen, und dennoch spürte ich ein unerschütterliches Vertrauen. Ich hatte meine Kartenhäuschen abgerissen, um Platz zu schaffen für den nackten, aber fruchtbaren Boden meiner Seele. Siebentausend Kilometer von zu Hause entfernt hatte ich meine Heimat gefunden. Nun galt es, mich mit den Empfindungen meines Körpers und meines Herzens vertraut zu machen – ich wollte sie nie wieder verraten. Dies war der Schatz, dem von nun an mein ganzes Streben galt, dieses einzigartige Pulsieren, das uns mitnimmt auf die schönste aller Reisen, wenn wir ihm nur folgen. Eine Reise in den jetzigen Moment, ein Pfad, eine Expedition in die Unendlichkeit, eine Odyssee ins Zentrum der Einheit, die im Hier und Jetzt beginnt, fortführt und endet. Gewiss, es war nicht alles gelöst. Mir wurde bewusst, welch große Aufgabe noch vor mir lag, aber ich war stolz auf mein kleines bisschen Menschsein. Ich erkannte, was Glück bedeutete. Ich begriff, dass alles, was ich erlebt hatte, ein immenses Geschenk war. Ganz gleich, aus welchen Gründen Romane und Matteo mich so behandelt hatten – ich war daran gewachsen. Und dankbar für ihr Geschenk.

Ich war glücklich, eine ungekannte Energie durchströmte mich.

Ich wartete auf Shanti. Er wollte mich unbedingt zum Flughafen bringen, aber ich fürchtete mich vor dem Abschied. Er hatte mir alles gegeben und mich so viel gelehrt! Mit bemerkenswerter Geduld hatte er meine Prinzipien hinweggefegt und meine Gewissheiten in Grund und Boden gestampft, um mich auf den rechten Weg zurückzubringen. Ich schwor mir, diesen Schatz in Ehren zu halten und darauf zu achten, dass ich mich nie wieder verirrte.

Mit seiner unerschütterlichen Lebensfreude kam mein Lehrer durch das Gartentor und winkte mit der Hand. Gleichzeitig trat Maya aus dem Haus. Ich umarmte sie und dankte ihr für alles, was sie mir seit meiner Ankunft geschenkt hatte. Unsere Wangen berührten sich, sodass unsere Tränen sich vermischten. Ich küsste sie ein letztes Mal und versprach, mich zu melden.

Shanti nahm mein Gepäck. Wir gingen links um die Stupa herum zum Ausgang. Ich verabschiedete mich mit einem Blick von diesem Giganten.

Von der Hauptstraße aus sah ich pittoreske Verkaufsstände zwischen Wohnhäusern und behelfsmäßigen Restaurants vorüberziehen.

Es gab keine Worte mehr, Shanti und mir genügte die Stille, nur meine Tränen flossen ohne Unterbrechung. Er tätschelte meine Hand.

»Ich fürchte mich davor, dich zu verlassen«, presste ich kaum hörbar hervor.

»So wie du dich vor nicht allzu langer Zeit davor gefürchtet hast, mit mir aufzubrechen!«

»Noch viel mehr!«, sagte ich lächelnd unter Tränen.

»Du wirst nie mehr ohne mich leben, Maëlle, das ist überhaupt keine Frage, Liebe ist für immer. Deine Schritte werden den meinen folgen und umgekehrt. Denk an die beiden Atome, die getrennt werden: Was das eine tut, wird im selben Moment in gleicher Weise vom anderen getan, über Tausende von Kilometern hinweg. Alles andere existiert nicht.«

»Du fehlst mir schon jetzt!«

»Da siehst du, dass das Problem reine Illusion ist, denn wir sind ja hier zusammen. Deine Projektion führt dich in die Angst, aber ich bin hier, bei dir, für immer. Wir sind nicht allein, wir werden begleitet. Uns droht keine Gefahr, wir werden bedingungslos geliebt. Wir müssen uns nur mit dem anderen verbinden, um es zu spüren. Vertraue dieser universellen Matrix, spüre den Frieden in dir und horche auf den Widerhall der Unendlichkeit, deren Teil du bist. Dort liegt das Glück.«

»Ich weiß. Ich habe die Macht und die Fähigkeit zu wählen, was ich erleben möchte und welche Gedanken ich haben will. Trotzdem fühle ich mich so fragil, als hätte man mir nach einem Bruch den Gips entfernt, verstehst du? Ich kann alleine laufen, aber mit Krücken fühlt es sich sicherer an!«

Shanti begleitete mich bis zum Check-in und umarmte mich. »Wie soll ich dir danken?«

»Mir danken?«, rief ich. »Du machst Witze! Ich habe zu danken, und ich glaube nicht, dass es Worte gibt, die ausdrücken können, was ich empfinde. Du hast mein Leben mehr verändert als jeder andere zuvor.«

»Du hast mir das schönste Geschenk gemacht, das es gibt, Maëlle, das Geschenk, dich Liebe lehren zu dürfen. Gib so viel du kannst weiter von dem, was du bist, mit jedem Gedanken, jeder Geste, mit allem, was du tust. Das ist das wertvollste Geschenk, das du dir selbst machen kannst – und auf die Liebe zu hören, die dir entgegengebracht wird.«

Ich konnte die Tränen nicht länger zurückhalten. Seine Worte berührten mich tief in meiner Seele. Zum ersten Mal spürte ich, dass ich eins war mit dem anderen. Ich schaute ihn an, er hatte verstanden. »Du weißt, dass wir einander nicht verlassen, ich halte deine Hand, du hältst meine Hand, für immer.« Ich drückte ihn und spürte, wie mein Herz gegen seines schlug, diese Liebe, die ich nie zuvor empfunden hatte, die einzige, die es gibt.

»Bis gleich«, flüsterte er mir ins Ohr, winkte noch einmal und ging.

NEUANFANG

Bevor wir uns bewegen oder sprechen,
sollten wir unseren Geist überprüfen
und uns dann innerlich gefestigt
so verhalten, wie es richtig ist.
Shantideva

Meine Tränen versiegten erst eine gute Stunde nach dem Abflug. Ich verließ dieses Land, das mir so viel gegeben hatte. Manche Bekanntschaften prägen unser Leben für immer.

Ganz unten in meiner Tasche fand ich einen Umschlag, darin eine Ansichtskarte von der Stupa mit ein paar Worten von Maya.

Maëlle,

wenn die unbewussten Reaktionen zurückkehren, dann gib nicht auf, mach dir dein Ego zum Freund und beginne immer wieder neu. Mögest du jede Sekunde in der Liebe leben. Nimm das Geschenk an, das der jetzige Moment dir gewährt. Dasein kommt von da sein.

Maya

*

Und schon landeten wir wieder!

Ich schaltete mein Handy ein, das ich die ganze Nacht über im Hotel aufgeladen hatte. Höhepunkt oder Rekord: Bis zur Ankunft in Paris hatte ich keinerlei Verlangen verspürt, es einzuschalten. Jetzt überschüttete es mich mit E-Mails, als wollte es sich davon befreien. Die dringenden Anfragen eines Mitarbeiters wurden von den Lösungen eines anderen am Tag darauf beantwortet. Die Entscheidungen, die asap zu treffen waren, waren gefällt oder konnten bis zu meiner Rückkehr warten … Die Erde hatte sich einfach weitergedreht …

Dann hörte ich den Anrufbeantworter ab. Die ganze Familie hatte mir abwechselnd draufgesprochen, und mit jedem Anruf wurde die Panik größer. In der Eile meiner Abreise hatte ich niemandem Bescheid gegeben. Während ich in der Schlange für »EU-Bürger« stand, rief ich schnell meine Mutter an.

»Na endlich!«, rief sie. »Was ist passiert?«

»Ähm … ich musste ziemlich plötzlich verreisen … für den Job.«

»Und hattest nicht einmal fünf Minuten, um deine Mutter anzurufen? Ich habe mir die schlimmsten Sorgen gemacht!«

»Es gab Probleme mit dem Handy, und ich wusste ja nicht, dass du dir solche Sorgen machst.«

»Du bringst mich noch um, immer denkst du nur an dich und deine Arbeit. Deine Schwester hat sich auch gesorgt.«

»Hör zu, Mama, es tut mir leid, wirklich! Ich rufe Margot an, um sie zu beruhigen. Mir geht es gut. Ich umarme dich.«

»Warte! Wir würden dich gern zu deinem Geburtstag einladen. Charles möchte dich sehen und … ich möchte dich verwöhnen. Ich könnte dir dein Lieblingsessen kochen, und dann könnten wir spazieren gehen wie früher, was meinst du?«

Charles war Mamas neuer Partner. Der Arme! Er war zuvorkommend und zurückhaltend. Unwahrscheinlich, dass er sich über meinen Besuch freuen würde, auch wenn er nie etwas dagegen hatte, wenn meine Schwester und ich das Haus in Beschlag nahmen.

»Das ist lieb, Mama, aber lass uns später drüber reden!«

»Nein, Schatz! Du hast morgen Geburtstag! Also, wir erwarten dich am Wochenende.«

»Ich melde mich.«

Schon fünfunddreißig, das hatte ich ganz vergessen! Ich lächelte. Und zum ersten Mal in meinem Leben war es meiner Mutter nicht gelungen, mir Schuldgefühle einzuflößen.

Ich ging durch den Zoll und rief Margot an.

»Hallo, große Schwester!«

»Ha, da bist du ja, du lässt wirklich nichts anbrennen! Das muss ja ein toller Typ sein!«

»Von wem sprichst du?«

»Nicht mit mir, Schwesterherz! Ich war letzte Woche in deinem Büro, und deine Sekretärin hat mir erzählt, dass du ein paar Tage verreist bist. Und ich weiß doch, dass nur ein Adonis dich von der Arbeit ablenken könnte!«

»Ganz so einfach ist es nicht.«

»Dann ist es kein Mann?«

»Nein! Eher mehrere Männer, also …«

»Holla! Das musst du mir genauer erzählen, hört sich spannend an. Also, wir sehen uns morgen in Nizza, Mama hat mir gerade bestätigt, dass du am Wochenende kommst.«

»Nein, das ist noch gar nicht sicher, oder besser gesagt, es ist sicher, ich habe ihr gesagt, dass ich nicht komme.«

»Hör zu, sie hat mir zehn Tage lang zugesetzt. Ich kann nicht mehr!«

»Ja, das kann ich mir lebhaft vorstellen. Aber ich bleibe hier, tut mir leid. Ich muss mich ein wenig ausruhen.«

»Du kennst sie. Sie wird enttäuscht sein, aber gut, sie wird es überleben! Wir sehen uns trotzdem bald, ja? Du musst mir alles haarklein berichten!«

Ich nahm mein Gepäck in Empfang. Der Himmel war grau, aber es regnete nicht. Ich nahm ein Taxi zur Place de l'Étoile. Ich war glücklich.

Eine SMS von Romane unterbrach meine Gedanken. *Morgen um 11 im Angelina? Zum alljährlichen Brunch? Bin gespannt auf deine neuen Falten. Kisses.*

Wie dreist! Nach allem, was sie mir angetan hatte, glaubte sie doch wohl nicht ernsthaft, dass ich sie noch einmal sehen wollte! Ich spürte meinen unterschwelligen Zorn und beobachtete, wie er langsam an die Oberfläche stieg. Mein ganzer Körper wurde steif, mein Kiefer verkrampfte sich. Mein Ego hatte erneut die Kontrolle übernommen. Ich probierte die andere Tür, die Tür der Liebe: Wollte ich tief in meinem Innern nicht ihre Beweggründe verstehen, ihren Schmerz, ihre Angst? Statt mich zu rächen und sie aus meinem Leben zu tilgen? Wollte ich nicht ihre Version hören, statt mich an meine Interpretationen zu klammern? Doch, sicher. Mein Körper entspannte sich, und ich fühlte mich befreit.

Ich komme, ich umar … Ich hielt inne und löschte die Buchstaben nach dem Komma. Nein, ich umarmte sie nicht! Es war schon großzügig von mir, dass ich hinging. Mein Kiefer verkrampfte sich erneut. Ich knurrte: »Sei still, liebes Ego!« Freute ich mich denn nicht darüber, von ihr zu hören? War ich in meinem tiefsten Inneren nicht erleichtert? Wollte ich nicht mit ihr in Verbindung bleiben? Ich nahm meine Nachricht wieder auf: *Ich komme, ich umarme dich.* Mein Körper entspannte sich.

*

Welch Glück, in meiner Wohnung den ganzen Komfort wiederzufinden, Badewanne, Bett und Heizung.

Die Nacht tat gut. Ein Jahr älter erwachte ich am nächsten Morgen in Bestform. Ich hatte mein Handy ausgeschaltet, um nicht gestört zu werden. Allmählich fand ich Gefallen daran, ohne Handy zu leben! Und das war gut so. Die ersten Gratulationen waren morgens um sieben auf dem Anrufbeantworter eingegangen, dann kamen Textnachrichten und E-Mails. Jahrelang war ich abgetaucht, aber alle anderen waren noch da und hatten auf mich gewartet. Die vielen Glückwünsche berührten mich. Ich fühlte mich geliebt. Alles veränderte sich, ich wurde mir meiner Prioritäten bewusst.

Es war Freitag, ich hatte Pierre eine Nachricht geschickt, dass ich Montag zurück im Büro sein würde. Er war so begeistert, dass er mir zum Geburtstag gratulierte und mir einen virtuellen Blumenstrauß schickte. Per Knopfdruck öffnete ich die Rollläden: ein strahlend blauer Himmel. Es würde ein außergewöhnlicher Tag werden. Ein Tag mit viel Zeit für mich selbst. Und Anrufen bei Menschen, um meine Liebe zu zeigen und ihre entgegenzunehmen. Und nachmittags vielleicht eine Massage?

Ich ließ mir ein heißes Bad ein, in dem ich lange planschte, dann wählte ich sorgfältig die Sachen aus, die ich an diesem besonderen Tag tragen wollte. Jeans, meine Lieblingsbluse und einen weichen Pulli aus blauem Kaschmir. Dann zog ich einen Mantel darüber, wickelte mir einen Schal um den Hals und ging zu Fuß die Champs-Élysées hinunter.

Auf den Straßen von Paris sammelten sich die Blätter zu kleinen Häufchen, die der Wind weitertrug. Ich fühlte mich verbunden mit jedem Gesicht, dem ich begegnete. Einige hatten es eilig, andere waren besorgt, wieder andere melancholisch, traurig, in Gedanken versunken. Kaum einer wirkte glücklich, abgesehen von den jungen Liebespaaren. Ich schickte jedem von ihnen positive Gedanken und wünschte ihnen Frieden. Konzentriert verteilte ich meine wunderbare Energie. Ich wollte mein Glück teilen. Strahlend begleitete die Sonne meinen Weg und vervielfachte die Kraft, die mein ganzes Sein ausströmte. Shanti hatte recht, die Welt hatte sich nicht verändert, es war mein Blick auf sie, der sich gewandelt hatte. Ich konnte nicht umhin, an die Theorie der Quantenphysik zu glauben, wonach Gedanken das Ergebnis beeinflussen. Während ich diese Unbekannten mit meiner Energie umhüllte, hoffte ich, die eine oder andere ihrer

Zellen zu erreichen, sodass sie sich einen Moment lang besser fühlten.

Als ich mich meinem Treffpunkt mit Romane näherte, spürte ich, wie mein Zorn wieder aufstieg. Der Gedanke an Matteo verstärkte meinen Schmerz. Ich ließ zu, dass meine Gefühle sich bemerkbar machten. War ich verraten worden? Ich hatte Menschen vertraut, die mir gutgetan hatten. Sie hatten mir die Türen zu einer Welt geöffnet, die ich ohne sie nicht so schnell betreten hätte: das Reich meines Herzens und das des Glücks! Also frage ich dich, lieber Zorn, lieber Stolz: Bin ich betrogen worden?

Ich beobachtete, wie meine beiden Gefährten sich zurückzogen, um dann einen neuen Versuch zu unternehmen:

»Er hat dir das Blaue vom Himmel versprochen, obwohl er verheiratet ist. Er hat dich benutzt und ausgenutzt. Du bist wirklich nicht nachtragend!«

»Er hat mich zu nichts gezwungen. Ich würde es genau so wieder tun!«

Mein Stolz packte meinen Zorn am Arm und flüsterte ihm zu: »Lass gut sein, du siehst doch, dass sie uns nicht versteht!«

Ich sah ihnen lächelnd nach und schickte auch ihnen glückliche und friedliche Gedanken hinterher! Ich überquerte die Place de la Concorde und ließ Paris in seiner ganzen Pracht auf mich wirken. Mein Herz begeisterte sich für jedes Detail: den Obelisken aus Luxor in der Mitte des Platzes, die Straßenlaternen, die den Charme der Hauptstadt ausmachen, die Platanen in den Tuilerien, das Lächeln eines Kindes unter den Arkaden.

Ich drückte die schweren, vergoldeten Eisentüren zum Café auf, ließ den Laden mit den verführerischen Törtchen in der Kühlvitrine rechts liegen und betrat den großen Saal. Hier hatte sich die Atmosphäre der Belle Époque über die Jahrzehnte hinweg erhalten: Buntglas an der Decke, Stuck und Spiegel in vergoldeten Rahmen. In mehreren Reihen standen dunkelbraune Ledersessel um runde Holztische mit Marmorplatten. Während ich nach Romane suchte, nickte mir eine vorbeieilende Kellnerin grüßend zu. Der Duft nach warmem Gebäck und heißer Schokolade auf ihrem Tablett wehte hinter ihr her. Silberbesteck klirrte auf weißem Porzellan und unterstrich rhythmisch das Stimmengewirr der internationalen Gäste.

Romane erwartete mich in der Mitte des Raums. Mein Herz schlug schneller. Sie erhob sich schwerfällig und unter sichtlichen Schmerzen, ihr bleiches Gesicht ließ sie noch zerbrechlicher wirken. Als sie mich umarmen wollte, wich ich zurück und küsste sie lieber nur auf die Wangen. Ich setzte mich ihr gegenüber und warf das unbeschriebene Heft auf den Tisch.

»Da hast du, was du wolltest!«

Sie schlug die Augen nieder und starrte auf das Heft.

»Ich hätte dich gern begleitet, aber meine Gesundheit ließ es nicht zu.«

»Ich habe dich nicht gebraucht!«

Sie atmete tief durch.

»Als ich bei meiner Rückkehr aus Kathmandu erfuhr, dass ich Krebs habe, also nicht vor Ort, wie ich dir erzählt habe …«

Ich verdrehte die Augen. Eine Lüge mehr oder weniger …

»Mir wurde klar, dass mir die Reise, die ich unternommen hatte, bei der Heilung helfen würde.«

Das Sprechen fiel ihr schwer, aber ich ließ mich nicht erweichen.

»Das ist ja alles ganz nett, aber warum hast du mich in die Geschichte hineingezogen?«

Ich spürte, wie mein Zorn wieder aufstieg, und versuchte mich zu beruhigen, bevor er losbrach. Romane seufzte tief und fuhr leise fort: »Was ich dort gelernt habe, gab mir die Kraft und den Kampfgeist, die ich für meine Krankheit brauche.«

»Das freut mich für dich!«

»Und ich habe gesehen, wie du dich seit Monaten selbst zerstörst …«

Eine Kellnerin kam und nahm unsere Bestellung entgegen.

Romane richtete sich in ihrem Sessel auf, sah mir in die Augen und sagte mit fester Stimme: »Du machst dich kaputt, so wie ich es jahrelang gemacht habe, also habe ich diese Geschichte erfunden, weil ich wollte, dass auch du von diesen Lehren erfährst und aufwachst, bevor es dir so ergeht wie mir gerade. Und ich weiß, dass du nie dorthin gefahren wärst, wenn ich dich nicht dazu verpflichtet hätte.«

Ich wusste nicht, was ich sagen sollte. Die Kellnerin brachte einen Teil unserer Bestellung. Romane griff nach meiner Hand und fuhr fort: »Ich wollte dir zum Geburtstag die Freiheit schenken, deine Entscheidungen in vollem Bewusstsein zu treffen.«

Sie wirkte aufrichtig, doch der Ärger über meinen Don Juan weckte neue Zweifel. Nervös schwenkte ich meinen Teebeutel. Wir schwiegen eine Weile.

»Und Matteo?«, fragte ich schließlich, den Blick starr auf den Grund meiner Tasse gerichtet.

»Ach, Matteo!«

Ich hob den Kopf. Romane trank einen Schluck Fruchtsaft. »Wir haben uns in Amerika kennengelernt und mehrere Jahre an einem gemeinsamen Forschungsprojekt gearbeitet. Wie du gesehen hast, ist er von Nepal fasziniert. Letzten Monat hat er verkündet, dass er nach Kathmandu fliegen will, um Jason zu unterstützen. Das hat mich auf die Idee gebracht, dass er auf dich aufpassen soll! Ich wusste, dass er der Richtige dafür ist.«

»Ach so, aufpassen nennt man das! Na, da hat er sich nicht lumpen lassen, du kannst ganz beruhigt sein! Er hat es geradezu übertrieben. Sollte er mich auch flachlegen?«

Das war mir so herausgerutscht. Unvermittelt hatte mein Ego die Führung übernommen. Ich bereute meine Worte sofort.

»Sei nicht vulgär! Er sollte dich nur beschützen. Aber dann hat er sich in dich verliebt, auch wenn er sich noch so sehr dagegen gesträubt hat.«

Der dicke Teppich dämpfte die Schritte der Kellnerin, die jetzt Teller mit dampfendem Rührei und in eine weiße Serviette eingeschlagene Toastscheiben vor uns hinstellte.

»Verliebt? Ja, das dachte ich auch. Aber die letzte SMS, die ich gefunden habe, war von der Frau, die er liebt. Und das bin nun mal leider nicht ich! Sie freut sich jedenfalls schon sehr auf seine Rückkehr!«

»Was soll das heißen?«

»Ha! Das verschlägt sogar dir die Sprache!«

»Wen meinst du?«

»Na, seine Frau, Freundin, was weiß ich, die Frau, mit der er anscheinend zusammenlebt, eine gewisse … Laura!«

Romane begann zu lachen.

»Ich weiß wirklich nicht, was daran so lustig ist!«

»Das Missverständnis!«

»Ach, und das findest du lustig? Ganz ehrlich, ich nicht!«

»Liebes, Laura ist seine Schwester! Sie hängen sehr aneinander. Er ist aus den Vereinigten Staaten zurückgekehrt, um sich um sie zu kümmern. Sie hatte vor drei Jahren einen schweren Verkehrsunfall. Inzwischen geht es ihr besser, aber es war für beide eine schwere Zeit. Hat er dir nichts davon erzählt?«

»Nein.«

»Dann hast du ihm wohl keine Gelegenheit dazu gegeben!«

»Was weißt du denn schon?«

»Ich habe Matteo bei seiner Zwischenlandung in Roissy getroffen, wo er mir diesen Brief für dich gegeben hat.«

Romane beugte sich über ihre Handtasche und nahm einen Umschlag heraus, den sie mir hinhielt. Als ich danach griff, zog sie ihre Hand zurück. »Versprich mir, dass du ihn nicht zerreißt, bevor du ihn gelesen hast.« Ich bettelte so lange, bis sie ihn mir gab. Mein Herz klopfte wie wild. Ich war so nervös, dass meine Hände zitterten, als ich ihn aufriss, und die Buchstaben mir vor den Augen verschwammen.

Liebste Maëlle,

ich hätte gern noch mit dir geredet, bevor wir nach Europa zurückgeflogen sind, aber ich wusste nicht, wie ich es anstellen sollte. Es gibt noch so viel, was ich dir nicht gesagt habe, so viel, was du über mich wissen solltest, so viel, was ich gern von dir erfahren würde, so viel, was ich mit dir teilen möchte. Ich werde Freitagabend in Mailand auf dich warten. Bitte komm über dieses Wochenende zu mir, gib mir die Chance, dir zu sagen, was ich dir noch nicht sagen konnte, gib uns die Chance, unser Leben zu leben unter den Strahlen des Gestirns, das schon unsere Begegnung verzaubert hat.

Das Erste, was ich mich nicht zu sagen traute, war, dass ich dich liebe, nicht um mein einsames Ego zu befriedigen, sondern mit einer aufrichtigen Liebe, der ich gern an deiner Seite beim Wachsen zusähe. Ich vermisse dich.

Matteo

Seinem Brief lag ein elektronischer Flugschein bei: Abflug Paris Orly 18.20 Uhr, Ankunft Mailand Linate 19.50 Uhr.

Ich hob den Kopf. Tränen liefen mir über die Wangen. An Romanes geröteten Augen sah ich, dass sie dasselbe fühlte wie ich. Und wie sehr sie mich liebte, trotz des schrecklichen Kampfes, den sie seit Monaten durchfocht. Da saß sie vor mir, würdevoll und stark. Sie war gekommen, um mir das schönste Geburtstagsgeschenk zu machen. Sie wollte mich vor dem Ertrinken retten. Sie schenkte mir ihre Liebe wie nie jemand zuvor. Ich fühlte mich schuldig wegen meiner Gedanken in den letzten Stunden.

Ohne ein Wort herauszubringen, weinten wir beide. Ich hatte einen Kloß im Hals, mein Herz brannte, und eine Welle von Gefühlen, die ich nicht länger zurückhalten konnte, überrollte mich.

Romane nahm meine Hand. »Ich liebe dich, mein Herz, bitte zweifle nicht daran. Matteo ist ein ganz außergewöhnlicher Mensch, genau wie du. Flieg zu ihm. Lass nicht zu, dass die Angst dich einschließt. Jetzt ist es Zeit, frei zu sein, jetzt ist der Moment zu leben!«

EPILOG

Es wird Zeit, dass ihr euer Leben lebt,
wie ihr es euch erträumt habt.«
Henry James

Ich hatte gerade noch Zeit, ein paar Blätterteigteilchen zu verschlingen und wie jedes Jahr in aller Stille zu meiner Geburtsstunde einen Wunsch zum Himmel zu schicken, mich von Romane nach Hause chauffieren zu lassen, um ein paar Sachen zu packen, dann flog ich nach Mailand.

Ich schlug das orange Heft auf, für das ich auf das Dach der Welt gereist war. Meine Freundin hatte es mir am Flughafen zurückgegeben mit den Worten, es würde mir in schwierigen Momenten meines Lebens helfen. Auf der ersten Seite stand eine Botschaft von ihr:

Maëlle, meine liebste Freundin, ich wünsche dir aufrichtig, dass du die Kraft findest aufzuschreiben, was du verstanden hast, und damit allen die Möglichkeit zu geben, in diesem Bewusstsein zu leben. Ich liebe dich von ganzem Herzen.

Auf ewig deine Freundin. Romane

Eine Träne lief mir über die Wange, fiel auf das Heft und zerplatzte neben ihrem Namen.

Ich blätterte die Seite um, nahm einen Stift aus meiner Handtasche und begann wie selbstverständlich zu schreiben:

Ich rief mir ein Taxi und fuhr quer durch Paris zum Panthéon. Seit meiner letzten Präsentation an der École normale supérieure (ENS) vor fünf Jahren war ich nicht mehr in diesem Viertel gewesen. Aus finanziellen Gründen hatten wir nämlich unser Direktmarketing seither auf die Top-Ingenieursschulen beschränkt, um Überflieger für unser Technologie-Start-up zu gewinnen. Seit acht Jahren verbrachte ich jede Minute in dieser Firma und hoffte auf ein Wunder …

UND ZU GUTER LETZT …

Ich wollte einen Traum mit euch teilen.

Ich möchte daran glauben, dass es uns eines Tages gelingen wird, miteinander voranzuschreiten. Ich sage mir, wenn jeder von uns einem anderen die Hand reicht, dann können wir gemeinsam aus dieser Welt einen besseren Ort machen, einen Ort, an dem wir gerne und in liebevoller Einigkeit leben.

Ich brauche euch, damit dieser Traum Wirklichkeit wird. Wenn ihr wie ich daran glaubt, dass Glück eine Entscheidung ist, dann ist es unsere Aufgabe, den Menschen, die wir lieben, dabei zu helfen, sich selbst zu verwirklichen! Nehmt jemanden an die Hand und lehrt ihn die Liebe, werdet zu seinem »Shanti«, helft ihm, seinen Weg zu finden, und bittet ihn, die Hand eines anderen zu nehmen, während ihr seine haltet.

Unsere Hände werden sich rings um die Erde verbinden und aus diesem Planeten unsere eigene Schöpfung machen.

Versucht nicht, andere zu überzeugen, seid ihnen Vorbild, inspiriert sie. Euer strahlendes Licht wird ihren Schritten leuchten …

In Liebe

Maud

Wem werdet ihr heute die Hand reichen?

Ich wollte dieses Buch allen Menschen schenken, die mich zu der gemacht haben, die ich bin (meiner Familie, meinen Freunden, allen, die ich für meine Feinde hielt und die mir meine Schattenseiten gezeigt haben …), um ihnen für die Geschenke zu danken, die ich in all den Jahren von ihnen bekam.

Lasst uns jetzt gemeinsam das Leben erschaffen, von dem wir träumen.

Wenn dieses Buch eine Saite in euch zum Schwingen brachte, dann schenkt es euren Lieben als Zeugnis eurer Liebe.

DANKSAGUNG

Ich wollte schon seit Langem ein Buch schreiben, aber ich hatte keine Ahnung, wie. Dann habe ich ein paar Sätze hingekritzelt, dann eine Seite, zwei, drei … zehn … hundert, bis schließlich die selbst verlegte Fassung fertig war, die ich allen jenen schenken wollte, die mich zu der gemacht haben, die ich bin.

Doch meine Freunde wollten es ebenfalls teilen, und schnell wurde mein Geschenk zu einem menschlichen Abenteuer, das größer ist als ich …

DANKE …

dir, Claire Champenoi, der es gelungen ist, mich anzustupsen und wohlwollend zu ermutigen;

euch, meinen ersten Lesern und lieben Freunden: Isabelle Battesti, Murielle Blan, Sarah Denis, Katell Floch, Line Kairouz, Vanessa Martinez, Corinne Mousatafiadès, Brigitte Ory, Frédéric Pénin, Thierry Polack und Philippe Wehmeyer, die ihr mir mit eurer konstruktiven, motivierenden Kritik so sehr geholfen habt, mit allem, was ihr beigetragen habt, bis hin zu Logistik und Vertrieb;

dir, Christophe Charbonnel, meinem Freund seit Kindertagen, den ich wie einen Bruder liebe (und du weißt, ich wäge meine Worte sorgfältig ab), der zu jedem wichtigen Zeitpunkt meines Lebens da war. Und genau das zeigst du mir auch wieder mit deinem Engagement für dieses Projekt, von der Gestaltung bis zur Erstellung meiner Internetseite (www.maud-ankaoua.com);

euch, meinen Freunden, meiner geliebten Familie und Schwiegerfamilie, die ihr mein Herz in euer sanftes Licht hüllt;

euch, meinen Neffen und Nichten, Patenkindern, Cousins

und Cousinen zweiten Grades: Célestin, Chloé, Coline, Flavie, Juliette, Ladislas, Lilly, Nicolas, Oscar, Valentin und Victoire, die ihr mir so oft den Weg der Spontaneität zeigt;

und euch, den Pfeilern meines Lebens, meinen beiden Leibwächtern, die ihr meinen Alltag ausgleicht:

dir, Stéphane Ankaoua, meinem Bruder und Vertrauten, der seit meiner Geburt meine Hand hält. Ich beobachte, wie unendlich liebevoll du meine Schritte anleitest. Du hast stets die richtigen Worte gefunden, um mich in schweren Zeiten aufzurichten und dich an meinem Glück zu erfreuen, dem du das deine hinzugefügt hast;

und dir, Delphine Guillemin, die an mich geglaubt hat wie niemand sonst und mir mit Blicken, Worten, täglichen Gesten und klugen Ratschlägen die Kraft gab, die ich brauchte, um diesen Traum zu verwirklichen.

Irgendwann ist die selbst verlegte Fassung dann in den Händen einer Frau gelandet, die ›Das Geheimnis des Augenblicks‹ zum Eyrolles Verlag brachte, der das Risiko einging, es zu verlegen und in großem Stil zu vertreiben.

Marguerite Cardoso, ich danke Ihnen von ganzem Herzen für Ihren Wagemut, für Ihr Vertrauen, das mich getragen hat, jedes Mal, wenn ich über die Schwelle Ihres Büros getreten bin, danke, dass Sie mich Schritt für Schritt mit so viel Demut begleitet und mir Ihr Reich eröffnet haben, indem Sie mich einem außergewöhnlichen Team vorstellten, mit dem mir die Arbeit unglaublich viel Freude gemacht hat: Rachel Crabeil, Géraldine Coruget, Marion Alfano, François Lamidon, Claudine Dartyge, Aurelia Robin, Nathalie Gratadour und ihre gesamte Vertriebsabteilung (auf deren Bekanntschaft ich mich sehr freue).

Ein großes Dankeschön auch an Marie Pic Pâris Allavena, die Generaldirektorin von Eyrolles, ohne die dieses Projekt nicht hätte verwirklicht werden können.

Euch allen DANKE!

Danke von ganzem Herzen für eure Hilfe und Unterstützung in diesem außergewöhnlichen Abenteuer.

Danke, dass ihr an meiner Seite geht …

Danke, dass ihr seid, was ihr seid.

Danke, dass ihr auf mich gewartet habt … Ihr seid mein größter Reichtum.

Während ich diese Zeilen schreibe und zusehe, wie diese neue Fassung endlich Wirklichkeit wird, bin ich ergriffener als je zuvor.

Euch allen, liebe Leserinnen und Leser, die ich noch nicht kenne: Ich freue mich schon jetzt, euch kennenzulernen und mich mit euch auszutauschen. Danke, dass ihr mir bis zu diesen letzten Zeilen gefolgt seid.

Bis gleich

Maud

Die Übersetzerin dankt ihrer Freundin und Kollegin Andrea Alvermann, deren Erläuterungen und Erleuchtungen wesentlich zum Gelingen der Übersetzung beigetragen haben.

WIE ALLES BEGANN

Über die Entstehung eines nicht alltäglichen Buches

Das unglaubliche Abenteuer von ›Das Geheimnis des Augenblicks‹ begann vor über zehn Jahren. Damals führte ich ein Leben auf der Überholspur. Das tat ich, solange ich mich erinnern kann, ohne mir darüber im Klaren zu sein. Ich konnte nicht anders, Halbheiten waren nie mein Ding.

Doch irgendwann stürzte mich diese wahnsinnige Verausgabung meiner Energie fast ins Verderben.

Ich komme aus dem Unternehmensbereich und bewege mich seit Langem in der Finanzwelt. In England machte ich einen Abschluss in internationaler Finanzwissenschaft und danach den Master in Politikwissenschaft. Mit 26 Jahren bekam ich die Chance, eine Werbeagentur zu leiten, mit 39 verkaufte ich ein Start-up, das als eines der erfolgreichsten in der französischen Tech-Branche galt. Es machte mich glücklich, mich mit Haut und Haar in den Job zu stürzen. Die langen Arbeitszeiten und die Anstrengungen, die er mir abverlangte, spielten keine Rolle. Von außen betrachtet, lief alles wunderbar, doch ohne es zu merken, hatte ich mich innerlich bereits verloren. Ich liebte meine Arbeit, ich war sogar mit Leidenschaft dabei. Aber ich war mit meinen Werten nicht mehr im Einklang. Und das spürte ich ganz tief in meinem Inneren.

Nach dem Verkauf meiner Firma eröffneten sich mir zahlreiche berufliche Möglichkeiten, ein Angebot war besser als das andere. Aber ich nahm keines davon an. Im Grunde meines Herzens wusste ich, dass ich nicht mehr am richtigen Ort war und damit aufhören musste. In dieser rein rationalen, gehirngesteuerten Welt funktionierte ich ausschließlich über den Verstand. Ich war arbeitssüchtig geworden, Geschwindigkeit berauschte mich. Da ich mich mit Unternehmensstrategien beschäftigte, war ich es gewohnt, die Zukunft vorwegzunehmen und den Ereignissen immer ein paar Schritte voraus zu sein.

Bevor ich entschied, wie es weitergehen sollte, stellte ich mir eine ausschlaggebende Frage: »Was würde ich wirklich machen, wenn ich aufhören würde, mich zu belügen?« Und ich musste mir eingestehen, dass ich keine Lust mehr hatte, in diesem rasenden Tempo weiterzumachen. Aber ich wusste noch nicht, was mir fehlte und was das Universum mit mir vorhatte. Ein buddhistischer Mönch hat einmal zu mir gesagt: »Wenn deine Tasse voll ist, kannst du sie nicht mehr füllen. Schmeckt dir der Inhalt nicht, musst du sie als Erstes leeren und diese Leere dann zähmen, um anschließend etwas Neues hineinzugeben.«

Von dem Moment an, in dem wir ehrlich zu uns selbst sind, verbinden wir uns mit etwas Größerem, Wahrhaftigerem in uns. So beginnt der Weg.

Auch wenn meine Karriere mich in die Welt des Business und der Finanzen geführt hatte, war es doch der Mensch, der mich seit jeher interessierte. Unternehmen finde ich deshalb spannend, weil man dort sieht, wie Menschen zusammenarbeiten und versuchen, dass ihre Egos nebeneinander bestehen können. Über die zwischenmenschlichen Beziehungen hinaus möchte ich begreifen, wie wir eine Welt schaffen können, die ein besserer Ort für alle ist, wo jeder mit sich selbst und mit anderen glücklich sein kann.

Der erste Schritt, mich diesem Geheimnis zu nähern, bestand darin, mich wieder mit meinem Sein zu verbinden. In meinem chronisch hochtourigen Alltagsleben gelang es mir nicht, auf meine Gefühle zu achten, ich konnte nicht einmal mehr Freude empfinden, ein Gefühl, das nur im gegenwärtigen Moment erlebt werden kann. Mein Leben spielte sich in meinem Kopf und in meinen Projektionen ab. Die Warnsignale meines Körpers blendete ich aus, bis ich kurz vor dem Burn-out stand. Eine radikale Veränderung war lebensnotwendig geworden.

Obwohl ich immer frei sein wollte und diese Freiheit brauchte, hatte ich mich zur Gefangenen meines Verstandes gemacht. Nun sehnte ich mich nach meiner Freiheit zurück. Wie und wo ich sie finden sollte, war mir noch nicht klar, ich wusste nur, ich musste reisen.

Meine Reise nach Nepal war in vier Tagen organisiert. Der Himalaja hatte mich immer gereizt. Und in dieser Phase meines Lebens erschien er mir als idealer Ort, um einen ganz neuen Blick auf alles zu werfen. Das Land, die Sprache und die Kultur waren mir fremd. Gerade deshalb wollte ich dorthin, um meinem Alltag zu entfliehen und wieder in der Gegenwart leben zu lernen. Oder überhaupt leben zu lernen, in einem Rahmen, wo nichts von dem, was ich wusste, mir helfen würde. Mit diesem Aufbruch ging ich eine Verpflichtung mir selbst gegenüber ein. Deshalb reiste ich allein.

Während der Arbeit trug ich stets Kostüme. Irgendwann bin ich mit ihnen verwachsen und konnte sie nicht mehr ablegen. Nun wurden sie mir allmählich zu schwer und entfremdeten mich von mir selbst. Als Firmenchefin in einem eher männlichen Umfeld bildete ich mir ein, dass ich nicht mehr die Frau sein konnte, die ich innerlich war, und nicht die geringste Schwäche zeigen durfte. Dieses Kostüm war mir inzwischen zu eng geworden, es ließ mir keine Luft zum Atmen.

Allein mit ein paar Sherpas und einem Guide brach ich in den Himalaja auf, um mich wiederzufinden. Ich machte die ganze Tour, die Umrundung der Annapurna, deren Name auf Sanskrit »die nährende Mutter« bedeutet.

Und diese Reise hat mich tatsächlich genährt. Dort erkannte ich, dass eine Parallelwelt existiert, die ich bisher nicht beachtet hatte, ja, deren Existenz ich sogar ignoriert hatte. Die Reise geschah zu einem Zeitpunkt in meinem Leben, an dem ich Zeit hatte. Ich war fest entschlossen, Erfahrungen zu machen, die völlig im Einklang mit meinen Gefühlen standen. Aber erst einmal brauchte ich Zeit, um meine eigene Mitte wiederzufinden. Denn ich war nur noch ein denkender Kopf, ich lief vor Gefühlen davon und war taub für die Sprache meines Körpers. In der Stille des Himalaja verbrachte ich viele Stunden mit meinem Guide. Diese Stille war nötig, um wieder hören zu lernen. Auf meine Bitten um Erklärungen antwortete er, ich müsse nur schweigen und zuhören. In der Stille lernte ich wieder wahrzunehmen, was im Alltagslärm untergegangen war.

So fand ich wieder Zugang zu dem, was immer schon in mir war: die tiefe Überzeugung, dass es etwas gibt, das größer ist als wir und das uns alle verbindet. Schon als kleines Mädchen sprach ich abends mit diesem Universum, von dem ich spürte, dass es da war. Beseelt von dieser tiefen Gewissheit, verbrachte ich neben dem Studium meine ganze Zeit damit, die Existenz einer solchen Einheit zu suchen und aufzuzeigen.

In der Lebensphilosophie der Nepalesen hat der andere immer Vorrang, und ihm zu helfen ist eine Ehre. Diese Entdeckung hat mein Leben geradezu revolutioniert. Wenn es dem anderen nach einer Begegnung mit mir ein bisschen besser geht als vorher, fühle ich mich bereichert. In Nepal habe ich auch gelernt, dass wir verantwortlich sind für das, was wir sind und was wir tun. Nicht für die äußeren Umstände, aber für die Art und Weise, in der wir darauf reagieren. Wir sollten nicht von anderen erwarten, dass sie sich ändern, denn die Veränderung geschieht zuerst in uns selbst. Das Bemühen um den anderen und sein Wohlergehen ändert alles. Wir handeln dann weniger gegen die anderen als vielmehr mit ihnen. Das habe ich heute immer im Kopf, wenn ich in eine Firma gerufen werde.

In den fünf Wochen Nepal habe ich eingesehen, dass es noch andere Dimensionen gibt als den Verstand: den Körper, das

Herz, die Gefühle … Ich habe gelernt, in der Gegenwart zu leben, statt stets zu versuchen, die Zukunft vorherzusehen, zu planen und vorwegzunehmen, obwohl ich lange genug davon überzeugt war, dass ich das brauchte, um weiterzukommen. Ich habe mich wieder mit meinem Atem verbunden, weil ich in dieser sauerstoffarmen, dünnen Höhenluft lernte, ganz neu zu atmen. In der Stille erhielt das Wort wieder sein ganzes Gewicht. Im Gespräch mit einem Fremden, den ich unterwegs traf, wenn ich eine Schale Reis oder ein Lächeln teilte, habe ich Heilung gefunden. Ja, die Menschen, denen ich auf dem Dach der Welt begegnet bin, haben mir gewissermaßen das Leben gerettet.

Meine Reise war wie eine zweite Geburt, eine Erneuerung, aus der ich etwas machen musste. Es gibt für alle eine zweite Chance, die den Mut haben, sie zu ergreifen – das hatte ich erfahren, und dieses Wissen wollte ich weitergeben. Deshalb schrieb ich ›Das Geheimnis des Augenblicks‹.

Drei Jahre lang stand ich jeden Tag früh auf, um an dem Buch zu arbeiten. Ich schrieb frühmorgens von vier bis sechs. Das bedeutete Mühen, Opfer und Zugeständnisse, aber meine Motivation war stärker als die Unannehmlichkeiten. Erfolg bedeutet, einmal mehr aufzustehen, als man hingefallen ist, sagte ich mir. Natürlich habe ich mich auch ablenken lassen, habe gezweifelt, ja, sogar aufgegeben, doch immer habe ich dabei im Kopf behalten: Wenn nur ein Wort, ein Satz irgendwem etwas geben kann, so ist das ein Grund, es noch einmal zu versuchen.

Wenn wir uns unverstellt der Welt schenken, bekommen wir vom Universum alles hundertfach zurück. Das ist der ganze Sinn meiner Arbeit mit dem Einssein: Wenn wir in Übereinstimmung mit uns selbst handeln, öffnet sich uns ein einzigartiger Raum der Kreativität, in dem wir die Verbundenheit mit allen anderen spüren können.

Dieser Ort in uns, wo das Licht am hellsten ist, wo alles möglich wird, ist für jeden von uns zugänglich. Auch wenn ihr ihn nur flüchtig gestreift habt, lade ich euch ein: Wagt es, dort zu verweilen, dann werdet ihr Momente erleben, in denen ihr vollkommen gegenwärtig seid: für euch selbst, für die anderen und für die Welt.

Uns nicht mehr zu verstecken, uns so zu zeigen, wie wir sind, mit unseren Werten und allem, was uns antreibt, ist zweifellos das schönste Geschenk, das wir uns und anderen machen können. Nähern wir uns dem anderen mit offenem Herzen, dann stiften wir ihn dazu an, sein eigenes Herz zu öffnen. Das ist mit diesem Buch passiert. Tausende Menschen kamen auf mich zu, um mir ihre Empfindungen, ihre Erfahrungen, ihre Geschichten anzuvertrauen, und ich bin davon unsagbar berührt.

Wenn wir uns erlauben, wir selbst zu sein, geht es nicht mehr darum, ob wir geliebt werden oder nicht, sondern wir verbinden uns mit unserer inneren Freude, und über die Freude hinaus finden wir unseren Frieden. Wir haben in jeder Sekunde die Wahl zwischen Rolle und Kostüm oder dem Mut, uns an unser Herz zu wenden und uns so zu zeigen, wie wir sind. Uns mit uns selbst zu verbinden heißt, uns mit dem Herzen des anderen zu verbinden und gemeinsam zu wachsen. Ungeachtet unserer Erfahrung, unserer Bildung, unseres Berufs, unserer gesellschaftlichen Stellung, unseres Einkommens sind wir zuerst einmal Menschen, gleichermaßen winzig klein und ungeheuer groß. Wir haben die Macht, in jedem Augenblick unseren inneren Frieden zu finden. Wir allein sind für unser Glück verantwortlich. Manchmal müssen wir nur den Standort wechseln wie den Blickwinkel einer Kamera.

Achtet auf euch, glaubt an euch und vor allem: Enthaltet der Menschheit nicht vor, was ihr seid.

Mit all meiner Liebe
Maud